高等学校"十四五"医学规划新形态教材

（供护理学类专业用）

基于临床情境的
基础护理实训教程

主　编　吴永琴　傅　静

副 主 编　张小曼　周　英　陈　丽

编　委（按姓氏笔画排序）

邓海松　温州医科大学附属第一医院

朱晓玲　温州医科大学

江仕爽　温州医科大学

吴永琴　温州医科大学

张小曼　徐州医科大学

陈　丽　西南医科大学

陈颖颖　温州医科大学

周　英　丽水学院

徐小群　温州医科大学附属第一医院

高晨晨　温州医科大学

蒋倩睿　浙江东方职业技术学院

傅　静　西南医科大学

编写秘书　江仕爽

中国教育出版传媒集团

高等教育出版社·北京

内容简介

本教材将基础护理学操作按临床工作情境进行重构,分为入院护理技术,舒适护理技术,无菌、注射与隔离技术,维持有效呼吸技术,营养护理技术,排泄护理技术,其他护理技术7章,包含26个单元、58个项目。每个单元设教学目标、模拟情境练习、知识链接和自测反思四部分,每个项目按案例导入、操作目的、操作流程、精细解析、护士用语、技能考核这一主线编写。教材以病人为中心,设立思政目标,强调护患沟通,既对基础护理学常用操作进行深入展示、解析,又融入思政元素启迪护生思考,培养其评判性思维及人文关怀能力,树立以人为本的整体护理理念,使护生在情境教学中学会分析问题和解决问题的方法。

本教材为新形态教材,数字资源主要为基础护理学的操作视频,并加入一次性用物的使用及临床新进展,常用操作还配有分解动作视频,进一步重点展示操作要领。视频方便实用,指导性强,可反复观摩,有助于学习者快速掌握各项护理技能。

图书在版编目(CIP)数据

基于临床情境的基础护理实训教程 / 吴永琴,傅静
主编 . -- 北京:高等教育出版社,2022.6
　　ISBN 978-7-04-058652-7

Ⅰ. ①基… Ⅱ. ①吴… ②傅… Ⅲ. ①护理学 – 高等
学校 – 教材　Ⅳ. ① R47

中国版本图书馆 CIP 数据核字(2022)第 077628 号

策划编辑　瞿德竑　　　责任编辑　杨利平　　　封面设计　张志奇　　　责任印制　耿　轩

Jiyu Linchuang Qingjing de Jichu Huli Shixun Jiaocheng

出版发行	高等教育出版社	网　　址	http://www.hep.edu.cn
社　　址	北京市西城区德外大街4号		http://www.hep.com.cn
邮政编码	100120	网上订购	http://www.hepmall.com.cn
印　　刷	三河市吉祥印务有限公司		http://www.hepmall.com
开　　本	787mm×1092mm　1/16		http://www.hepmall.cn
印　　张	17.5		
字　　数	443 千字	版　　次	2022 年 6 月第 1 版
购书热线	010-58581118	印　　次	2022 年 12 月第 2 次印刷
咨询电话	400-810-0598	定　　价	40.00元

数字课程（基础版）

基于临床情境的基础护理实训教程

主编 吴永琴 傅 静

登录方法：

1. 电脑访问 http://abook.hep.com.cn/58652，或手机扫描下方二维码、下载并安装 Abook 应用。
2. 注册并登录，进入"我的课程"。
3. 输入封底数字课程账号（20 位密码，刮开涂层可见），或通过 Abook 应用扫描封底数字课程账号二维码，完成课程绑定。
4. 点击"进入学习"，开始本数字课程的学习。

课程绑定后一年为数字课程使用有效期。如有使用问题，请点击页面右下角的"自动答疑"按钮。

基于临床情境的基础
护理实训教程

《基于临床情境的基础护理实训教程》数字课程与纸质教材一体化设计，紧密配合。数字课程包括与实际护理操作相关的视频，可供学习《基于临床情境的基础护理实训教程》课程的师生根据实际需求选择使用，也可供与基础护理工作有关的读者参考使用。

用户名： 密码： 验证码： 5360 忘记密码？ 登录 注册

http://abook.hep.com.cn/58652

扫描二维码，下载Abook应用

基础护理技能是执业护士必备的核心能力，是各专科护理的基础。随着现代医学技术的快速发展，护理工作对护士的基础护理操作技能提出了更新、更高的要求，"如何在病人最少的不适下，助其得到安全有效的护理"是护理操作的评价标准。

本书按照"以能力为本位，以职业实践为主线，以项目为主体的模块化专业课程体系"总体设计要求，针对临床护理工作情境，选择和组织教材内容，突出临床工作与知识技能的联系，帮助护生在贴近临床真实的工作情境中学习和掌握基础护理技能，提升专业素质。

全教材将基础护理学所有操作按临床工作情境进行重构，分为入院护理技术，舒适护理技术，无菌、注射与隔离技术，维持有效呼吸技术，营养护理技术，排泄护理技术，其他护理技术7章，共包含26个单元、58个项目。每个项目围绕"展示教学目标—模拟情境练习：导入临床病例、规范基础护理操作、解读精细动作、融入护士用语、设置考核标准—知识链接—自测反思"这一编写主线，以病人为中心，设立思政目标，强调护患沟通，既对基础护理学常用操作进行深入展示和解析，又启迪护生思考，培养其评判性思维及人文关怀能力，树立以人为本的整体护理理念，使护生在情境教学中学会分析问题和解决问题的方法。

本教材同时配套数字课程，包括所有基础护理学操作视频，视频加入了一次性用物的使用及临床新进展，部分常用操作还配有分解动作解析视频，帮助护生重点掌握操作要领。数字课程资源方便实用，指导性强，可反复观摩，将理论与临床实践充分融合，有助学生快速掌握各项技能。

本教材编者由长期从事基础护理教学的高等医学院校护理专任教师和具有临床高级职称的护理人员组成。全书贯彻"三基"，形式新颖，重点突出，实用性强，蕴含思政元素，适用于护理学专业本科生、助产学专业本科生及护理专科生、高职生的实验教学，也可作为临床各类医护人员自学、岗前培训或技能考核的参考用书。

本教材编写得到温州医科大学护理学院、温州医科大学附属第一医院、温州医科大学附属第二医院同仁的大力支持与鼓励，在此深表感谢。限于编者能力水平，书中难免存在不足之处，敬请读者提出宝贵意见，以便再版时修订。

本书引用了中华护理学会团体标准、国家新型冠状病毒预防与控制指南等，特此感谢！为更加贴合临床情境，便于学习，本书病人姓名纯属虚构，请勿对号入座，特此说明！

吴永琴

2022年4月

目 录

自测反思参考答案 🕸

第一章 入院护理技术

单元一 床单位准备

【教学目标】

一、认知目标

1. 能说出铺备用床、暂空床、麻醉床的目的及注意事项。

2. 能陈述铺备用床、暂空床、麻醉床的操作要点。

3. 能比较各种铺床法的异同。

4. 能理解并解释人体力学原理。

二、能力目标

1. 能应用各种铺床法为新病人、暂时离床病人、麻醉术后病人准备合适、安全、整洁、舒适的床单位。

2. 铺床过程中能应用人体力学原理，做到省力、节力。

三、情感态度与思政目标

1. 能认识到为不同病人提供床单位的重要性。

2. 能养成慎独修养，谨记查对制度。

3. 能对病人实施个性化的人文关怀。

4. 能意识到应用节力原理、做好职业防护的重要性。

【模拟情境练习】

📋 项目一 铺备用床

一、案例导入

病人李为国，男，66岁。因"发热1天、咳嗽、咳痰4天"以"肺脓肿"收入呼吸内科4床，今日出院，病室及床单位已处理完毕。

作为责任护士，请你铺好备用床，准备迎接新病人。

> 🎬 视频1-1-1-1　铺备用床完整操作

二、操作目的

保持病室整洁，准备接收新病人。

三、操作流程

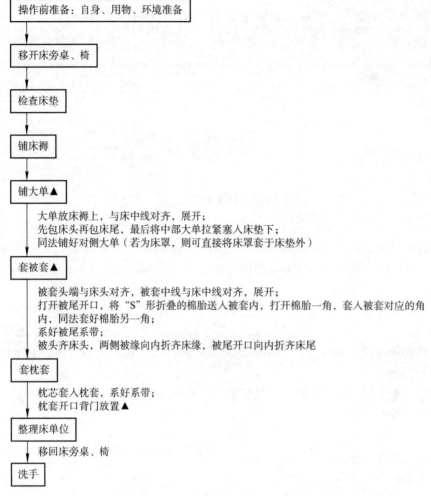

操作前准备：自身、用物、环境准备

↓

移开床旁桌、椅

↓

检查床垫

↓

铺床褥

↓

铺大单▲

大单放床褥上，与床中线对齐，展开；
先包床头再包床尾，最后将中部大单拉紧塞入床垫下；
同法铺好对侧大单（若为床罩，则可直接将床罩套于床垫外）

↓

套被套▲

被套头端与床头对齐，被套中线与床中线对齐，展开；
打开被尾开口，将"S"形折叠的棉胎送入被套内，打开棉胎一角，套入被套对应的角内，同法套好棉胎另一角；
系好被尾系带；
被头齐床头，两侧被缘向内折齐床缘，被尾开口向内折齐床尾

↓

套枕套

枕芯套入枕套，系好系带；
枕套开口背门放置▲

↓

整理床单位

移回床旁桌、椅

↓

洗手

注："▲"为质量评估关键点

四、精细解析

1. 大单、被套中线对齐、平整 铺大单或套被套时，取大单或被套放于床褥上，应注意将大单或被套的中线与床的中线对齐，大单平整无皱褶，盖被内外平整、无虚边，符合实用、美观、舒适、安全的原则（图 1-1-1-1）。

2. 床角平整、紧扎 为确保铺好的大单四角平整、紧扎，应注意铺床角的方法正确。

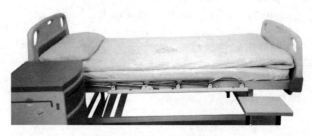

图 1-1-1-1 备用床

以近侧床头的床角为例，用右手托起床垫一角，左手伸过床头中线将大单平整地折入床垫下；向上提起大单边缘拉出 45° 角，使大单头端呈等边三角形，且三角形底边与床缘垂直，平铺于床面；以床缘为界，先将下方大单塞入床垫下，而后将上方大单下拉于床缘，再紧塞于床垫下。铺床角过程中勿过度抬高床垫，以免使已包好的床角大单松散。

📹 视频 1-1-1-2 铺备用床分解动作解析

五、护士用语

1. 用物准备 "已备齐所需用物，按顺序摆放。"
2. 环境准备 "病房宽敞明亮，温湿度适宜，无病人进食，未做治疗，适合操作。"

六、技能考核

铺备用床操作步骤及评分标准见表 1-1-1-1。

表 1-1-1-1 铺备用床操作步骤及评分标准

项目	内容	分值	自评	互评
自身准备	服装鞋帽整洁，戴口罩$_1$；不戴耳环、手上饰物$_1$；仪表大方，举止端庄$_1$；剪指甲$_1$；洗手$_1$	5		
用物准备	枕芯$_{0.5}$、枕套$_{0.5}$、棉胎$_{0.5}$、被套$_{0.5}$、大单$_{0.5}$、床褥$_{0.5}$，按顺序摆放$_3$	6		
环境准备	周围环境干净整洁$_1$，病房内无人进餐$_2$或治疗$_2$	5		
操作过程	移开床旁桌$_1$、椅$_1$	2		
	检查床垫$_2$，必要时翻转床垫$_2$	4		
	铺床褥$_4$	4		
	铺大单：取大单放在床褥上，将大单中线和床的中线对齐$_3$，展开$_1$	5		
	展开近侧半幅大单$_1$，先铺近侧床头$_1$；用右手托起床垫一角$_1$，左手伸过床头中线将大单折入床垫下$_1$；在距床头约 30 cm 处，向上提起大单边缘使大单头端呈等边三角形$_1$，然后再将两底角分别塞于床垫下$_2$	8		
	同法铺床尾$_6$	6		
	拉紧大单中部边缘将大单塞于床垫下$_2$	2		
	一侧大单铺好后转至对侧铺大单$_6$	6		
	铺被套：被套正面向上$_1$，中缝与床中线对齐$_1$，上缘与床头平齐$_1$，展开平铺于床面$_2$，将开口端的被套上层向床头打开 1/3$_2$	7		
	套被套：将"S"形折叠好的棉胎放于被套内$_1$，向床头牵拉至被套封口处$_1$，把棉胎先对侧后近侧依次铺开$_1$，被盖上缘充实与床头平齐$_1$，至床尾逐层拉平被套和棉胎$_1$，系好被尾系带$_3$	9		
	折被筒：将被子折成被筒与床沿平齐$_2$，被尾内折与床尾平齐$_2$，被套内外无皱褶$_2$	6		
	把枕套套于枕芯上$_2$，四角充实$_2$，拍松枕芯$_1$	5		
	枕头平放于床头$_2$，枕套开口应背门放置$_2$	4		

续表

项目	内容	分值	自评	互评
操作后处理	将床旁桌、椅移回原处₂，保持病室整洁₁	3		
	清理用物₁，洗手₁，离开病室₁	3		
综合评价	1. 评判性思维：相关理论知识及操作注意事项₃ 2. 操作要求：动作熟练、轻稳、正确；大单平整，无皱褶，中线对齐，四角紧扎，无虚边虚角；盖被平整，棉胎边缘与被套边缘吻合；枕头充实，开口背门；遵循节力原则₅ 3. 其他要求：时间 6 min₂	10		
总分		100		

主考人：_____　　　　　　　　　　　　　　考试时间：____年____月____日

项目二　铺暂空床

一、案例导入

王丽，女，29 岁。以"缺铁性贫血"收治入院。上午 11 时，病人治疗完成后需外出做 CT 检查。

作为责任护士，请你为病人整理床单位并改为暂空床。

🎬 视频 1-1-2-1　铺暂空床完整操作

二、操作目的

保持病室整洁，供新入院或暂时离床活动的病人使用。

三、操作流程

操作前准备：自身、用物、环境准备

↓

将备用床改为暂空床▲

　　盖被头端向内折叠1/4，然后"S"形三折于床尾，并与床尾平齐

↓

整理床单位

↓

洗手

注："▲"为质量评估关键点

四、精细解析

1. 大单中线对齐、平整，床角紧扎　同备用床要求。

2. 盖被折叠方法　护士站在右侧床头，将枕头放于椅面，盖被"S"形三折于床尾，最后将枕头放回床头（图 1-1-2-1）。也可将盖被头端先向内折 1/4，然后"S"形三折于床尾。

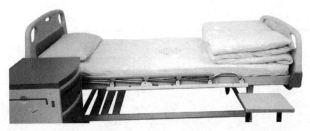

图 1-1-2-1　暂空床

五、护士用语

解释操作目的　"王女士，您今天上午的治疗已经做完，现在可以去做 CT 检查了，您还有什么需要我帮助您的吗？如果没有，我现在为您整理一下床铺。"

六、技能考核

铺暂空床操作步骤及评分标准见表 1-1-2-1。

表 1-1-2-1　铺暂空床操作步骤及评分标准

项目	内容	分值	自评	互评
自身准备	服装鞋帽整洁，戴口罩$_1$；不戴耳环、手上饰物$_1$；仪表大方，举止端庄$_1$；剪指甲$_1$；洗手$_1$	5		
用物准备	枕芯$_{0.5}$、枕套$_{0.5}$、棉胎$_{0.5}$、被套$_{0.5}$、大单$_{0.5}$、床褥$_{0.5}$，按顺序摆放$_3$	6		
环境准备	周围环境干净整洁$_1$，病房内无人进餐$_2$或治疗$_2$	5		
操作过程	移开床旁桌$_1$、椅$_1$	2		
	检查床垫$_2$，必要时翻转床垫$_2$	4		
	铺床褥$_4$	4		
	铺大单：取大单放在床褥上，将大单中线和床的中线对齐$_3$，展开$_1$	5		
	展开近侧半幅大单$_1$，先铺近侧床头$_1$：用右手托起床垫一角$_1$，左手伸过床头中线将大单折入床垫下$_1$；在距床头约 30 cm 处$_1$，向上提起大单边缘使大单头端呈等边三角形$_1$，然后再将两底角分别塞于床垫下$_2$	8		
	同法铺床尾$_6$	6		
	拉紧大单中部边缘将大单塞于床垫下$_2$	2		
	一侧大单铺好后转至对侧铺大单（注：根据病人实际情况加铺一次性中单）$_6$	6		
	铺被套：被套正面向上，中缝与床中线对齐$_1$，上缘与床头平齐$_1$，展开平铺于床面$_2$，将开口端的被套上层向床头打开 1/3$_2$	7		
	套被套：将"S"形折叠好的棉胎放入被套内$_1$，向床头牵拉至被套封口处$_1$，把棉胎先对侧后近侧依次铺开$_1$，被盖上缘充实与床头平齐$_1$，至床尾逐层拉平被套和棉胎$_1$，系好被尾系带$_3$	9		
	护士至右侧床头，将盖被扇形三折于床尾$_6$	6		
	把枕套套于枕芯上$_1$，四角充实$_2$，拍松枕芯$_1$	5		
	枕头平放于床头$_2$，枕套开口应背门放置$_2$	4		

续表

项目	内容	分值	自评	互评
操作后处理	将床旁椅移回原处 $_2$，保持病室整洁 $_1$	3		
	清理用物 $_1$，洗手 $_1$，离开病室 $_1$	3		
综合评价	1. 评判性思维：相关理论知识及操作注意事项 $_3$ 2. 操作要求：动作熟练，轻稳，正确；铺法正确，床单位整齐，遵循节力原则 $_5$ 3. 其他要求：时间 6 min $_2$	10		
总分		100		

主考人：＿＿＿＿＿＿　　　　　　　　　　考试时间：＿＿年＿＿月＿＿日

📑 项目三　铺麻醉床

一、案例导入

张大大，男，35 岁。以"急性胆囊炎、胆石症"收入肝胆外科 1 床，住院号 123456。病人入院后在全身麻醉下行"胆囊切除术"，术后将返回病房。

作为责任护士，请你准备麻醉床迎接术后病人。

> 🎬📱 视频 1-1-3-1　铺麻醉床完整操作

二、操作目的

1. 便于接收和护理麻醉手术后的病人。
2. 使病人安全、舒适，预防并发症。
3. 避免床上用物被污染，便于更换。

三、操作流程

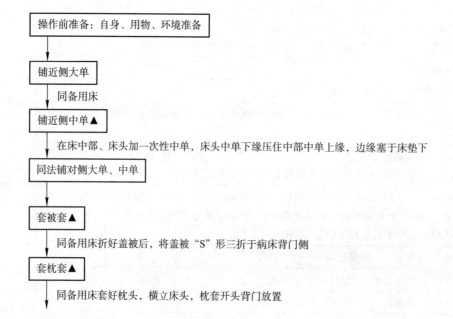

操作前准备：自身、用物、环境准备

↓

铺近侧大单

　　同备用床

铺近侧中单▲

　　在床中部、床头加一次性中单，床头中单下缘压住中部中单上缘，边缘塞于床垫下

同法铺对侧大单、中单

↓

套被套▲

　　同备用床折好盖被后，将盖被"S"形三折于病床背门侧

套枕套▲

　　同备用床套好枕头，横立床头，枕套开头背门放置

↓

```
┌──────────┐
│ 整理床单位 │
└────┬─────┘
     │  麻醉盘放于床旁桌上，其他物品按需放置
     ↓
┌──────────┐
│   洗手   │
└──────────┘
```

注："▲"为质量评估关键点

四、精细解析

1. 铺中单　铺麻醉床时，需根据手术部位在大单上不同位置加铺一次性中单（图1-1-3-1）。

如为腹部手术，可将第一张中单铺在床中部，且上端距床头45～50 cm；之后，再铺床头部中单，上缘与床头平齐，下缘应压在床中部的中单上。

如为下肢手术，可将第一张中单铺于床尾，且下端平床尾；之后，再铺床中部中单，上端距床头45～50 cm，下缘应压在床尾的中单上。

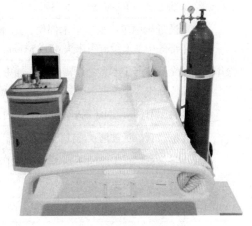

图1-1-3-1　麻醉床

2. 盖被开口方向　麻醉床的盖被应三折于一侧床面，开口方向朝门，便于将术后病人移至病床。

3. 枕头放置方法　枕头应横立于床头，可防止病人因躁动撞伤头部；枕头开口端背门放置，使病室整齐、美观。

视频1-1-3-2　铺麻醉床分解动作解析

五、护士用语

操作后嘱咐　"张大大家属您好，麻醉床已经为张先生准备好了，下面我告知您一些病人手术后的注意事项，如果有需要，请及时按床头铃，我也会随时来病房巡视的，谢谢配合。"

六、技能考核

铺麻醉床操作步骤及评分标准见表1-1-3-1。

表1-1-3-1　铺麻醉床操作步骤及评分标准

项目	内容	分值	自评	互评
自身准备	服装鞋帽整洁，戴口罩$_1$；不戴耳环、手上饰物$_1$；仪表大方，举止端庄$_1$；剪指甲$_1$；洗手$_1$	5		
用物准备	枕芯$_{0.5}$、枕套$_{0.5}$、棉胎$_{0.5}$、被套$_{0.5}$、中单$_1$、大单$_{0.5}$、床褥$_{0.5}$、麻醉护理盘$_{0.5}$、术后护理用物$_{0.5}$，按顺序摆放$_3$	8		
环境准备	周围环境干净整洁$_1$，病房内无人进餐$_2$或治疗$_2$	5		

续表

项目	内容	分值	自评	互评
操作过程	移开床旁桌$_1$、椅$_1$	2		
	检查床垫$_2$，必要时翻转床垫$_2$	4		
	铺床褥$_4$	4		
	铺近侧大单：方法同备用床$_8$	8		
	铺近侧中单：根据手术部位，选择在床尾或中部铺中单$_2$，铺在床中部的中单上缘应距床头 45~50 cm$_2$，展平近侧半幅并塞于床垫下$_1$	5		
	全身麻醉手术者：还需在床头铺中单$_2$，中单上缘与床头平齐$_2$，下缘压在中部中单上$_2$，展平近侧半幅塞于床垫下$_1$	7		
	移至对侧$_2$，同法铺好对侧大单、中单$_6$	8		
	铺被套、折被筒：方法同备用床$_{10}$	10		
	将盖被三折于床的一侧$_2$，开口向门$_2$	4		
	套枕套：方法同备用床$_5$	5		
	将套好的枕头开口背门$_2$，横立于床头$_2$	4		
操作后处理	将床旁桌移回原处$_1$，床旁椅置于接收病人对侧的床尾$_2$，保持病室整洁$_1$	4		
	将麻醉护理盘放置于床旁桌上$_2$，其他用物按需放置$_2$	4		
	整理用物，离开病室$_3$	3		
综合评价	1. 评判性思维：相关理论知识及操作注意事项$_3$ 2. 操作要求：大单平整，无皱褶，中线对齐，四角紧扎，无虚边虚角；盖被平整，棉胎边缘与被套边缘吻合，无虚边，三折于床边，开口向门；枕头充实，横立于床头；中单平整，位置正确；遵循节力原则$_5$ 3. 其他要求：时间 8 min$_2$	10		
总分		100		

主考人：_____　　　　　　考试时间：___年___月___日

【知识链接】

一、相关理论点

（一）病人床单位的准备

1. 概念　病人床单位是指医疗机构提供给病人使用的家具与设备，是病人在住院时休息、进食、排泄、活动及治疗的最基本的生活单位。

2. 为病人准备床单位的意义　病人大多数时间均在床单位内活动，因此护理工作者必须注意保持病人床单位的干净、整洁与舒适，同时提供足够的日常生活活动空间，有利于病人康复与疗养。

（二）人体力学运用原则

1. 合理运用杠杆作用　护士在操作过程中，应尽量靠近操作物体，缩短阻力臂，从而达到节力的效果。

2. 扩大身体支撑面 支撑面的大小与物体的稳定性成正比，护士在操作时，可根据实际需要将双腿前后或左右分开，以扩大身体支撑面，增加身体稳定性。

3. 减少身体重力线的偏移 重力线必须通过支撑面，才能保持人或物体的稳定。护士操作时应将操作物尽量靠近身体，使重力线始终位于支撑面内，从而更为稳定并且省力。

4. 降低重心 物体重心越高，稳定性越差。护士在进行低平面的护理操作或捡取地面物体时，可适当降低重心。例如，铺床角时可将双腿前后分开，同时屈髋屈膝，使身体重心下移，保持身体稳定。

5. 尽量使用大肌肉或多肌群 使用大肌肉或多肌群用力，不易疲劳。例如，护士在端持治疗盘时，应五指分开，与手臂肌群一起用力，而不是仅用单个手指支撑，多肌群用力可防止肌肉劳损。

6. 使用最小肌力做功 在直线方向移动物体时，护士尽可能使用推或拉取代提或抬，并注意平衡、有节律。

（三）各种铺床法的注意事项

1. 病室内有病人进餐或进行治疗时不应铺床。

2. 操作时注意节力、省时。两脚可以前后分开，两膝稍稍弯曲，维持身体平衡，应用肘部的力量拉平大单。按照先包床头、后包床尾，先铺近侧、后铺远侧，各单中线与床中线对齐的原则进行铺床，减少来回走动。

3. 棉胎上缘应与被套上缘吻合，使盖被充实、平整、无虚边。

4. 枕芯与枕套角、线吻合，四角充实；枕套开口背门放置，使病室整齐、美观。

5. 一次性中单应根据麻醉方式及手术部位铺放，如：腹部手术铺在病床中部，下肢手术铺于床尾。头部的中单上缘应与床头平齐，下缘应压在中部中单上。若为非全身麻醉手术，不需加铺头部的中单。

6. 铺麻醉床后，要保证术后病人的抢救用物齐全，使病人能及时得到抢救和护理。

7. 保持病室及病人床单位整洁、美观，保证病人舒适、安全。

二、临床新进展

常用病床介绍

临床常用病床种类繁多，各医院根据规模和硬件要求常选用不同功能的病床。常见的病床有手摇二折床、手摇三折床、电动三折床、电动翻身床、骨科专用床等（图1-1-4-1至图1-1-4-3）。病床材质床体多为钢制，床头尾板为一体注塑成型，且根据功能分别配备有摇杆系统、护栏、带闸静音脚轮、引流挂钩、输液架插孔、输液架等。

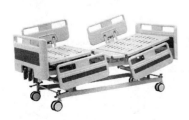
图1-1-4-1 手摇三折床

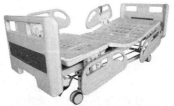
图1-1-4-2 电动三折床

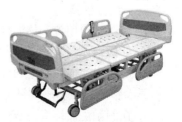
图1-1-4-3 电动翻身床

【自测反思】

一、单选题

1. 下列关于铺备用床的目的，说法正确的是（　　　）

　　A. 准备接收新病人　　　　　　　　B. 供暂时离床活动病人使用

　　C. 供麻醉手术后病人使用　　　　　D. 供陪护使用

　　E. 便于病人住宿

2. 下列需铺麻醉床的病人是（　　　）

　　A. 由急诊转入内科的病人　　　　　B. 外科新入院的病人

　　C. 胆囊切除术后病人　　　　　　　D. X线检查后的病人

　　E. 化疗后病人

3. 王建，男，50岁。因意外坠楼造成下肢骨折急诊入院手术。护士为病人铺麻醉床，不正确的做法是（　　　）

　　A. 枕头开口背门，横立于床头　　　B. 盖被三折于一侧床边

　　C. 在床头和床中部铺一次性中单　　D. 床尾椅放于盖被同侧

　　E. 麻醉护理盘放于床旁桌上

二、简答题

1. 张婷，女，30岁，12床。今于全身麻醉下行"腹腔镜阑尾切除术"，预计30 min后回病房。请问护士应该为病人准备哪种床单位？注意事项有哪些？

2. 在铺床时应运用哪些人体力学原理？

3. 铺备用床、暂空床和麻醉床有何区别？铺麻醉床时枕头为什么要横立于床头？

（陈　丽）

单元二　测量生命体征

【教学目标】

一、认知目标

1. 能说出体温、呼吸、脉搏、血压测量的影响因素和测量禁忌证。

2. 能说出体温、呼吸、脉搏、血压的正常范围及测量部位。

3. 能说出测量生命体征的注意事项。

4. 能描述各种体温测量法的异同点及适用对象。

二、能力目标

1. 能正确使用各种体温计、血压计。

2. 能识别体温、呼吸、脉搏、血压的异常情况。

3. 能准确完成各项生命体征的测量。

三、情感态度和思政目标

1. 在测量生命体征过程中体现爱伤观念及良好的沟通。

2. 在护理工作中始终保持细心、耐心、和蔼的态度。

【模拟情境练习】

项目一　测量生命体征（电子版）

一、案例导入

李红，女，38岁。糖尿病病史5年。一周前自觉头晕、胸闷、体乏，小便次数和量增加，遂来我院就诊，门诊拟"糖尿病"收住入院。

作为责任护士，请你为该病人进行入院生命体征测量。

▸ 视频 1-2-1-1　测量生命体征（电子版）完整操作

二、操作目的

1. 监测体温、呼吸、血压、脉搏。

2. 为预防、治疗、康复、护理提供依据。

三、操作流程

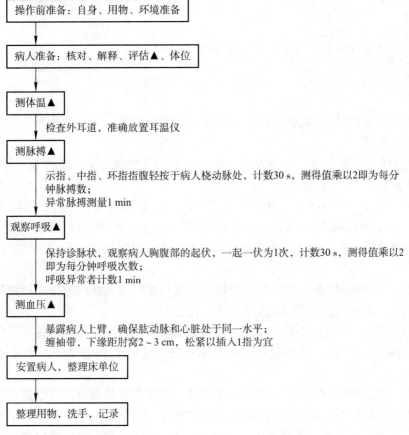

操作前准备：自身、用物、环境准备

↓

病人准备：核对、解释、评估▲、体位

↓

测体温▲

检查外耳道，准确放置耳温仪

↓

测脉搏▲

示指、中指、环指指腹轻按于病人桡动脉处，计数30 s，测得值乘以2即为每分
钟脉搏数；
异常脉搏测量1 min

↓

观察呼吸▲

保持诊脉状，观察病人胸腹部的起伏，一起一伏为1次，计数30 s，测得值乘以2
即为每分钟呼吸次数；
呼吸异常者计数1 min

↓

测血压▲

暴露病人上臂，确保肱动脉和心脏处于同一水平；
缠袖带，下缘距肘窝2~3 cm，松紧以插入1指为宜

↓

安置病人，整理床单位

↓

整理用物，洗手，记录

注："▲"为质量评估关键点

四、精细解析

1. 耳温测量　打开耳温仪，戴上耳套，护士向病人后上方拉耳廓暴露外耳道后将测温探头插入外耳道。按下耳温仪测量键，发出"滴滴"声，表示测量结束。查看测量结

果，告知病人并做好记录。

2. 脉搏测量

（1）桡动脉脉搏测量：嘱病人手臂置舒适体位，腕部伸展放松，护士以示指、中指、环指指腹轻按于病人桡动脉搏动处，压力适中，以能清楚触及桡动脉搏动为宜（图 1-2-1-1）。正常脉搏测 30 s，乘以 2。异常脉搏需测量 1 min。

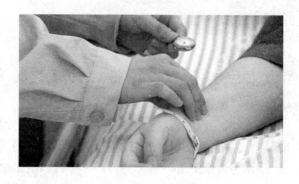

图 1-2-1-1　桡动脉脉搏测量

（2）脉搏短绌者的脉搏测量：由两名护士同时测量，一人测脉搏，另一人听心率，由听心率的护士发出"开始""结束"指令，测量 1 min，结果以"心率 / 脉率"分数形式记录，如心率 150 次 / 分，脉率 65 次 / 分，则应记录为：150/65 次 / 分。

3. 电子血压计测量血压　取血压计，放于床旁，保持肱动脉、右心房在同一水平，摸清肱动脉搏动，袖带平整缠于肘窝上 2~3 cm，松紧以能插入 1 指为宜，嘱病人测量过程中不说话，不活动手臂，按测量键开始测量，待血压计测量结束后，查看测量结果，告知病人并做好记录。

📹 视频 1-2-1-2　测量生命体征（电子版）分解动作解析

五、护士用语

1. 操作前解释

（1）核对病人信息："您好！我是您的责任护士，请问您是哪一床？叫什么名字？请让我看一下您的手腕带。"

（2）解释操作目的："李大姐，您今天刚入院，接下来我为您测量一下呼吸、体温、脉搏、血压，请您配合一下。

（3）评估影响因素："请问您半小时内进食过吗？……运动过吗？"若存在以上情况，需在进食、运动等 30 min 后再测量，并进行解释："由于您刚刚进食（或运动），为了保证测量结果的准确性，我过会儿再为您测量，请您在病房好好休息一下。"

2. 操作中指导

（1）测量体温："我给您检查一下耳朵，您耳朵得过什么疾病或者用过什么药物吗？好的，现在为您测量一下耳温。您的体温是 37.1℃，是正常的。"

（2）测量脉搏、呼吸："您有心脏和呼吸系统方面的疾病吗？好的，现在测一下您的脉搏。请您将手腕伸直，放松，这样放手臂舒适吗？您的脉搏是 78 次 / 分，呼吸是 18 次 / 分，是正常的。"

（3）测量血压："接下来给您量一下血压。我先看一下您手臂的情况。您以前血压正常吗？有做过什么手术吗？您手活动一下可以吗？袖带的松紧度还合适吗？测量血压的过程中请不要说话，不要活动手臂。袖带充气的时候您的手臂会有点胀，请不要紧张。您的血压是 103/61 mmHg，是正常的，您不用担心。"

3. 操作后嘱咐　刚才为您测量的结果都是正常的，请不要担心。您这样躺着还舒服吗？您先好好休息，床头铃给您放在这里，有事叫我。我稍后会再来看您。"

六、技能考核

生命体征（电子版）操作步骤及评分标准见表 1-2-1-1。

表 1-2-1-1　生命体征（电子版）操作步骤及评分标准

项目		内容	分值	自评	互评
自身准备		衣帽整洁$_1$；洗手$_2$；戴口罩$_2$	5		
环境准备		整洁、安静、安全$_3$	3		
用物准备		电子血压计、耳温仪、耳温套、笔、手电筒、记录单、有秒针的表$_5$	5		
操作过程	病人准备	核对病人信息，解释操作目的$_2$，评估（影响因素，禁忌证）$_5$	7		
		安置舒适体位$_3$	3		
	测耳温	评估并检查外耳道情况$_3$	3		
		打开耳温仪$_2$，套耳温套$_2$，准确放置体温计$_3$	7		
		正确测量$_2$，读数$_1$	3		
	测脉搏	嘱病人手臂置舒适体位$_2$，腕部伸展$_2$	4		
		以示指、中指、环指按在桡动脉搏动处$_3$；压力适中，以能触到桡动脉搏动为宜$_2$，计时 30 s_2	7		
	观察呼吸	仍做诊脉状$_2$，测量呼吸$_1$	3		
		观察胸腹部起伏，一起一伏为 1 次$_2$，计时 30 s_2	4		
	测血压	评估病人血压$_2$及测量上肢情况$_4$	6		
		取血压计，放于床旁$_1$，保持肱动脉、心脏在同一水平$_3$	4		
		驱尽袖带内气体$_2$，摸清肱动脉搏动$_3$，将袖带平整缠于肘窝上 2～3 cm 处$_2$，松紧以能插入 1 指为宜$_2$	9		
		正确测量$_2$，读数$_1$	3		
操作后处理		解释测量结果$_2$，安置病人$_2$，整理床单位$_2$	6		
		整理用物$_2$，洗手，记录$_3$	5		
综合评价		1. 评判性思维：相关理论知识及操作注意事项$_5$ 2. 操作要求：动作熟练、轻稳、正确$_3$ 3. 人文关怀：关爱病人，与病人有效沟通，具备一定的整体护理能力$_3$ 4. 操作时间：5 min$_2$	13		
总分			100		

主考人：_____　　　　　　　　　　　考试时间：___年___月___日

项目二　测量生命体征（水银版）

一、案例导入

李墨，女，38 岁。2 年前发现双小腿内侧出现条索状包块，平卧时消失，站立时出现，无不适，未予以重视。近半年以来，双小腿内侧出现的条索状包块平卧后也未能消失，并感双下肢胀痛不适，遂来就诊。门诊拟"双侧大隐静脉曲张"收住入院并择期手术。

作为责任护士，请你为该病人进行入院生命体征测量。

> 视频 1-2-2-1　测量生命体征（水银版）完整操作

二、操作目的

1. 监测体温、呼吸、血压、脉搏。
2. 协助诊断，为预防、治疗、康复、护理提供依据。

三、操作流程

```
操作前准备：自身、用物▲、环境准备
        │
        │  检查血压计橡胶管有无漏气、是否老化、水银是否充足等；
        │  清点体温计数目，检查有无破损，水银柱是否在35℃以下
        ↓
病人准备：核对、解释、评估▲、体位
        │
        │  评估影响生命体征测量的因素
        ↓
测体温▲
        │
        │  测口温：体温计置舌下热窝，闭唇用鼻呼吸，勿用牙咬，测3 min；
        │  测腋温：擦干汗液，置腋窝，协助病人屈肘过胸夹紧体温计，测10 min；
        │  测肛温：病人侧卧位或俯卧位，润滑水银端后插入肛门3～4 cm，测3 min
        ↓
测脉搏▲
        │
        │  示指、中指、环指指腹轻按于病人桡动脉处，计数30 s，测得值乘以2即为每分
        │  钟脉搏数；
        │  异常脉搏测量1 min
        ↓
观察呼吸▲
        │
        │  保持诊脉状，观察病人胸腹部起伏，一起一伏为1次，计数30 s，测得值乘以2即为
        │  每分钟呼吸次数；
        │  呼吸异常者计数1 min
        ↓
测血压▲
        │
        │  暴露病人上臂，确保肱动脉和心脏处于同一水平；
        │  缠袖带，下缘距肘窝2～3 cm，松紧以能插入1指为宜；
        │  听诊器置肱动脉搏动最明显处；
        │  充气至肱动脉搏动消失再升高20～30 mmHg，以水银柱下降4 mmHg/s缓慢放气；
        │  第一音响对应为收缩压，音响突然变弱或消失对应为舒张压
        ↓
安置病人，整理床单位
        │
        ↓
整理用物，洗手，记录
```

注："▲"为质量评估关键点

四、精细解析

1. 水银体温计测量体温

（1）腋温测量：擦干汗液，将水银柱甩至35℃以下，并将体温计置腋窝，紧贴皮肤，

协助病人屈肘过胸夹紧体温计，测量 10 min。

（2）口温测量：将水银柱在 35℃ 以下的体温计置舌下热窝，嘱病人闭唇用鼻呼吸（图 1-2-2-1），勿用牙咬，测量 3 min。

（3）肛温测量：润滑肛表水银端，成人插入肛门 3～4 cm，婴儿插入 1.25 cm，幼儿插入 2.5 cm，测 3 min。

2. 水银血压计的使用

（1）检查血压计：检查水银血压计的开关、袖带、加压球、橡胶管是否完好，有无老化：关闭气门，一手固定曲卷的袖带，另一手握加压气球，充气至 260 mmHg，且水银柱不自行下降，提示水银血压计水银充足，管道无漏气。

（2）袖带缠绕位置：将驱尽空气的袖带平整缠绕，袖带下缘距肘窝 2～3 cm，松紧以能插入 1 指为宜（图 1-2-2-2）。

（3）测量血压：戴好听诊器，胸件置于肱动脉搏动最明显处并固定。关闭气门，充气至肱动脉搏动消失，再充气使水银柱升高 20～30 mmHg，缓慢放气以 0.5 kPa/s（4 mmHg/s）为宜，观察水银柱下降，开始测听，第一声搏动音时对应的水银柱刻度为收缩压，搏动音突然变弱或消失时对应的水银柱刻度为舒张压。

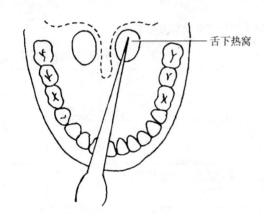

图 1-2-2-1　口温测量位置

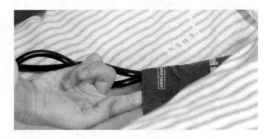

图 1-2-2-2　缠袖带的位置

视频 1-2-2-2　测量生命体征（水银版）分解动作解析

五、护士用语

1. 操作前解释

（1）核对病人信息："李大姐，您好！我是您的责任护士，请问您是哪一床？叫什么名字？请让我看一下您的手腕带。"

（2）解释操作目的："李大姐，您现在感觉怎么样？您今天刚入院，接下来我为您测量呼吸、体温、脉搏、血压，请您配合一下。"

（3）评估影响因素："请问您半小时内进食过吗？……运动过吗？您是坐电梯还是爬楼梯上来了的？"若存在以上情况，需在进食、运动等 30 min 后再进行测量，并解释："由于您刚进食（或运动），为了保证测量结果的准确性，我过会儿再为您测量，请您在病房好好休息一下。"

2. 操作中指导

（1）测量体温："我要为您测量一下体温。请问您腋下做过什么手术吗？我给您擦拭一下汗渍。现在请您屈臂夹紧体温计，腋温需要测量 10 min。"10 min 后："时间到了，我帮您将体温计拿出来。您的体温是 36.5℃，是正常的。"

（2）测量脉搏、呼吸："您有心脏和呼吸系统方面的疾病吗？好的，现在为您测一下脉搏。请您将手腕伸直，这样放手臂舒适吗？您的脉搏是 78 次 / 分，呼吸是 18 次 / 分，是正常的。"

（3）测量血压："接下来给您量一下血压。我先看一下您手臂的情况。您之前血压正常吗？做过什么手术吗？您手活动一下可以吗？袖带的松紧度还合适吗？测量血压的过程中请不要说话、不要活动手臂。袖带充气的时候您的手臂会有点胀，请不要紧张。您的血压是 120/82 mmHg，是正常的，请您不用担心。"

3. 操作后嘱咐 "刚才为您测量的结果都是正常的，请不要担心。您这样躺着还舒服吗？您先好好休息，床头铃给您放在这里，有事叫我。我稍后会再来看您的。"

六、技能考核

生命体征（水银版）操作步骤及评分标准见表 1-2-2-1。

表 1-2-2-1 生命体征（水银版）操作步骤及评分标准

项目		内容	分值	自评	互评
自身准备		衣帽整洁$_1$，戴口罩$_1$，洗手$_2$	4		
环境准备		整洁、安静、安全$_3$	3		
用物准备		弯盘内装有消毒体温计和数块纱布、血压计、听诊器、记录单、笔、有秒针的表$_5$	5		
		检查水银体温计：清点体温计数目$_2$，检查有无破损，水银柱是否在 35℃ 以下$_2$	4		
		检查水银血压计：检查血压计橡胶管有无漏气$_2$，是否老化，水银是否充足等$_2$	4		
操作过程	病人准备	核对病人信息，解释操作目的$_2$，评估测量的影响因素及禁忌证$_4$	6		
		安置舒适体位$_2$	2		
	测腋温	评估腋窝情况$_1$，并擦干汗液$_1$	2		
		准确放置体温计$_2$，屈臂过胸夹紧体温计$_2$	4		
		测量 10 min$_1$，取出读数$_2$（测量体温过程中进行其他操作）	3		
	测脉搏	嘱病人手臂置舒适体位$_2$，腕部伸展$_1$	3		
		以示指、中指、环指按在桡动脉搏动处$_3$；压力适中，以能触到桡动脉搏动为宜$_2$，计时 30 s$_2$	7		
	观察呼吸	仍做诊脉状$_1$，测量呼吸$_1$	2		
		观察胸腹部起伏，一起一伏为 1 次$_2$，计时 30 s$_2$	4		

续表

项目		内容	分值	自评	互评
测血压		评估病人血压$_2$及测量上肢情况$_2$	4		
		将血压计放于床旁，保持肱动脉和心脏在同一水平$_2$	2		
		打开血压计，垂直放妥，开启水银槽开关$_1$，检查水银柱是否在零点$_1$	2		
		驱尽袖带内气体$_1$，摸清肱动脉搏动$_2$，平整将袖带缠于肘窝上 2～3 cm 处$_2$，松紧以能插入 1 指为宜$_2$	7		
		戴好听诊器，胸件置于肱动脉搏动最明显处并固定$_2$	2		
		关闭气门$_1$，充气至肱动脉消失，再充气使水银柱升高 20～30 mmHg$_2$	3		
		缓慢放气以 0.5 kPa/s（4 mmHg/s）为宜$_2$，测听，第一声搏动音为收缩压$_2$，搏动音突然变弱或消失为舒张压$_2$	6		
		取下袖带，驱尽余气$_1$；倾斜血压计45°，关闭水银槽开关$_2$	3		
操作后处理		安置病人$_1$，整理床单位$_1$	2		
		整理用物$_1$，洗手，记录$_2$	3		
综合评价		1. 评判性思维：相关理论知识及操作注意事项$_5$ 2. 操作要求：动作熟练、轻稳、正确$_3$ 3. 人文关怀：关爱病人，与病人有效沟通，具备一定的整体护理能力$_3$ 4. 操作时间：10 min$_2$	13		
总分			100		

主考人：_____　　　　　　　　考试时间：____年____月____日

【知识链接】

一、相关理论点

（一）体温的评估与护理

1. 体温的生理变化　体温可随昼夜、年龄、性别、活动、药物、情绪、进食、环境温度的变化而发生变化，正常情况下，体温变化范围一般不超过1℃。因此在测量体温时，应对病人进行全面评估。

2. 不同部位体温的测量　见表1-2-3-1。

表 1-2-3-1　不同部位体温的测量

	测量部位	正常范围	禁忌情况
口温	舌下热窝	36.3～37.2℃	婴幼儿、精神异常、昏迷、口腔疾患、口鼻手术后、张口呼吸者禁忌测口温

	测量部位	正常范围	禁忌情况
腋温	腋窝	36.0 ~ 37.0℃	腋窝出汗较多，腋窝有创伤、手术、炎症者以及肩关节受伤或过于消瘦不能夹紧体温计者禁忌测腋温
肛温	肛门内 3 ~ 4 cm（成人） 肛门内 2.5 cm（幼儿） 肛门内 1.25 cm（婴儿）	36.5 ~ 37.7℃	直肠或肛门手术、腹泻、心肌梗死病人禁忌测肛温
耳温	鼓膜	一般 35.7 ~ 37.5℃，随年龄不同有所差异	外耳道手术、经外耳道用药及外耳道畸形者禁忌测相应侧耳温

（二）脉搏的评估

1. 脉率的生理变化　正常成人在安静状态下的脉率为 60 ~ 100 次 / 分，搏动均匀规则，强弱相等。脉率可随年龄、性别、体型、活动、情绪、用药情况等发生变化，在测量脉搏时，应对病人进行全面评估。

2. 测量脉搏的注意事项

（1）勿用拇指触诊。因拇指小动脉搏动较强，易与病人的脉搏相混淆。

（2）为瘫痪病人测量脉搏时，应选择健侧肢体测量。

（3）异常脉搏病人，测量时间应为 1 min；若脉搏短绌，应两人同时测量，一人听心率，另一人测脉搏，两人同时起止计数 1 min；若脉搏细弱难测，应测心尖搏动 1 min。

（三）血压的评估

1. 血压分级

（1）高血压：在未使用降压药物的情况下，非同日 3 次测量诊室血压，收缩压≥140 mmHg 和（或）舒张压≥90 mmHg 为高血压。若收缩压≥140 mmHg 和舒张压 < 90 mmHg 则为单纯收缩期高血压。病人既往有高血压病史，目前正在使用降压药物，血压虽然低于 140/90 mmHg，仍应诊断为高血压。高血压分级详见表 1-2-3-2。

表 1-2-3-2　高血压分级

分级	收缩压（mmHg）	舒张压（mmHg）
正常血压	< 120 和	< 80
正常高值血压	120 ~ 139 和（或）	80 ~ 89
高血压	≥140 和（或）	≥90
1 级高血压（轻度）	140 ~ 159 和（或）	90 ~ 99
2 级高血压（中度）	160 ~ 179 和（或）	100 ~ 109
3 级高血压（重度）	≥180 和（或）	≥110
单纯收缩期高血压	≥140 和	< 90

（2）低血压：是指血压低于 90/60 mmHg，常见于大量失血、休克、心力衰竭等。

（四）呼吸的评估

1. 呼吸的生理变化　呼吸可随年龄、性别、锻炼活动、情绪、血压、环境温度的变化而发生变化，在测量呼吸时，应对病人进行全面评估。正常成人安静状态下的呼吸频率为 16～20 次 / 分，节律规整，均匀无声。

2. 测量呼吸的注意事项

（1）呼吸受意识控制，测量前不必刻意向病人解释，以免影响病人的呼吸状态。

（2）异常呼吸病人，测量时间应为 1 min。危重病人的呼吸微弱，可用少许棉花置于病人鼻孔前，观察棉花被吹动的次数，以得到准确的结果。

二、临床新进展

智能医疗可穿戴设备

近年来，可穿戴设备正逐渐渗透到医疗行业，成为推动医疗智能化的重要支撑。围手术期、孕产妇、新生儿等利用可穿戴医疗设备，连续监测病人的生命体征及其他相应指标并上传至医疗护理系统，结合其临床表现、实验室检查、影像学检查等，进行数据分析，实现"早发现、早诊断、早治疗"。如在围手术期使用可穿戴式体温监测设备，既能预测术后相关感染，又能评价抗感染的治疗效果；高危妊娠孕产妇使用可穿戴式医疗设备，监测血压、体重、体温、胎心、血糖等指标，可实现动态、实时管理，优化孕期质量与管理；新生儿使用可穿戴式医疗设备，可无创监测新生儿的胆红素含量、心率、血氧饱和度，用于监测黄疸的发生、发展。目前，用于临床医疗的可穿戴设备比较少，有较大的研发前景。

【自测反思】

一、单选题

1～3 题共用题干

王某，67 岁。脑栓塞，右侧肢体偏瘫。

1. 病人入院时测得血压为 142/90 mmHg，这属于（　　　）

　　A. 正常血压　　　　　　　　　　B. 正常高限

　　C. 高血压　　　　　　　　　　　D. 收缩压正常，舒张压升高

　　E. 收缩压升高，舒张压正常

2. 住院期间，护士定期监测其血压，操作正确的是（　　　）

　　A. 因左侧手臂静脉输液，选择右上肢测量血压

　　B. 固定袖带时应紧贴肘窝，松紧以能放入 1 指为宜

　　C. 测量时使肱动脉与心脏在同一水平

　　D. 听诊器胸件应塞在袖带内便于固定

　　E. 定血压计、定部位、定时间、定护士

3. 住院期间，护士为病人测量体温，操作不正确的是（　　　）

　　A. 体温正常者，一天测量 1 次

　　B. 测耳温之前，进行外耳道检查

　　C. 测耳温时，向后上方拉直耳廓

　　D. 耳套一人一用，避免交叉感染

　　E. 在吃完早餐后立即测量

4. 以下生命体征数值正常的是（ ）

    A. T（口温）37.1℃ R 16 次 / 分 P 80 次 / 分 BP 140/90 mmHg

    B. T（口温）37.8℃ R 16 次 / 分 P 110 次 / 分 BP 121/80 mmHg

    C. T（口温）36.2℃ R 24 次 / 分 P 110 次 / 分 BP 130/88 mmHg

    D. T（口温）37.1℃ R 22 次 / 分 P 80 次 / 分 BP 140/90 mmHg

    E. T（口温）37.1℃ R 16 次 / 分 P 80 次 / 分 BP 135/86 mmHg

二、简答题

1. 简述高热病人的护理措施。

2. 简述测量血压时的注意事项。

（江仕爽）

单元三 入院护理及出院护理

【教学目标】

一、认知目标

1. 能说出体温单的绘制要求。

2. 能陈述入院病历准备要求。

3. 能简述入院护理的流程。

4. 能叙述分级护理的要点。

5. 能陈述出院护理的工作内容。

二、能力目标

1. 能正确完成入院病历准备。

2. 能按时记录、正确绘制体温单。

3. 能接待新病人入病区。

4. 能正确实施出院护理。

三、情感态度和思政目标

1. 能热情接待病人，在工作中保持认真、慎独、细心的态度。

2. 能关爱病人，与病人进行有效沟通。

【模拟情境练习】

📜 项目一 入院护理

一、案例导入

张华，男，68 岁，患高血压 20 余年。一周前因血压控制不良出现头痛、恶心、呕吐等症状，门诊医生初步诊断为"高血压伴脑出血"，需住院治疗，现步行入院。

你是该床的责任护士，请完成入院护理工作。

二、操作目的

协助病人了解和熟悉医院环境，合理满足病人的各种需求，使病人积极配合诊疗护理工作。

三、操作流程

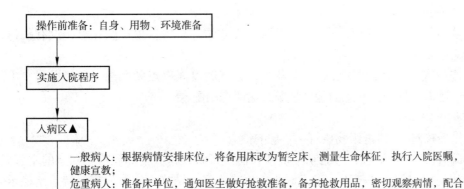

```
操作前准备：自身、用物、环境准备
        ↓
实施入院程序
        ↓
入病区▲
        ↓
一般病人：根据病情安排床位，将备用床改为暂空床，测量生命体征，执行入院医嘱，
         健康宣教；
危重病人：准备床单位，通知医生做好抢救准备，备齐抢救用品，密切观察病情，配合
         抢救，做好记录
        ↓
完善相关病历资料
```

注："▲"为质量评估关键点

四、精细解析

（一）一般病人入病区后护理

1. 准备床单位　病区值班护士接到住院处通知，立即根据病情安排床位，并将备用床改为暂空床。

2. 入院宣教　向病人及其家属介绍科主任、护士长、主管的医务人员等情况，为病人介绍同室病友及病区环境，讲解病区规章制度、床单位及设备的使用方法、疾病相关知识等。

3. 测量生命体征　测量体温、脉搏、呼吸、血压、体重等。

4. 执行入院医嘱　执行各项治疗、护理措施，通知营养科准备膳食。

5. 指导留取标本　交给病人留取大小便标本的容器，说明留取的目的、方法、时间及注意事项。

（二）危重病人入病区后护理

1. 准备床单位　病区护士接到通知后立即备好床单位，根据病情将备用床改为暂空床或麻醉床。

2. 通知医生　通知医生做好抢救准备。

3. 备齐急救用品　备好急救药品及器材。

4. 观察病情，配合抢救　护送人员交接病人病情、治疗情况及有关物品等，积极配合医生进行抢救，密切观察病情变化，做好护理记录。

5. 询问病史　危重病人、不能正确叙述病情的病人，需暂留陪护，以便询问病史。

五、护士用语

1. 操作前解释

（1）核对病人信息："您好，我是您的责任护士小陈，请问您叫什么名字？"

（2）解释操作目的："您好，张叔叔，您现在感觉怎么样？医生根据您的病情判断您可能是高血压并发脑出血，需要入院观察，我扶您到您的床位好吗？需要我用轮椅推您到房间吗？不需要是吧？那我们慢慢走过去。这里是医生办公室，您的责任医生是王兆王医生。来，我们慢慢走！病房到了，这是您的床位，我扶您躺上去。一会儿我给您做个评估和检查，请稍等，我去准备用物。"

2. 操作中指导

（1）评估测量部位："我看一下您右上肢的皮肤情况。您这里皮肤完整，没有伤口，等会儿就在这里测血压。"

（2）操作中人文关怀："我给您绑上袖带，充气时可能有点紧绷感，请您忍耐一下。您做得很好，还需要询问一些您的基本情况，谢谢您的配合。"

3. 操作后嘱咐

（1）操作后核对："请再跟我核对一下您的信息。"

（2）健康宣教："张叔叔，您的基本病情我已经了解，这些情况我将告知您的主管医生，如果在住院期间您有任何不适请及时告知医务人员，请您一定要注意保持情绪稳定，勿剧烈运动，您先休息一下，医生马上过来，谢谢您的配合！"

六、技能考核

入院护理操作步骤及评分标准见表 1-3-1-1。

表 1-3-1-1 入院护理操作步骤及评分标准

项目	内容	分值	自评	互评
自身准备	衣帽整洁$_1$；洗手$_2$，戴口罩$_2$	5		
环境准备	环境安静$_1$、干净$_1$、整洁$_1$	3		
用物准备	暂空床$_1$，必要时备轮椅或平车$_1$，住院病历$_1$，相关护理表格$_1$，生命体征测量用物（血压计、听诊器、体温计等）$_3$，体重秤$_1$，免洗消毒液$_1$，笔和纸$_1$	10		
操作过程	介绍自己并协助病人至病床$_4$	4		
	通知管床医生接诊病人$_2$，必要时协助检查或治疗$_3$	5		
	有效核对病人床号$_1$、姓名$_1$，协助病人佩戴腕带标识$_2$，解释$_2$，向病人及其家属介绍同室病友$_2$	8		
	测量病人的体温$_4$、脉搏$_4$、呼吸$_4$、血压$_4$、体重$_2$，及时记录在体温单上$_2$	20		
	用蓝/黑签字笔填写住院病历眉栏及各种表格$_4$，红色签字笔在体温单40~42℃相应时间栏内纵向填写入院时间$_4$	8		
	向病人及其家属介绍病区环境$_1$、作息时间及医院相关规章制度$_2$，床单位及相关设备的使用方法$_2$	5		
	根据病人入院评估单的内容进行评估$_5$	5		
	根据医嘱执行各项治疗及护理措施$_5$，通知营养科准备膳食$_2$，对病人实施整体护理$_2$	9		
操作后处理	洗手$_1$	1		
	在体温单中填写相应测量结果$_2$，完善相关住院病历内容$_2$	4		

续表

项目	内容	分值	自评	互评
综合评价	1. 评判性思维：相关理论知识及书写注意事项₃ 2. 操作要求：动作熟练、轻稳、正确、规范，沟通合理有效；有较强的爱伤观念₅ 3. 人文关怀：关爱病人，与病人有效沟通，具备一定的整体护理能力₃ 4. 其他要求：时间 15 min₂	13		
总分		100		

主考人：_____　　　　　　　　　　　　　考试时间：___年___月___日

项目二　绘制体温单

一、案例导入

钟强，男，75 岁，主诉"患 2 型糖尿病 18 年，近期出现右侧肢体活动不便，视物模糊。"经门诊医生接诊后收治入内分泌科 8 床。病人入院资料如下：入院时间 8 月 20 日 10 时，住院号 202235636，体温 36.9 ℃，脉搏 76 次 / 分，呼吸 21 次 / 分，血压 112/85 mmHg，体重 74 kg，身高 170 cm，无过敏史。

你是该床责任护士，请完成入院病历准备并将以上资料填写在体温单上。

二、操作目的

正确记录病人的病情资料，了解病情变化，为诊疗和护理提供依据。

三、操作流程

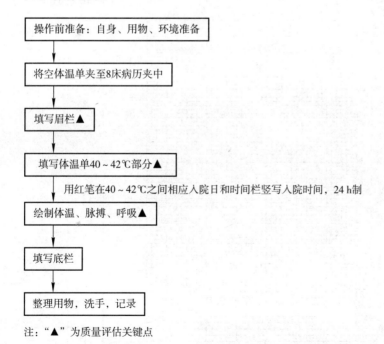

注："▲"为质量评估关键点

四、精细解析

（一）体温单绘制要求

体温单（图 1-3-2-1）是用于记录病人生命体征、大小便等情况的表格式记录单。体温单绘制要求为：数据正确，字迹清晰，用红、蓝/黑墨水笔或签字笔书写，圆点等大等圆，连线平直，力求准确、美观。

体温单表格的横向代表时间，每小格为 4 h，时间为："4-8-12-4-8-12"或"2-6-10-2-6-10"，日间时间用黑色表示，夜间时间用红色表示，每日以红线纵向隔开。表格纵向代表温度、脉率或心率，每 1℃以横向粗线隔开。

1. 眉栏 用蓝笔填写下列各项：病人姓名、科别（或病区）及病室、床号、住院号（或病案号）、住院日数和日期等。体温单应有住院周数、天数的记录，以阿拉伯数字书写。体温单住院日数一页设计为 7 天，页码即为住院周数。日期的记录格式为：入院第一天为"年—月—日"，每页第一天为"月—日"，其余 6 天只写日期；换年或月时写明年或月。

手术后日数：病人若在住院期间施行手术，在体温单上应有手术后日数记录。手术后的天数以手术次日开始记录为"术后第一天"，用阿拉伯数字连续写至术后 7 天止。手术后 7 日内行第二次手术或第三次手术，需以分数形式表示，将前一次手术后天数作为分母，后一次手术后天数作为分子，记录至最后一次手术后 7 天止，如"1/2、2/2、……7/2"，依此类推。

2. 40～42℃横线间 体温单的 40～42℃之间用红笔在相应日期与时间格内记录下列

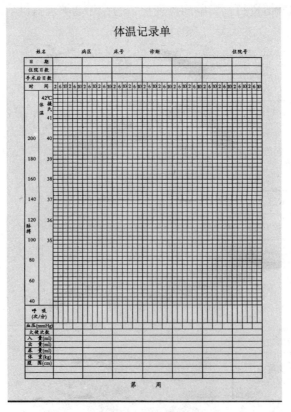

图 1-3-2-1 空白体温单

各项：入院时间、手术（不写名称和时间）、分娩时间、转科（注明科别）或转院、出院、死亡时间。

注意：时间一律用中文书写：×时×分；顶格书写；入院、分娩、死亡时间须记录具体到分钟；用24 h制竖写。

3. 记录体温、脉搏和呼吸

（1）体温：按实际测量读数记录，不得折算。体温单内每小格为0.2℃，5小格为1℃。口腔温度以蓝点"●"表示；腋下温度以蓝叉"×"表示；直肠温度以蓝圈"○"表示。各点、叉、圈之间以蓝线相连。若两次均在粗黑线上可不划线连接。

注意：①采用降温措施如温水或酒精擦浴、大动脉冷敷30 min后测得的体温，以红圈"○"表示，并用红色虚线与物理降温前的体温相连，下一次体温应与物理降温前的体温相连。如降温处理后所测体温不变，则在原体温点外用红圈表示；②遇拒试、外出时，前后两次体温曲线应断开不连，并在该时间处填写"外出"；③体温若与上次温度差异较大或与病情不符时，应重复测试，无误者在原体温符号上方用蓝笔写上一小写英文字母"V"，表示已核实（verified）；④当病人体温不升（低于35℃）时，应在35℃线以下用红笔写"不升"，不再与相邻温度相连。

（2）脉搏：体温单内每小格为4次/分，5小格为20次/分。脉搏以红点"●"表示。以每min次数（脉率）进行记录，相邻脉率以红线相连。心率以红圈"○"表示，相邻心率用红线相连。

注意：①当体温与脉搏重叠时，先画体温符号，然后在体温外画一红圈表示脉搏，如用肛表测温，在蓝圈内画一红点表示脉搏；②若需记录脉搏短绌，则在心率与脉率之间以红笔划直线涂满；③所测体温、脉率超过体温单设置范围，可在上、下界描记后用同色笔标上"↑""↓"记号。病人因病情需要连续多次测量体温或体温过高、过低时，都应将体温变化情况及时记录在护理记录单中。

（3）呼吸：用红笔在体温单呼吸相应的栏目内填写病人自主呼吸的次数，以阿拉伯数字表示，免写计量单位，每页首记呼吸应从上开始写，相邻的两次呼吸上下错开。当病人使用呼吸机时以"®"表示，用黑笔顶格画于相应时间内。

4. 底栏：体温单设底栏，以记录血压、入量、出量、尿量、体重、大便次数、身高等。各项数值用蓝笔书写，以阿拉伯数字记录，免记计量单位，居中填写。

（1）大便次数：将病人前一日的大便次数以阿拉伯数字填写在相应时间栏内，如无排便记"0"；灌肠后的大便次数应于次数后加短斜线写"E"，如："$^2/_E$"表示灌肠后排便2次，"$^3/_{2E}$"表示灌肠2次后排便3次；"$1^2/_E$"表示自解1次，灌肠后解2次；清洁灌肠后排便多次，记录为："$^*/E$"。人工肛门以"☆"表示，大便失禁则以"※"表示。

（2）出入液量：按护理常规或医嘱分次记录于"出入液量记录单"或"特别护理记录单"上，应注明入液或排出液类型。每班一小计，每24 h计1次总量，并将总量填入体温单底栏的"总入液量""排出量"栏内。观察、测量和记录时，应保证时间及量的准确。

（3）尿量：按护理常规或医嘱分次记录于"出入液量记录单"或"特别护理记录单"上，每班一小计，每24 h统计1次总量，填入体温单底栏中尿量栏内。如为导尿，尿量则以"ml数/C"记录，如"1 800/C"表示导尿病人排尿1 800 ml。尿失禁时以"※"表示。

（4）血压：以分式表示，免记单位"mmHg"（毫米汞柱），按护理常规或医嘱测量并记录。新病人及住院病人每周至少记录血压1次。7岁以下可不测血压。若1天内有多次血压测量，可按时间先后在记录栏内由左至右填写。病人1天测血压2次以内只需记录在体温单内，大于2次（有些医院设计为大于3次）的血压则记录于护理记录单上，无须再在体温单上记录。

（5）体重：以kg计数填入，因病情危重或卧床不能测量体重时，应在体重栏内注明"卧床"。入院当天及每周第一天应有体重、血压的记录。

（6）空格：做机动用，记录痰量、抽出液、腹围等数字。液体记ml数，长度记cm数，免记计量单位。

（7）页码：用蓝笔逐页填写，勿遗漏。

五、技能考核

体温单绘制操作步骤及评分标准见表1-3-2-1。

表1-3-2-1 体温单绘制操作步骤及评分标准

项目		内容	分值	自评	互评
自身准备		衣帽整洁₁；洗手₂，戴口罩₂	5		
环境准备		按要求准备环境₃	3		
用物准备		体温单₂，红和蓝黑色签字或钢笔₂，直尺₁，洗手液₂	7		
操作过程	填写眉栏	用蓝黑钢笔或签字笔按要求填写眉栏各项₃	3		
	填写时间	用红色钢笔或签字笔纵行在相应日期和时间栏内的40~42℃纵行填写入院/转入/手术/分娩/出院/转出/死亡时间₆	6		
	绘制体温	将体温数值绘制在体温单相应的坐标点上₆	6		
		相邻温度以蓝线相连₃，如相邻两次温度相同则不连₃	6		
		体温不升在35℃线以下用红笔写"不升"₃，不与相邻温度相连₂	5		
		物理降温半小时后测量的体温画在降温前温度的同一纵格内₂，用红"○"表示₂，用红虚线与降温前的温度相连₂	6		
		重测温度，相符者在体温符号的上方用蓝黑色笔注字母"V"表示₃	3		
	绘制脉搏	将脉率和心率用红笔绘制于体温单相应的坐标点上₅	5		
		相邻脉率或心率用红线相连₂，同一条线上可不连₁	3		
		脉搏短绌时在脉率与心率之间用红直线填满₂	2		
		体温与脉搏在同一点时，先用蓝笔画体温符号₂，再用红笔在外面画一个红"○"表示脉搏₂；如果是肛温，先用蓝圈画体温₂，再在蓝圈内画红点表示脉搏₂	8		
	绘制呼吸	用红笔在呼吸相应栏目内填写病人自主呼吸的次数₆	6		
		相邻两次上下错开₃	3		
	填写底栏	用蓝/黑钢笔或签字笔按要求将大小便、血压、体重等项目填写在底栏内₆	6		
		用蓝/黑钢笔或签字笔填写页码₂	2		

续表

项目	内容	分值	自评	互评
操作后处理	整理用物 $_2$，清洁台面 $_1$，洗手 $_2$	5		
综合评价	1. 评判性思维：相关理论知识及绘制注意事项 $_3$ 2. 操作要求：绘制熟练 $_1$，方法正确 $_1$，体温单整洁、美观 $_1$，无错记、漏记 $_1$，无涂改 $_1$ 3. 操作时间：16 min $_2$	10		
总分		100		

主考人：_____　　　　　　　　　　考试时间：____年____月____日

项目三　出院护理

一、案例导入

张祥，男，68 岁，患高血压 20 余年。一周前因血压控制不良出现头痛、恶心、呕吐等症状，经门诊医生初步诊断为高血压伴脑出血。病人于 3 月 18 日上午 10 时收入神经内科。入院后经止血、降颅内压、控制血压、改善微循环等治疗，10 天后病情好转。医嘱：3 月 28 日上午 9 时出院。

你是该床责任护士，请为该病人做好出院护理。

二、操作目的

对病人进行出院指导，使病人出院后能按时接受治疗或定期复诊，协助其尽快适应原来的生活和工作；指导病人办理出院手续；整理病历；清洁、整理床单位。

三、操作流程

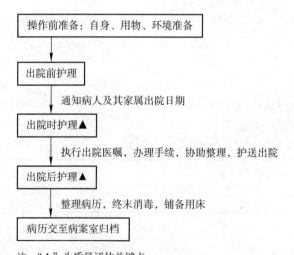

操作前准备：自身、用物、环境准备

出院前护理

　通知病人及其家属出院日期

出院时护理▲

　执行出院医嘱，办理手续，协助整理，护送出院

出院后护理▲

　整理病历，终末消毒，铺备用床

病历交至病案室归档

注："▲"为质量评估关键点

四、精细解析

1. 病人出院时护理

（1）执行医嘱

1）停止一切医嘱：用红笔在各种执行单上写上"今日出院"，注明停止日期并签

全名。

2）填写出院时间：在出院当日体温单 40~42℃相应时间栏内，用红笔纵向填写出院时间。

3）出院带药：病人出院后如需继续服药，护士遵医嘱领药后交病人或家属带回，并交代用药注意事项，做好健康宣教；调查满意度，征求病人及其家属对医院医疗、护理等各项工作的意见。

（2）办理手续：协助病人或家属到住院处结算费用并办理出院手续。

（3）协助整理：协助病人整理用物，解去腕带。

（4）护送出院：根据病人病情，采取步行、轮椅或平车等方式护送病人出院。

2. 病人出院后护理　病人出院后护士按要求整理病历交病案室保管；按要求处理出院病人的床单位，做好终末消毒；铺好备用床，准备迎接新病人。

五、护士用语

1. 操作前解释

（1）核对病人信息："您好，我是您的责任护士，请让我看一下您的手腕带。"

（2）解释操作目的："您好，张叔叔，您的病情已经好转，医生根据您的病情开出了'今日出院'的医嘱。"

2. 操作中指导　出院指导："张叔叔，根据您的既往病情，请你出院后一定要避免情绪激动和剧烈活动，这是医生给您开的出院带药，请您出院后按时服药，清淡饮食，不吃腌制食品，适当运动，如快走、打太极拳等，控制好您的血压。张叔叔，这是住院病人满意度调查表，请您帮忙填一下，您的建议可以帮助我们进一步提升医疗护理服务质量，谢谢！"

3. 操作后嘱咐

（1）操作后核对："请再跟我核对一下您的基本信息。"

（2）健康宣教："张叔叔，您路上注意安全，回家后有任何不适请及时就医，出院证明上有我们科室的电话号码，有任何问题都可以打电话咨询，记得按时服药，祝您早日康复！"

六、技能考核

病人出院护理操作步骤及评分标准见表 1-3-3-1。

表 1-3-3-1　病人出院护理操作步骤及评分标准

项目	内容	分值	自评	互评
自身准备	衣帽整洁$_2$；洗手$_2$，戴口罩$_2$	6		
环境准备	环境安静$_2$、干净$_2$、整洁$_2$	6		
用物准备	住院病历$_2$，出院带药$_2$，必要时备轮椅或平车$_1$，医嘱单$_1$，相关表格$_2$，手消液$_1$，笔和纸$_1$	10		
操作过程	有效核对病人床号$_1$、姓名$_2$、住院号$_2$	5		
	解释操作目的$_5$	5		
	提前通知病人及其家属出院日期$_3$，并协助病人做好出院准备$_3$	6		

续表

项目	内容	分值	自评	互评
	评估病人身体恢复状况 $_5$，并根据病人身体恢复状况给予适当的健康教育 $_5$	10		
	征求病人及其家属对医疗和护理等工作的意见和建议 $_4$	4		
	终止各种医疗和护理措施 $_3$，做好出院登记 $_2$	5		
	按照护理程序的步骤，在体温 40～42℃ 之间相应时间栏内纵向填写出院时间 $_5$	5		
	解除腕带标识 $_3$，整理用物 $_3$，护送病人离开医院 $_2$	8		
操作后处理	按要求整理出院病案交病案科保管 $_5$	5		
	对病人使用过的物品及床单位、病室进行终末处理 $_5$	5		
	铺好备用床，准备迎接新病人 $_5$	5		
	洗手，记录 $_2$	2		
综合评价	1. 评判性思维：相关理论知识及注意事项 $_3$ 2. 操作要求：动作熟练、轻稳、正确、规范，沟通合理有效；有较强的爱伤观念 $_5$ 3. 人文关怀：关爱病人，与病人有效沟通，具备一定的整体护理能力 $_3$ 4. 其他要求：时间 10 min $_2$	13		
总分		100		

主考人：_____   考试时间：___年___月___日

【知识链接】

一、相关理论点

（一）概念

1. **入院程序** 是指门诊或急诊病人根据医生签发的住院证从办理入院手续到进入病区的全过程。

2. **分级护理** 是根据对病人的病情轻、重、缓、急以及自理能力的评估结果，给予不同级别的护理。病情从重到轻可分为 4 个等级，即特级护理、一级护理、二级护理、三级护理。

3. **出院护理** 是病人经住院期间的治疗和护理，病情好转、稳定、痊愈或恶化需出院或转院（科）或不愿接受治疗而自动离院时，由护士对病人进行的一系列护理工作。

（二）分级护理的护理要点

分级护理及护理要点见表 1-3-4-1。

表 1-3-4-1 分级护理及护理要点

护理级别	护理要点
特级护理	（1）专人24 h严密观察病人病情变化，监测生命体征 （2）备好急救药物及器材 （3）根据医嘱正确实施医疗措施，准确测量出入量 （4）根据病人病情正确实施基础护理和专科护理，如口腔护理、气道护理、管路护理等，正确实施安全措施 （5）保持病人的舒适和功能体位 （6）及时、准确填写特别护理记录单 （7）实行床旁交接班
一级护理	（1）每小时巡视病人，观察病人病情变化 （2）根据病人病情测量生命体征 （3）根据医嘱正确实施治疗、给药措施 （4）根据病人病情正确实施基础护理、专科护理及安全措施 （5）及时准确填写护理记录单 （6）提供护理相关的健康指导
二级护理	（1）每2 h巡视病人，观察病人的病情变化 （2）根据病人病情测量生命体征 （3）根据医嘱正确实施治疗、给药措施 （4）根据病人病情正确实施护理及安全措施 （5）提供护理相关的健康指导
三级护理	（1）每3 h巡视病人，观察病人病情变化 （2）根据病人病情测量生命体征 （3）根据医嘱正确实施治疗、给药措施 （4）提供护理相关的健康指导

（三）生命体征测量频次

体温测量的次数应根据病人具体情况而定。

1. 一般病人　新病人每日测2次，连测2天；住院病人每日测体温1次；精神病院病人的体温测量频次由医院自定。体温不在正常范围的病人，应增加测量次数，一般37.5℃以上的病人每日测体温3次，38℃以上每日测4次，39℃以上每日测6次，体温正常后连测2天，每日2次。10岁以下小儿每日测体温2次，38℃以上每日测6次。每次测量结果均需及时、正确记录。

2. 手术病人　开出手术医嘱当天14时、22时及次日6时各测1次体温、脉搏、呼吸，当日手术前测血压1次，14岁以下测体重；术后回室测脉搏、呼吸、血压。局部麻醉病人每30 min测1次至清醒和血压平稳为止；其他麻醉每小时测1次，连测3次或至平稳；术后连续3天测体温、脉搏、呼吸，每日3次。

3. 7岁以下儿童　7岁以下儿童免测脉搏、呼吸、血压，7~14岁儿童测脉搏、呼吸，14岁以上测脉搏、呼吸、血压（特殊情况除外）。

4. 新生儿　每周测体重2次，每周更换体温单时需增加年龄7天。

（四）绘制体温单的注意事项

1. 记录必须客观、及时、准确、清晰、简要、完整。

2. 除特殊说明外，应使用蓝黑墨水或碳素墨水书写，眉栏、页码必须填写完整。

3. 书写应使用中文和医学术语。内容简明扼要，医学术语运用确切。通用的外文缩写或无正式中文译名的症状、体征、疾病名称等可使用外文。

4. 书写应做到文字工整、字迹清晰、表述准确、语句通顺、标点符号正确。不得采用刮、粘、涂等方法掩盖或去除原来的字迹，不得滥用简化字。

5. 体温单表格内已注明单位的，记录时只填数量，不必重复写单位名称。

6. 体温单纸张规格与医疗记录纸张规格一致，页码用阿拉伯数字表示。

7. 因抢救急危重病病人，未能及时书写护理文书的，须在抢救结束后 6 h 内据实补记，并加以注明。

二、临床新进展

电子体温单是医院信息化普及的产物。在医院信息管理系统中的电子体温单内，护士只需在体温、脉搏、呼吸、血压等相应模块中录入对应的数值，电脑即可直接生成并打印体温单表格，是快捷、方便、准确绘制体温单的方式，因其具备操作简便、可反复修改、可视化等特点，大大减少了护士的工作量，能更好地满足现代医疗护理发展的需求，在临床上广泛应用。

有些医院多用耳温仪为病人测量体温，故而在电子体温单上以三角形"△"表示耳温，以区别于其他测温方式。

【自测反思】

一、单选题

1. 王童，男，59 岁。因"心力衰竭"住院。办理住院手续时病人呼吸困难，住院处的护理人员首先应（　　）

　　A. 通知医生并立即做术前准备　　B. 了解病人有何护理问题

　　C. 立即护送病人入病区　　　　　D. 先卫生处置再入病区

　　E. 介绍医院的规章制度

2. 张颖，女，23 岁。因"甲状腺功能亢进"住院。为其准备床单位应（　　）

　　A. 根据病情需要选择床位　　　　B. 将其安排在危重病房

　　C. 将其安排在隔离病室　　　　　D. 按病人要求安排床位

　　E. 安排在靠近护士站的床位

3. 病人出院后医疗护理文件应该保管于（　　）

　　A. 出院处　　　　　　　　　　　B. 住院处

　　C. 医务处　　　　　　　　　　　D. 护理部

　　E. 病案室

4. 病人住院治疗已 1 周，一直卧床，未曾下地活动，在病历首张体温单上可以见到（　　）

　　A. 底栏填写的手术后日数

　　B. 眉栏各项用红笔填写的内容

　　C. 底栏"体重"一栏中记录为"卧床"

D. 40~42℃栏内用蓝色笔纵向填写手术时间

E. 底栏用铅笔填写并注明计量单位的内容

二、简答题

1. 请简述分级护理要点。

2. 请说出绘制体温单的注意事项。

（傅　静）

单元四　标本采集

【教学目标】

一、认知目标

1. 能阐述标本采集的基本原则。

2. 能描述痰标本、静脉血标本、尿培养标本、粪便标本采集目的及注意事项。

3. 能说出各种标本采集的操作程序。

4. 能区别真空采血管的检查项目、采血量、添加剂及安全头盖颜色。

二、能力目标

1. 能正确采集痰标本，并根据检验目的准备相应的标本容器。

2. 能正确采集静脉血标本。

3. 能根据不同类型静脉血标本采集的目的、采血量及标本容器，选择正确的操作方法。

4. 能正确采集尿培养标本，能根据病情采取合适的标本留取方式。

5. 能正确采集粪便标本，能根据不同的检验目的准备相应用物。

三、情感态度与思政目标

1. 能理解标本采集的意义。

2. 能谨记"三查八对"为病人正确进行标本采集。

3. 能养成无菌观念，避免交叉感染。

4. 能始终保护病人的隐私。

5. 能在准确采集标本的同时，做好自我防护。

【模拟情境练习】

📃 项目一　采集痰标本

一、案例导入

李明，男，75岁。因"反复咳嗽、咳痰1周，发热3天"拟"肺部感染"收住入呼吸内科6床，有肺结核病史3年。入院后医嘱查常规痰标本、痰培养标本、24 h痰标本辅助诊断。

作为责任护士，请你指导并协助该病人进行痰标本采集。

🎬 视频1-4-1-1　痰标本采集完整操作

二、操作目的

常规痰标本常用于检查痰液中的细菌、虫卵或癌细胞等；痰培养标本常用于检查痰液中的致病菌，为选择抗生素提供依据；24 h 痰标本常用于检查 24 h 的痰量，并观察痰液的性状，协助诊断或做浓集结核菌检查。

三、操作流程

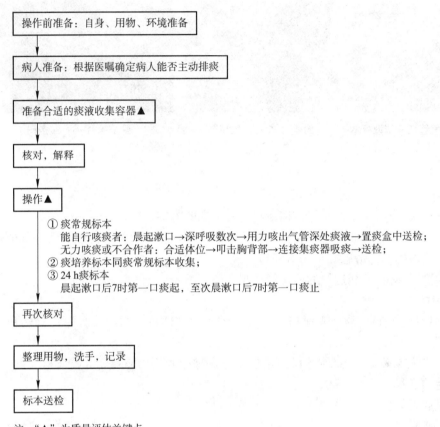

操作前准备：自身、用物、环境准备

↓

病人准备：根据医嘱确定病人能否主动排痰

↓

准备合适的痰液收集容器▲

↓

核对，解释

↓

操作▲

① 痰常规标本
能自行咳痰者：晨起漱口→深呼吸数次→用力咳出气管深处痰液→置痰盒中送检；
无力咳痰或不合作者：合适体位→叩击胸背部→连接集痰器吸痰→送检；
② 痰培养标本同痰常规标本收集；
③ 24 h 痰标本
晨起漱口后7时第一口痰起，至次晨漱口后7时第一口痰止

↓

再次核对

↓

整理用物，洗手，记录

↓

标本送检

注："▲"为质量评估关键点

四、精细解析

1. 识别痰液收集容器（图 1-4-1-1 至图 1-4-1-3） 护士根据医嘱，正确选择合适的容器，将条码粘贴于容器上。

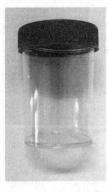
图 1-4-1-1 痰盒

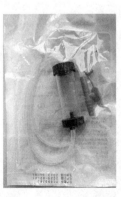
图 1-4-1-2 集痰器

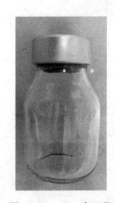
图 1-4-1-3 广口瓶

2. 咳痰无力者或不合作者痰标本采集法（图 1-4-1-5 至图 1-4-1-6）

（1）取合适体位，叩击胸背部，使痰液松动。

（2）一次性集痰器连接吸引器吸痰，痰液收集于集痰器内。

（3）集痰器上粘贴条码，及时送检。

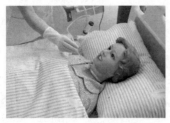
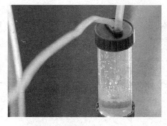
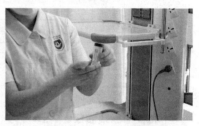

图 1-4-1-4　气管切开留取标本　　　　图 1-4-1-5　集痰器　　　　图 1-4-1-6　贴条码

五、护士用语

1. 操作前解释

（1）核对病人信息："李大爷好，请让我看一下您的腕带。"

（2）解释操作目的："李大爷，遵医嘱我要给您留取痰标本，检测您是否有肺部炎症。现在为您采集痰液标本，请您配合一下好吗？"

（3）协助摆好体位："您这样的体位舒适吗？"

2. 操作中指导

（1）评估咳痰能力："请您先漱口，然后深呼吸数次，再用力咳出气管深处的痰液，吐在痰盒中。"

（2）操作中人文关怀："我刚才已经给您示范深呼吸和用力咳痰了，您学会了吗？若您还有不清楚的，我可以再示范一次。"

（3）核对病人信息："请再告诉我您的名字。"

3. 操作后嘱咐

（1）核对病人信息："是李明李大爷吗？住院号 123456。"

（2）健康宣教："痰标本已经留取好了，谢谢您的配合，若有不适，床头铃就在这里，请及时按铃叫我。您先休息，我过会儿再来看您。"

六、技能考核

痰标本采集法操作步骤及评分标准见表 1-4-1-1。

表 1-4-1-1　痰标本采集法操作步骤及评分标准

项目	内容	分值	自评	互评
自身准备	衣帽整洁$_1$，修剪指甲$_1$，洗手$_2$，戴口罩$_2$	6		
环境准备	温度适宜$_2$，光线充足$_2$，环境安静$_2$	6		

续表

项目	内容	分值	自评	互评
用物准备	1. 化验条码（检验单）$_1$、手消液$_1$，医疗垃圾桶$_1$，生活垃圾桶$_1$，以下任选 1 种： – 常规痰标本：痰盒$_2$ – 痰培养标本：无菌痰盒、漱口溶液$_2$ –24 h 痰标本：广口大容量痰盒$_2$ – 无力咳痰者或不合作者：集痰器、吸痰用物（吸引器、吸痰管）、一次性手套，如收集痰培养标本需备无菌用物$_2$ 2. 检查物品有效期，在有效期范围内使用$_2$	8		
病人准备	了解痰液标本采集的目的$_1$、方法$_1$、注意事项$_1$及配合要点$_1$	4		
操作过程	以下 5 种方法任选 1 种 1. 自行咳痰采集法：晨痰为佳$_3$，用冷开水漱口$_5$，取坐位或站位$_5$，腹式深呼吸 5~6 次$_3$，深吸气后屏气 3~5 s$_5$，身体前倾并用力咳嗽$_5$，咳出呼吸道深部痰液$_5$，标本量不少于 1 ml$_5$；痰量少或无痰病人可采用 10% 盐水加温至 45℃ 左右雾化吸入后，将痰液咳出$_7$	43		
	2. 难于自然咳嗽、不合作或人工辅助呼吸病人的痰液采集法：病人取适当卧位$_5$，先叩击病人背部 3~5 min$_6$，待痰液松动后$_5$，嘱病人咳出于痰盒内$_5$，或将集痰器与吸引器连接$_{10}$，抽吸痰液 2~5 ml 于集痰器内$_{12}$	43		
	3. 支气管镜采集法：协助医生在支气管镜引导下直接采集标本$_{43}$	43		
	4. 咽拭子采集法：病人用清水漱口$_5$，取出无菌拭子蘸取少量无菌生理盐水$_6$；用压舌板轻压舌部$_6$，迅速擦拭病人口腔两侧腭弓及咽、扁桃体的分泌物$_{10}$，避免咽拭子触及其他部位$_8$；迅速把咽拭子插入无菌试管内折断拭子头部塞紧$_8$	43		
	5. 24 h 痰标本采集法：在广口集痰瓶内加少量清水$_{10}$。病人起床后进食前漱口后第一口痰开始留取$_8$，至次日晨进食前漱口后最后一口痰结束，全部痰留入集痰瓶内$_{10}$，记录痰标本总量、外观和性状$_7$	43		
操作后处理	用物整理$_2$、垃圾分类$_3$、健康宣教$_5$	10		
	洗手$_3$，记录$_2$	5		
	痰液标本采集确认后$_2$，按要求及时送检$_3$	5		
综合评价	1. 评判性思维：相关理论知识及操作注意事项$_3$ 2. 操作要求：动作节力$_1$、熟练$_2$、轻稳$_1$、正确$_1$ 3. 人文关怀：关爱病人，与病人有效沟通，具备整体护理能力$_3$ 4. 操作时间：15 min$_2$	13		
总分		100		

主考人：_____ 考试时间：___年___月___日

📑 项目二 采集静脉血标本

一、案例导入

李明，男，75 岁。因"反复咳嗽、咳痰 1 周，发热 3 天"拟"肺部感染"收住呼吸内科 6 床，有肺结核病史 3 年。入院后医嘱查血常规、血生化筛查常规检查、血培养及鉴定。

作为责任护士，请为该病人及时、准确留取静脉血标本。

📹 视频 1-4-2-1 静脉血标本采集完整操作

二、操作目的

协助临床诊断疾病，为临床治疗提供依据。

三、操作流程

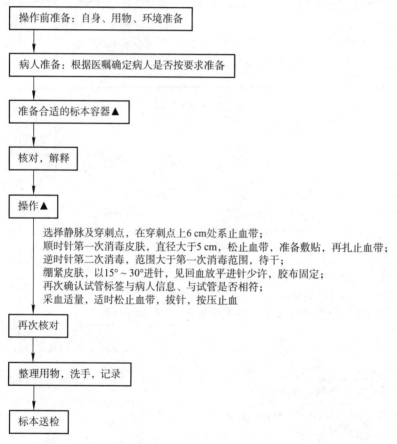

```
操作前准备：自身、用物、环境准备
        ↓
病人准备：根据医嘱确定病人是否按要求准备
        ↓
准备合适的标本容器▲
        ↓
核对，解释
        ↓
操作▲
        选择静脉及穿刺点，在穿刺点上6 cm处系止血带；
        顺时针第一次消毒皮肤，直径大于5 cm，松止血带，准备敷贴，再扎止血带；
        逆时针第二次消毒，范围大于第一次消毒范围，待干；
        绷紧皮肤，以15°~30°进针，见回血放平进针少许，胶布固定；
        再次确认试管标签与病人信息、与试管是否相符；
        采血适量，适时松止血带，拔针，按压止血
        ↓
再次核对
        ↓
整理用物，洗手，记录
        ↓
标本送检
```

注："▲"为质量评估关键点

四、精细解析

1. **按正确的顺序采集血标本** 确认试管标签与试管、病人信息是否相符，采集适量血液。采集血标本的顺序先后依次为：血培养瓶（需氧、厌氧）、无添加剂管（红头管）、凝血管（蓝头管）、枸橼酸钠管（黑头管）、肝素管（绿头管）、EDTA 管（紫头管）、草酸盐－氟化钠管（灰头管）。

常用彩色真空采血管及血培养瓶见图 1-4-2-1 至图 1-4-2-6。

图 1-4-2-1 蓝头管

图 1-4-2-2 红头管

图 1-4-2-3 绿头管

图 1-4-2-4 紫头管（短／长）

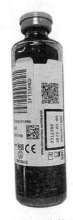

图 1-4-2-5 血培养瓶（需氧）

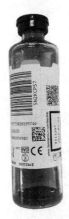

图 1-4-2-6 血培养瓶（厌氧）

2. 必要时需将试管颠倒混匀　凡加有促凝剂或抗凝剂的试管，在采血后应上下颠倒 3～5 次混匀血液与试剂，以便促凝或抗凝。动作宜轻柔，以免造成溶血。干燥管则无须颠倒混匀。

五、护患沟通

1. 操作前解释

（1）核对病人信息："李大爷，请让我看一下您的腕带。"

（2）解释操作目的，询问是否空腹："李大爷，医生给您开了抽血医嘱，要给您检查血常规、血培养及鉴定。请问您吃过饭了吗？需要扶您去大小便吗？"

2. 操作中指导

（1）评估注射部位："我看一下您的血管情况。您这只手之前做过手术吗？这根血管粗直，有弹性，没有硬结，就在这里进针可以吗？"

（2）操作中人文关怀："给您消下毒，可能有点凉。""可能有点疼，请您配合我好吗？"

（3）核对病人信息："请再告诉我您的名字。"

3. 操作后嘱咐

（1）核对病人信息："是李明李大爷吗？住院号 123456。"

（2）健康宣教："这个针眼处您要注意不能揉搓、碰水，我这样讲您听明白了吗？"

（3）协助病人按压直至未出血："您这样躺着舒服吗？我看一下您的按压情况，这里已经没有出血，您不用担心。您好好休息，如果有任何不舒服，请按铃告诉我，等报告出来我会第一时间告诉您的。"

六、技能考核

静脉血标本采集操作步骤及评分标准见表 1-4-2-1。

表 1-4-2-1　静脉血标本采集操作步骤及评分标准

项目	内容	分值	自评	互评
自身准备	穿戴整齐[1]，衣帽整洁[1]，修剪指甲[1]，洗手[1]	4		
环境准备	清洁、安静，温湿度适宜[1]，光线充足或有足够的照明，必要时屏风或围帘遮挡[1]	2		
用物准备	1. 治疗车上层：注射盘[1]（内附止血带、消毒棉签、干棉签、无菌敷贴），采血针[1]（或注射器），血标本试管[1]，条码单，手套，手消液[1] 2. 治疗车下层：医疗垃圾桶[1]，生活垃圾桶[1]，锐器盒[1] 3. 检查物品有效期，在有效期范围内使用[1]	8		
病人准备	了解静脉采血的目的[1]、方法[1]、临床意义[1]、注意事项[1]及配合要点[1]	5		
	取舒适体位[1]，暴露穿刺部位[1]	2		
操作过程	核对、确认医嘱[3]	3		
	打印标本条码[3]，根据标本种类准备试管[2]，粘贴条码[2]	7		
	携用物至病人旁[1]，用两种以上身份识别方法核对病人信息[3]	4		
	戴手套[2]，帮助病人做好准备，取舒适体位[2]	4		
	选择合适的血管[3]，在穿刺处上方 6 cm 处扎止血带，指导病人握拳[3]	6		
	常规消毒，面积大于 5 cm^2[2]，消毒两次[2]	4		
	绷紧皮肤，以 15°～30° 进针[2]，见回血再进针少许[3]，穿刺成功后，用胶布固定[3]	8		
	再次确认试管标签与病人信息是否相符[2]，试管标签与试管是否相符[2]，采集适量血液后，松止血带[2]，指导病人松拳[2]	8		
	试管根据要求颠倒混匀 5～8 次[3]，迅速拔针，按压穿刺点 1～2 min[3]	6		
	再次核对（条码、病人、标本）[2]，采集确认，按要求及时送检[3]	5		
操作后处理	用物整理[2]，垃圾分类[2]，健康宣教[2]	6		
	洗手[1]，记录[1]	2		
	血标本采集确认后[1]，按要求及时送检[2]	3		

续表

项目	内容	分值	自评	互评
综合评价	1. 评判性思维：相关理论知识及操作注意事项 $_3$ 2. 操作要求：动作节力 $_1$、熟练 $_2$、轻稳 $_1$、正确 $_1$ 3. 人文关怀：关爱病人，与病人有效沟通，具备整体护理能力 $_3$ 4. 操作时间：15 min $_2$	13		
总分		100		

主考人：_____　　　　　　　　　　考试时间：___年___月___日

📋 项目三　采集尿培养标本

一、案例导入

李明，男，75 岁。因"反复咳嗽、咳痰 1 周，发热 3 天"拟"肺部感染"收住入呼吸内科 6 床，有肺结核病史 3 年。入院后医嘱查尿培养标本辅助诊断。

作为责任护士，请你指导并协助该病人进行尿培养标本采集。

▶ 视频 1-4-3-1　尿液标本采集完整操作

二、操作目的

用于尿液细菌培养或药物敏感试验，以了解病情，协助临床诊断和治疗。

三、操作流程

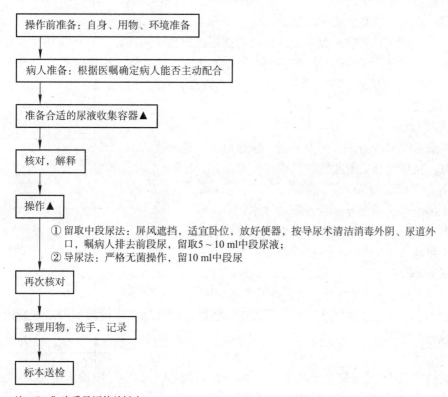

操作前准备：自身、用物、环境准备

↓

病人准备：根据医嘱确定病人能否主动配合

↓

准备合适的尿液收集容器▲

↓

核对，解释

↓

操作▲

① 留取中段尿法：屏风遮挡，适宜卧位，放好便器，按导尿术清洁消毒外阴、尿道外口，嘱病人排去前段尿，留取 5～10 ml 中段尿液；
② 导尿法：严格无菌操作，留 10 ml 中段尿

↓

再次核对

↓

整理用物，洗手，记录

↓

标本送检

注："▲"为质量评估关键点

四、精细解析

1. 识别尿培养收集容器（图 1-4-3-1 至图 1-4-3-3） 常用的尿培养收集容器有便盆、尿壶、无菌标本试管，必要时应备导尿包。

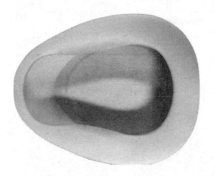 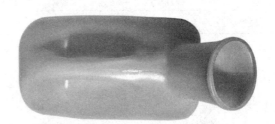

图 1-4-3-1　便盆　　　　　　　　　　图 1-4-3-2　尿壶

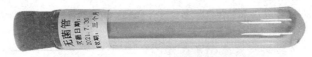

图 1-4-3-3　无菌尿标本试管

2. 中段尿留取法

（1）保护隐私：屏风遮挡。

（2）体位：病人采取坐位或平卧位。

（3）留取：放好便器，护士戴手套，协助清洗尿道口和外阴部，成人男性和女性可先用肥皂水或 1：5 000 高锰酸钾溶液清洗，再用消毒液冲洗尿道口，然后以无菌生理盐水冲去消毒液，再嘱病人排尿，在持续尿流中弃去前段尿，收集中段尿 5～10 ml 盛于带盖的无菌容器中送检。

3. 导尿术留取法

（1）按导尿术要求：清洁、消毒外阴、尿道口，引流尿液。

（2）留取：见尿后弃去前段尿，接中段尿 10 ml 于无菌试管中送检。

4. 留置导尿管术留取法

（1）用无菌消毒法消毒导尿管外部及导尿管口。

（2）留取：用无菌注射器刺入导尿管抽吸尿液送检。

五、护士用语

1. 操作前解释

（1）核对病人信息："李大爷，请让我看下您的腕带。"

（2）解释操作目的："李大爷，遵医嘱我要给您留取尿液标本，检测您的泌尿系统功能，请您配合一下好吗？"

2. 操作中指导

（1）评估合作程度："请您排便时避免粪便、纸巾等混入，以免影响检验结果。"

（2）操作中人文关怀："您这样的体位舒适吗？"

（3）核对病人信息："请再告诉我您的名字。"

3. 操作后嘱咐

（1）核对病人信息："是李明李大爷吗？住院号123456。"

（2）健康宣教："尿液标本已经留取好了，谢谢您的配合，若有不适，床头铃就在这里，请及时按铃叫我。您先休息，我过会儿再来看您。"

六、技能考核

尿培养标本采集法操作步骤及评分标准见表1-4-3-1。

表 1-4-3-1　尿培养标本采集法操作步骤及评分标准

项目	内容	分值	自评	互评
自身准备	衣帽整洁$_1$，修剪指甲$_1$，洗手$_1$，戴口罩$_1$	4		
环境准备	宽敞$_{0.5}$，安静$_{0.5}$，安全$_{0.5}$，隐蔽$_{0.5}$	2		
用物准备	1. 治疗车上层：化验条码（检验单），手消液，无菌标本试管，无菌手套，无菌棉球，消毒液，长柄试管夹，火柴，酒精灯，便器$_1$，屏风，必要时备导尿包$_5$ 2. 治疗车下层：医疗垃圾桶，生活垃圾桶$_1$ 3. 检查物品有效期：在有效期范围内使用$_1$	8		
病人准备	能理解采集尿培养标本的目的$_2$、方法$_2$、配合要点$_2$	6		
操作过程	留取中段尿法： 屏风遮挡$_4$，适宜卧位$_5$，放好便器$_4$	13		
	以下2种方法任选1种 1. 按导尿术清洁消毒外阴$_{10}$、尿道外口$_{10}$，嘱病人排去前段尿$_{10}$，留取5~10 ml中段尿液$_{10}$	40		
	2. 导尿法留取10 ml$_{30}$，严格无菌操作$_{10}$	40		
操作后处理	用物整理$_2$，垃圾分类$_2$，健康宣教$_2$	6		
	洗手$_2$，记录$_2$	4		
	尿标本采集确认后$_2$，按要求及时送检$_2$	4		
综合评价	1. 评判性思维：相关理论知识及操作注意事项$_3$ 2. 操作要求：动作节力$_1$、熟练$_2$、轻稳$_1$、正确$_1$ 3. 人文关怀：关爱病人，与病人有效沟通，具备整体护理能力$_3$ 4. 操作时间：15 min$_2$	13		
总分		100		

主考人：＿＿＿＿＿　　　　　　　　　　　　　　考试时间：＿＿＿年＿＿＿月＿＿＿日

项目四　采集粪便标本

一、案例导入

李明，男，75岁。因"反复咳嗽、咳痰1周，发热3天"拟"肺部感染"收住入呼吸内科6床，有肺结核病史3年。入院后医嘱查粪便常规标本、培养标本、隐血标本辅助诊断。

作为责任护士，请你指导并协助该病人进行粪便标本采集。

视频1-4-4-1 粪便标本采集完整操作

二、操作目的

1. 常规粪标本：检查粪便的颜色、形状及细胞等。
2. 隐血粪标本：检查粪便内肉眼不能看见的微量血液。
3. 寄生虫及虫卵粪标本：检查寄生虫成虫、幼虫及虫卵计数。
4. 培养粪标本：检查粪便中的致病菌。

三、操作流程

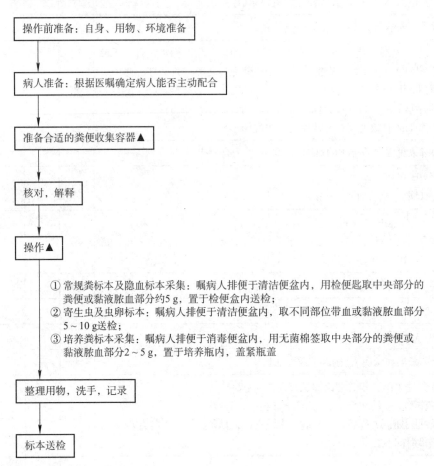

操作前准备：自身、用物、环境准备

病人准备：根据医嘱确定病人能否主动配合

准备合适的粪便收集容器▲

核对，解释

操作▲

① 常规粪标本及隐血标本采集：嘱病人排便于清洁便盆内，用检便匙取中央部分的粪便或黏液脓血部分约5g，置于检便盒内送检；
② 寄生虫及虫卵标本：嘱病人排便于清洁便盆内，取不同部位带血或黏液脓血部分5～10g送检；
③ 培养粪标本采集：嘱病人排便于消毒便盆内，用无菌棉签取中央部分的粪便或黏液脓血部分2～5g，置于培养瓶内，盖紧瓶盖

整理用物，洗手，记录

标本送检

注："▲"为质量评估关键点

四、精细解析

1. 识别粪便收集容器

（1）常规标本：清洁便盆，检验盒（内附检便匙）。粪便分析仪专用采集杯见图1-4-4-1。

（2）培养标本：无菌培养瓶，无菌棉签，消毒便盆。粪便培养管见图1-4-4-2。

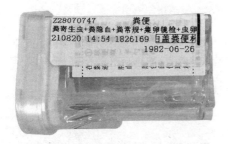

图 1-4-4-1 粪便分析仪专用采集杯

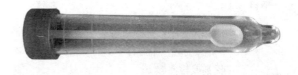

图 1-4-4-2 粪便培养管

（3）隐血标本：检验盒（内附棉签或检便匙）、清洁便盆。

2. 寄生虫及虫卵标本采集法

（1）检查寄生虫及虫卵：嘱病人排便于便盆内，用棉签或检便匙取不同部位带血或黏液部分 5～10 g 送检。

（2）检查蛲虫：用透明塑料薄膜或软黏透明纸拭子于半夜 12 点或清晨排便前，于肛门周围皱襞处拭取标本，并立即送检。或嘱病人睡觉前或清晨未起床前，将透明胶带贴于肛门周围处；取下并将已粘有虫卵的透明胶带面贴于载玻片上，或将透明胶带对合，立即送检验科做显微镜检查。

（3）检查阿米巴原虫：将便盆加温至接近人体的体温，保持阿米巴原虫的活动状态，排便后将标本连同便盆立即送检，防止阿米巴原虫死亡。

五、护士用语

1. 操作前解释

（1）核对病人信息："李大爷，请让我看一下您的腕带"。

（2）解释操作目的："李大爷，遵医嘱我要给您留取粪便标本，以检测您的消化系统功能，请您配合一下好吗？"

2. 操作中指导

（1）指导留取注意事项："排便时请您避免尿液流出，以免影响检验结果。"

（2）操作中人文关怀："您这样的体位舒适吗？"

（3）核对病人信息："请再告诉我您的名字。"

3. 操作后嘱咐

（1）核对病人信息："是李明李大爷吗？住院号 123456。"

（2）健康宣教："粪便标本已经留取好了，谢谢您的配合，床头铃就在这里，若有不适，请及时按铃叫我。您先休息，我过会儿再来看您。"

六、技能考核

粪标本采集法操作步骤及评分标准见表 1-4-4-1。

表 1-4-4-1 粪标本采集法操作步骤及评分标准

项目	内容	分值	自评	互评
自身准备	衣帽整洁$_1$，修剪指甲$_1$，洗手$_1$，戴口罩$_1$	4		
环境准备	安静$_1$，安全$_1$，隐蔽$_1$	3		

续表

项目	内容	分值	自评	互评
用物准备	治疗车上层：化验条码（检验单）、手消液$_1$ – 常规标本 / 隐血标本 / 寄生虫及虫卵标本：清洁便盆，检验盒（内附棉签或检便匙）$_3$ – 培养标本：无菌培养瓶$_1$，无菌棉签，消毒便盆$_3$ 治疗车下层：医疗垃圾桶，生活垃圾桶$_1$ 检查物品有效期，在有效期范围内使用$_1$	6		
病人准备	能理解采集标本的目的$_1$、方法$_1$，并按要求在采集标本前排空膀胱$_2$	4		
操作过程	以下 4 种方法任选 1 种 1. 常规粪标本采集：嘱病人排便于清洁便盆内$_{10}$，用检便匙$_{10}$，取中央部分的粪便$_{10}$，或黏液脓血部分$_{10}$，约 5 g$_{10}$，置于检便盒内送检$_8$	58		
	2. 隐血标本采集：腹泻病人取含脓血$_{10}$、黏液$_{10}$或颜色异常$_{15}$，其他人应在检查前 3 天内$_5$停止服用含铁剂药$_6$，禁食动物肉类、肝、血及含叶绿素的食物$_{12}$	58		
	3. 寄生虫及虫卵粪标本采集：用无菌棉签$_3$在不同部位$_{10}$，取带血或黏液$_{10}$的粪便标本 5 ~ 10 g 送检$_{10}$；服用驱虫剂后，或做血吸虫孵化检查$_5$，应留取全部粪便送检$_{10}$；查阿米巴原虫的标本应置于加温便盒内送检$_{10}$	58		
	4. 培养粪标本采集：嘱病人排便于消毒便盆内$_{10}$，用无菌棉签$_5$，取中央部分的粪便或黏液脓血部分$_{20}$，2 ~ 5 g$_{10}$，置于培养瓶内$_5$，盖紧瓶盖送检$_8$	58		
操作后处理	用物整理$_2$，垃圾分类$_2$，健康宣教$_2$	6		
	洗手$_1$，记录$_1$	2		
	粪便标本采集确认后$_2$，按要求及时送检$_2$	4		
综合评价	1. 评判性思维：相关理论知识及操作注意事项$_3$ 2. 操作要求：动作节力$_1$、熟练$_2$、轻稳$_1$、正确$_1$ 3. 人文关怀：关爱病人，与病人有效沟通，具备整体护理能力$_3$ 4. 操作时间：15 min$_2$	13		
总分		100		

主考人：_____ 考试时间：___年___月___日

【知识链接】

一、相关理论点

（一）标本采集的原则

1. 遵照医嘱 采集各种标本均应严格按照医嘱执行。

2. 充分准备 做好护士自身准备、用物准备、环境准备和病人准备。

3. 严格查对 采集前应认真查对医嘱，确认无误后方可进行。

4. 正确采集　采集标本既要保证及时采集，又要保证采集量的准确。

5. 及时送检　标本采集后应尽快送检，不可放置时间过长，以免影响检查结果。

（二）概述

1. 痰液是气管、支气管和肺泡所产生的分泌物，主要成分为黏液和炎性渗出物。痰标本检查可分为常规痰标本、痰培养标本及 24 h 痰标本。

2. 静脉血标本采集（intravenous blood sampling）是自静脉抽取血标本的方法。血液标本分为全血标本、血清标本、血培养标本三种。

3. 尿标本分为常规标本、培养标本、12 h 或 24 h 标本。

4. 正常粪便由食物残渣、消化道分泌物、细菌和水分等组成。粪便标本通常分为常规标本、细菌培养标本、隐血标本、寄生虫及虫卵标本。

（三）彩色真空采血管的使用

真空采血法是目前临床上最佳的静脉血采集方法。其基本原理是将负压采血针的一端刺入静脉，另一端插入真空试管内，血液在负压作用下自动流入试管。若为双向针，则将双向针的一端在持针器的帮助下刺入静脉，待有回血后将另一端插入真空试管内采集血液。

不同颜色的真空采血管其标本类型、管内的添加剂、适用范围和使用要求都有所不同，需根据病情进行选择，在血标本采集过程中应注意区别（表 1-4-5-1）。

表 1-4-5-1　常用彩色真空采血管异同

标识	标本类型	添加剂	适用范围	要求
红头管	血清	无	各种生化和免疫学检测。如肝肾功能、血清免疫等	采血后不需要混匀；若内有添加促凝剂，则需颠倒混匀 5~8 次
紫头管	全血	EDTA	适用于血常规、糖化血红蛋白等检测	采血后立即颠倒混匀 5~8 次
黑头管	全血	109 mmol/L（3.2% 枸橼酸钠）	适用于 ESR（红细胞沉降率）	抗凝剂与血液 1:4 混合，采血后立即颠倒混匀 5~8 次
蓝头管	全血	109 mmol/L（3.2% 枸橼酸钠）	适用于血凝试验，如 PT、APTT、TT、各种凝血因子等	抗凝剂与血液 1:9 混合，采血后立即颠倒混匀 5~8 次
黄头管	血清	分离胶/促凝剂	适用于急诊各种生化和血清学试验	可将血细胞与血清快速很好地分开，减少影响实验的因素
绿头管	血浆	肝素锂/肝素钠	可用于急诊、大部分的生化试验和某些特定的化验项目，如血氨、血流变等流式 T 细胞因子检测	采血后立即颠倒混匀 5~8 次
灰头管	血浆	草酸盐-氟化钠	适用于葡萄糖耐量试验	采血后立即颠倒混匀 5~8 次
细菌培养瓶	需氧/厌氧		血液、体液需氧/厌氧细菌培养	标本量 5~10 ml，摇匀，不能注入空气（厌氧瓶）

（四）静脉血标本采集部位

静脉血标本采集常用的部位有以下几个。

1. 上肢　肘部浅静脉（贵要静脉、正中静脉、头静脉），腕部、手背的浅静脉。

2. 下肢　足背静脉、大隐静脉和小隐静脉。

3. 腹股沟　股静脉。

4. 颈部　颈外静脉（婴幼儿多选）。

（五）注意事项

1. 痰标本采集注意事项

（1）时间宜选择在清晨。

（2）嘱病人勿将唾液、漱口水、鼻涕等混入痰标本中。

（3）查癌细胞用 10% 甲醛溶液或 95% 乙醇溶液固定。

（4）查 24 h 痰量和分层，可加少许防腐剂，如苯酚。

（5）操作规范，若为培养标本应严格无菌操作。

（6）若有伤口，教会病人减轻疼痛进行咳嗽的方法。

（7）采集后及时送检。

2. 静脉血标本采集注意事项

（1）再三核对病人信息及血标本采集种类、试管与条码是否相符。

（2）贴条码时不得遮挡刻度。

（3）如血液量充足，压脉带扎紧静脉的时间不能超过 1 min，以免引起血液成分变化，影响血结果。

（4）按正确的顺序采集相应血标本。

（5）注意自我防护，标本应及时送检，关注血结果。

3. 尿培养采集注意事项

（1）月经期不能留取尿培养标本。

（2）分泌物多时，应先清洁外阴，后留取尿标本。

（3）留取时注意无菌操作。

4. 粪标本采集注意事项

（1）培养标本：病人无便意时，可用无菌长棉签蘸生理盐水留取。

（2）寄生虫标本：服用驱虫药或做血吸虫孵化检查应留取病人全部粪便。

（3）隐血标本：应避免假阳性。

（4）阿米巴原虫：检查前几天不服用含钡剂、油剂或含金属的泻剂；标本置于加温便盒中并及时送检。

（5）腹泻水样便：应盛于容器中送检。

二、临床新进展

（一）头皮静脉采血法

1. 头皮静脉采血法　是一种新型的儿科疾病筛查采血方法。

2. 操作方法　充分暴露新生儿的头部，首选正中静脉为穿刺静脉。护理人员用左手绷紧新生儿头部的皮肤，以固定其血管，用右手持 4.5 号头皮针与新生儿头皮成 15° 角进针。在头皮针管内的回血量超过管身的 1/2 后，拔出头皮针，收集 3 个直径不小于 8 mm 的血样，立即用无菌棉球轻压在穿刺点进行止血。

（二）PVC材质一体式密闭结构的中段尿培养标本收集装置

1. 材料　集尿杯，储尿管，手柄，连接管选用医用聚氯乙烯（polyvinyl chloride，PVC）材质，试管盖、备用盖材质为聚丙烯（polypropylene，PP）。

2. 采集　参照留取中段尿法进行标本的采集（图1-4-5-1）。

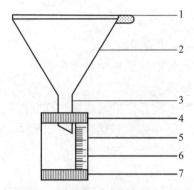

1. 手柄；2. 集尿杯；3. 连接管；4. 试管盖；

5. 储尿管；6. 容积刻度线；7. 备用盖。

图1-4-5-1　中段尿培养标本收集装置结构示意图

【自测反思】

一、单选题

1. 正确采集痰标本的时间是（　　　）

　　A. 晨起　　　　　　　　　　　B. 痰多时

　　C. 饭后　　　　　　　　　　　D. 用抗生素后

　　E. 睡前

2. 以下说法错误的是（　　　）

　　A. 亚急性细菌性心内膜炎病人，为了提高培养阳性率，需采血10～15 ml

　　B. 肘部采血时，不要拍打病人前臂

　　C. 采血时扎止血带的时间不宜过长

　　D. 做了乳腺切除术的女性，应在手术对侧手臂采血

　　E. 用真空采血器采血时，在穿刺成功前先将真空管与采血针连接好

3. 以下说法正确的是（　　　）

　　A. 若病人正在进行输液治疗，可在同侧肢体采血

　　B. 动脉血气分析无须注明采集时间

　　C. 采血时尽可能延长止血带的结扎时间

　　D. 应在安静状态下采集血标本

　　E. 标本采集后尽快送检，送检过程中可用力震荡

4. 静脉血标本采集方法不妥的是（　　　）

　　A. 空腹采血应指导病人晚餐后禁食，空腹12～14 h

　　B. 扎止血带不可过紧

　　C. 先告知病人血标本检查项目的注意事项

D. 采集血培养标本时，应防止被污染

E. 检验只需微量全血，成人不可以从耳垂和指尖取血

5. 防腐、固定尿中有机成分，尿标本应加入（　　　）

A. 甲醛　　　　　　　　　　　　　B. 浓盐酸

C. 甲苯　　　　　　　　　　　　　D. 酒精

E. 碘伏

6. 以下有关粪便标本留取方法错误的是（　　　）

A. 培养标本需用无菌棉签取黏液或中央部分粪便

B. 用棉签木棍端挑取标本

C. 寄生虫虫卵标本需取不同部位带血或黏液部分送检

D. 检查阿米巴滋养体，需在脓血和稀软部分取标本

E. 排便困难者可采取直肠拭子法取标本

二、判断题

1. 真空采集器采血有多个检测项目同时进行时应按以下顺序采血：血培养—无添加剂管—氟化钠管—枸橼酸钠管。　　　　　　　　　　　　　　　　（　　　）

2. 24 h 尿标本留取是自晨起 7 时排空膀胱后开始留取，至次日晨 7 时留完最后一次尿，晨 7 时排出的尿液不应留取。　　　　　　　　　　　　　　　（　　　）

三、简答题

1. 简述标本采集的原则。

2. 如何指导病人准备空腹以便采血？

（邓海松）

第二章 舒适护理技术

单元一 卧床病人床整理及更换床单法

【教学目标】

一、认知目标

1. 能说出卧床病人更换床单的目的与注意事项。
2. 能陈述人体力学知识在护理操作中的运用原则。
3. 能区分两种更换床单法的异同。

二、能力目标

1. 能正确完成卧床病人更换床单法，并在更换过程中保证病人的安全与舒适。
2. 能在整理床单位或更换床单的过程中贯彻节力原则。
3. 操作过程中能区分床单污染面与清洁面，正确曲卷。

三、情感态度和思政目标

1. 能认识实施卧床病人更换床单的重要性。
2. 能养成爱伤观念，在护理工作中始终保证病人安全，并保护病人隐私。
3. 能具备严谨、慎独的职业态度。
4. 能具备隔离观念。

【模拟情境练习】

📑 项目一 卧床病人床整理法

一、案例导入

陈婷，女，56 岁。因"右侧股骨颈骨折"入住骨科 1 床，昨日在全身麻醉下行股骨颈内固定术，遵医嘱双下肢制动，今日晨间护理发现床单上有食物渣屑。

请你为该病人整理床单位。

二、操作目的

1. 保持病人清洁、舒适。
2. 预防压力性损伤。
3. 保持病室整洁美观。

三、操作流程

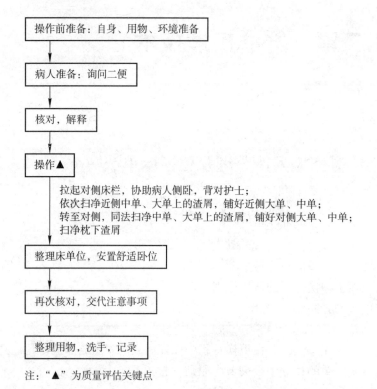

```
操作前准备：自身、用物、环境准备
        ↓
病人准备：询问二便
        ↓
核对，解释
        ↓
操作▲
        拉起对侧床栏，协助病人侧卧，背对护士；
        依次扫净近侧中单、大单上的渣屑，铺好近侧大单、中单；
        转至对侧，同法扫净中单、大单上的渣屑，铺好对侧大单、中单；
        扫净枕下渣屑
        ↓
整理床单位，安置舒适卧位
        ↓
再次核对，交代注意事项
        ↓
整理用物，洗手，记录
```

注："▲"为质量评估关键点

四、精细解析

1. **松床单** 拉上对侧床档，将枕头移向对侧，协助病人移向对侧并侧卧（可嘱病人手扶对侧床档）；依次松近侧各层单布（图2-1-1-1）。

2. **清扫床** 先扫净中单，搭在病人身上，按床头至床尾、床中线至床外缘的次序扫净大单上的渣屑（图2-1-1-2），注意清扫病人枕下及身下的渣屑。最后将中单拉平铺好，病人移至近侧侧卧，护士转向对侧，同法清扫对侧各层床单并拉平铺好。

3. **取枕头** 取出枕头并扫净枕下碎屑，将枕头拍松后，开口端背门或向下置于病人头下（图2-1-1-3）。

4. **防感染** 为防止交叉感染，采用一床一消毒巾湿扫法，清扫完毕后取下床刷上的消毒薄膜套（图2-1-1-4），按医疗垃圾处理。

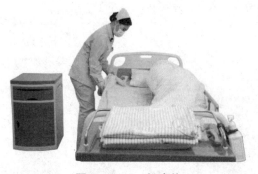

图 2-1-1-1 松床单

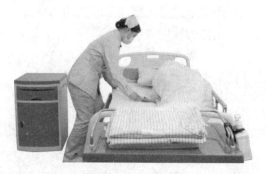

图 2-1-1-2 扫床

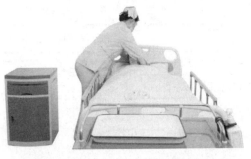

图 2-1-1-3　放置枕头

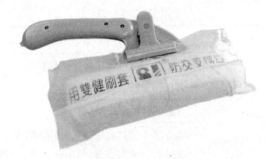

图 2-1-1-4　床刷套

五、护士用语

1. 操作前解释

（1）操作前核对信息："陈阿姨，请让我看一下您的腕带。"

（2）解释操作目的，询问二便："陈阿姨，您昨天做了股骨颈内固定术，现在您的右下肢不能活动，但由于您的床上有食物碎屑，为了让您躺得舒服些，我要将您床上的食物碎屑清扫干净，扫床时，需要您移动身体，请您配合好吗？请问您要大小便吗？好的，您稍等。"

2. 操作中指导

（1）协助病人翻身侧卧："陈阿姨，现在我协助您翻身侧卧，好吗？""我数到三您就翻身，对，您配合得非常好。"

（2）操作中人文关怀："为确保您的安全，对侧床档我已拉上，请您放轻松，不要害怕。"

3. 操作后嘱咐　"陈阿姨，床已经为您清扫干净了，以后如果您发现床上有渣屑或床单被弄脏了，请及时告知我们，我们会来为您清扫或者更换床单的。您一定要保持床上干净平整，勤翻身，预防皮肤压力性损伤。我说的您记清楚了吗？请问您还有什么需要吗？呼叫器已放在您的床头，您有任何需要请按呼叫器呼叫我们，我们也会经常巡视病房，谢谢您的配合。"

六、技能考核

卧床病人床整理法操作步骤及评分标准见表 2-1-1-1。

表 2-1-1-1　卧床病人床整理法操作步骤及评分标准

项目	内容	分值	自评	互评
自身准备	着装整齐 $_2$，修剪指甲 $_1$，洗手 $_1$，戴口罩 $_1$	5		
环境准备	根据季节关闭门窗 $_1$，调节室温 $_2$，根据病人病情酌情放平床头与床尾支架 $_2$	5		
用物准备	治疗车、弯盘、床刷及床刷套，必要时备清洁衣裤（少一样扣1）$_4$	4		
操作过程	核对病人信息 $_2$；评估病人病情 $_2$	4		
	询问二便 $_2$	2		

续表

项目	内容	分值	自评	互评
	移开床旁桌 20 cm$_2$，将床旁椅移至适当处$_2$，拉上对侧床档$_2$	6		
	松开床尾盖被$_2$，移枕$_2$，协助病人移向对侧并取侧卧位，背向护士$_2$	6		
	松开近侧各层单布$_2$	2		
	扫净中单（需扫过中线）$_4$并搭在病人身上$_2$，从床头至床尾、床中线至床外侧扫净大单$_4$，扫净后将各层床单拉平铺好$_1$	11		
	移枕至近侧$_2$，协助病人移向扫净一侧$_2$，侧卧$_2$，拉上床档$_2$	8		
	护士转向对侧$_2$，同法逐层扫净各层床单$_4$，拉平铺好$_5$	11		
	协助病人取平卧位$_2$，整理盖被，将棉胎和被套拉平折成被筒，为病人盖好并将床尾余下部分塞于床垫下$_2$	4		
	取出枕头，扫净枕下碎屑$_2$，拍松后置于病人头下，开口处背门或向下$_2$；协助病人取舒适卧位$_2$	6		
操作后处理	移回床旁桌$_1$、椅$_1$，酌情开窗，调节室温$_1$	3		
	整理用物$_2$，确认病人有无其他需要$_2$，洗手$_1$	5		
	宣教：告知病人保持床单位平整的重要性，嘱病人床上有异物时及时告知医务人员$_2$，告诉病人勤翻身，避免某一部位长时间受压$_2$，如有不适，立即告诉护士$_1$	5		
综合评价	1. 评判性思维：相关理论知识及操作注意事项$_3$ 2. 操作要求：动作熟练、轻稳、正确、规范，沟通合理有效；有较强的爱伤观念，遵循节力原则$_5$ 3. 人文关怀：关爱病人，与病人有效沟通，具备一定的整体护理能力$_3$ 4. 其他要求：时间 8 min$_2$	13		
总分		100		

主考人：_____　　　　　　　　　　　　　　　　考试时间：___年___月___日

项目二　卧床病人更换床单法

一、案例导入

李龙，男，52 岁。因"车祸致高位截瘫"收治神经外科 3 床，为病人行晨间护理时，病人因大小便失禁污染床单。

请你立即为该病人更换床单。

ě　视频 2-1-2-1　卧床病人更换床单法完整操作

二、操作目的

1. 保持病床平整、舒适。
2. 保持病室清洁美观。
3. 预防压疮及其他反应。
4. 观察病人的病情变化。

三、操作流程

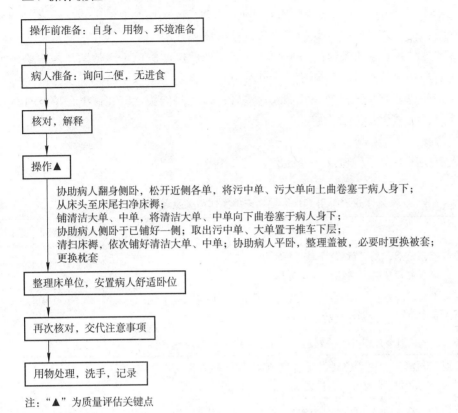

操作前准备：自身、用物、环境准备

↓

病人准备：询问二便，无进食

↓

核对，解释

↓

操作▲

　　协助病人翻身侧卧，松开近侧各单，将污中单、污大单向上曲卷塞于病人身下；
　　从床头至床尾扫净床褥；
　　铺清洁大单、中单，将清洁大单、中单向下曲卷塞于病人身下；
　　协助病人侧卧于已铺好一侧；取出污中单、大单置于推车下层；
　　清扫床褥，依次铺好清洁大单、中单；协助病人平卧，整理盖被，必要时更换被套；
　　更换枕套

↓

整理床单位，安置病人舒适卧位

↓

再次核对，交代注意事项

↓

用物处理，洗手，记录

注："▲"为质量评估关键点

四、精细解析

1. 协助病人翻身侧卧　更换床单前，需先将枕头移至对侧，指导病人双手抱胸，双腿屈曲，协助病人翻身侧卧，背对护士，便于护士更换近侧床单。

2. 拉床档确保病人安全　更换床单时，需拉起对侧床档；操作结束后，需拉起双侧床档，以防止病人发生坠床。

3. 正确曲卷单布　从床头至床尾松开近侧各层床单，将污中单和大单的污染面向上卷于病人身下；用床刷扫净渣屑后，将清洁大单和中单依次平铺于床面上，注意此时对侧的大单和中单应分别向下卷于病人身下。

🎬 视频2-1-2-2　卧床病人更换床单法分解动作解析

五、护士用语

1. 操作前解释

（1）操作前核对信息："李先生，请让我看一下您的腕带。"

（2）解释操作目的："李先生，您的床单现在已经脏了，这不但影响您睡眠，而且对您皮肤也不好，所以我马上为您更换床单，在更换过程中，需要您配合我，可以吗？请问您现在要大小便吗？好的，请您稍等。"

2. 操作中指导

（1）安置卧位："李先生，现在请您配合我将您移到床的对侧侧卧，来，我们先挪枕头，然后我再协助您侧卧。""请您双手抱胸，双腿屈膝，对，您配合得非常好！""我看看您的背部皮肤情况，您背部皮肤是完好的，您常换体位这一点做得非常好。"

（2）操作中人文关怀："这样躺着您觉得冷吗？""为确保您的安全，我已经将对侧的床档拉上，您放轻松，不要害怕，您的手也可以扶着床档。"

3. 操作后宣教　"干净的床单已经为您换好了，请您保持床单干净整洁，若床单、被套弄脏了或者有异物，请您及时告知我们为您处理。现在您一定要坚持勤翻身，避免皮肤压力性损伤，请问您还有其他需要吗？如果您有任何需要，床头铃就在这里，请及时按铃叫我。您先休息，我过会儿再来看您。"

六、技能考核

卧床病人更换床单操作步骤及评分标准见表 2-1-2-1。

表 2-1-2-1　卧床病人更换床单操作步骤及评分标准

项目	内容	分值	自评	互评
自身准备	服装鞋帽整洁，戴口罩₁；不戴耳环、手上饰物₁；仪表大方，举止端庄，语言柔和恰当₁；剪指甲₁；洗手₁	5		
用物准备	治疗车₀.₅、枕套₀.₅、被套₀.₅、中单₀.₅、大单₀.₅、床刷及床刷套₀.₅、衣裤（必要时）₁，按顺序摆放₃	7		
环境准备	病室内无人进餐或治疗，关好门窗；拉上床帘，适当调节室温₂	2		
操作过程	核对₁，解释₁，说明方法及配合事项₁，询问病人是否需要使用便器₂，必要时协助病人床上排便₁	6		
	移开床旁桌₁、椅₁；拉上对侧床档₂	4		
	枕头移向对侧₁，协助病人翻身侧卧₂，背向护士₁	4		
	松开近侧各单₁，将中单向上卷塞于病人身下₂，大单向上分段卷至病人身下₂，从床头向床尾扫净床上碎屑₂	7		
	铺大单：将清洁大单的中线与床中线对齐₂，展开近侧半幅，将对侧半幅向下卷塞于病人身下₂，近侧半幅按床头、床尾、中部顺序先后展开并拉紧铺好₂	6		
	铺中单：中单中线对齐₂，展开近侧半幅₂，对侧半幅卷至病人身下₂；近侧下垂的中单展开塞于床垫下₂	8		
	协助病人平卧，移枕头至近侧₁，拉起近侧床档₁，转至对侧₁，协助病人翻身侧卧₂	6		
	松开各单₂，将污中单由病人身下取出，卷至床尾弃去在污物桶内₂；然后将污大单从病人身下取出，由床头卷至床尾₁，扔入污衣袋内或推车下层₂	7		
	扫净床上碎屑₂，从病人身下取出清洁大单展开铺好₂，然后铺中单₂	6		
	协助病人平卧，必要时更换被套₂	2		
	整理盖被：至床尾逐层拉平盖被后系带子₂；折成被筒给病人盖好₂，拉上床档₂	6		
	更换枕套₂，协助病人取舒适卧位₂	4		

续表

项目	内容	分值	自评	互评
操作后处理	将床旁桌、椅移回原处₁，整理床单位₁、整理用物₁	3		
	宣教：强调保持床单位平整的重要性，嘱病人床上有异物时及时告知医务人员₁，指导病人勤翻身，避免某一部位长时间受压，如有不适，立即告诉护士₁	2		
	询问病人还有无其他需要₁，洗手，记录₁	2		
综合评价	1. 评判性思维：相关理论知识及操作注意事项₃ 2. 操作要求：动作熟练、轻稳、正确、规范，沟通合理有效，及时观察病人反应；有较强的爱伤观念，遵循节力原则₅ 3. 人文关怀：关爱病人，与病人有效沟通，具备一定的整体护理能力₃ 4. 其他要求：时间 12 min₂	13		
总分		100		

主考人：_____ 考试时间：___年___月___日

【知识链接】

一、相关理论点

（一）卧床病人更换床单法（双人法）

1. 操作目的，自身、用物、环境准备均与单人法相同。

2. 操作方法

（1）更换床单：甲护士站于病床右侧，乙护士站于左侧，两人同时操作。甲、乙护士同时松开盖被、中单和大单。①甲护士先移开床头柜，将枕头移向近侧，按翻身法摆放好病人的体位，理顺各种管道并检查管道的标识，一手置于病人左肩部，另一手置于病人左髋部将病人转向自己，并保持病人侧卧位。观察病情，如病人清醒可安抚病人，进行疾病健康教育。②乙护士理顺各种管道并协助甲护士将病人转向对侧，按卧床病人更换床单法依次更换近侧的大单、中单后，将病人平躺，理顺各种管道，将枕头移向近侧，一手置于病人右肩部，另一手置于右髋部，轻轻将病人转向己侧，观察病情，与病人交流。③甲护士按卧床病人更换床单法依次更换近侧的大单、中单。将污染的大单、中单卷成筒状撤出放于污衣袋内。④更换好床单后，根据病情协助病人取舒适体位，理顺并固定好各种管道，如管道标识缺如或模糊，应重新张贴或更换。根据病情必要时可在病人骶尾部垫 1~2 张尿布。

（2）更换被套：甲、乙护士协助病人取舒适卧位后，拉平盖被，将清洁被套平铺于盖被上，在被套内将棉胎三折，同时塞入清洁被套内（图 2-1-3-1），甲、乙护士共同拉平盖被盖于病人身上，取下污被套放在护理车下，系带打结，拉平衣裤，整理盖被，信封式折叠。

（3）更换枕套：乙护士左手托起病人头部，右手扶肩颈部，甲护士将枕头取出放在椅子上，甲护士拆下污枕套，套上枕套，将枕头拍松，开口背门或向下放于病人头下。

（4）整理用物：将床旁桌、椅还原，整理床单位，撤离屏风，开窗，通风；将污衣袋送入污物间；流动水洗手。

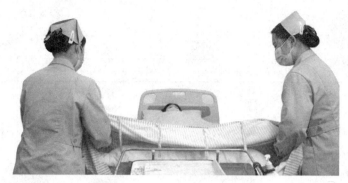

图 2-1-3-1 双人更换被套法

3. 终末处理 将护理车推至处置间擦洗消毒，换下的被服放污物柜内统一送洗。

（二）为卧床病人更换床单的注意事项

1. 操作前应仔细评估床各部位有无损坏，操作中保证病人安全、舒适。适时使用床档，防止病人在变换体位时坠床。

2. 用物准备要齐全，按使用先后顺序放置，减少走动的次数。

3. 同室病人在进餐、治疗及换药时应暂停铺床。

4. 操作中具备爱伤观念，注意给病人保暖，勿过多暴露，以防受凉。

5. 操作中观察病人病情变化，加强交流，如有异常立即停止操作并通知医生。

6. 若病人身上有各种引流管，操作前应松开引流管，理顺各种管道并检查管道的标识，放置低位（低于引流口），避免引流液逆流引起感染。操作过程中注意保护好引流管，避免牵拉使其脱出。操作后妥善安置引流管，防止折叠、脱出、受压及管内引流液逆行，保持导管通畅，如管道标识缺如或模糊，应重新张贴或更换；同时做好健康宣教，告诉病人保持管道通畅的重要性，嘱病人勿折叠、牵拉引流管，保持引流管开口低于引流部位；嘱病人观察引流液的颜色、量及引流部位的敷料情况，如有异常，及时告知医务人员。

7. 石膏固定病人应注意翻身后患处及肢体的血运情况，防止受压。

8. 正确运用人体力学原理，注意节时节力，避免护士扭伤、疲劳；若两人配合操作，动作应协调一致。

9. 操作中注意保持大单、中单平紧及盖被平整。

10. 为避免医院内交叉感染，污大单与中单应向上卷，清洁大单与中单向下卷，确保清洁大单洁净；铺床前、后均应洗手；应选用一床一巾湿扫法清扫床铺；病人的衣服、裤子、被单、被套通常每周拆换 1～2 次，在此期间一旦有污染要立即拆换；特殊感染被服按规定处置；禁止在医院病房、过道堆积拆换出来的单布。

二、临床新进展

（一）卧床病人更换床单法的改良

1. 物品准备 同卧床病人更换床单要求，将被套改为：套好清洁被套的棉被一条，折叠方法是：棉被的左侧边向下折 20 cm，右侧边向上翻和左侧折边平，然后再叠成"S"形放于护理车上。

2. 操作流程 备齐用物推至病人床边，向病人解释并关闭门窗，先铺好大单和中单，把清洁的盖被放在离床头约 15 cm 处（盖住病人的双肩）拉向床尾，折边平床沿→将向上反折的一面拉开盖在病人的身上，把左侧床尾的被子塞于垫下→护士转到病床的右侧→将病人平卧于床的中间→在干净的盖被下把脏被向外反转拉出，置于护理车的下层→干净盖被右侧边向下折成被筒，折边与床沿齐平→右侧床尾的被子塞于垫下，其余同本单元项目二中的操作步骤。

研究发现，按原操作方法时间平均为 7 min12 s，改进后操作的平均时间为 4 min50 s，操作省力、节时，深受临床护士的欢迎。

（二）骨科下肢牵引病人床上更换床单法

骨科下肢牵引病人多因患肢固定制动，活动受限，加之病人不愿移动，给日常的床单更换带来了极大不便。为避免翻身不当而增加病人的疼痛或造成骨折移位而影响愈合，现根据人体力学原理，介绍一套新型更换床单法——横向换单法，具体如下。

1. 携用物至床旁，向病人解释，以取得合作。

2. 两名护士分别站在床头两侧，移去枕头，松开大单，病人十指交叉放在枕后，将头抬起（下颌靠胸）顺势将脏大单内卷至病人肩下。将已备好的清洁大单翻卷 3/4，平铺于床头，对准中线，包好床头角。

3. 两名护士分别在病人两侧，请病人挺胸（头顶和双肘三点支撑，腾空肩、胸和腰部），将脏单卷至病人腰下，顺势拉平清洁大单。

4. 协助病人抬臀（双上肢放于腹部，以双肩胛和健侧下肢支撑，抬起臀部，腾空腰、臀和大腿），卷脏单拉清洁单至病人大腿中部。

5. 两人轻轻托起固定支架离床 2 ~ 3 cm，卷脏单至床尾撤去，放入污物车，同时展平清洁大单，包好床尾角。

6. 整理床单位，安置病人于舒适卧位。

【自测反思】

一、单选题

1. 孙兰，女，55 岁。卧床 2 周，护士为其更换床单方法错误的是（　　　　）

A. 核对解释，拉上床帘　　　　　　　B. 松开床尾盖被，协助病人翻身

C. 将枕头和病人一起移向对侧　　　　D. 协助病人取坐卧位更换床单

E. 扫净床垫上的渣屑，按顺序进行换单

2. 王强，男，50 岁。右侧肢体瘫痪长期卧床，护士为其整理床单位的目的是（　　　　）

A. 供新入院病人或暂离床活动的病人使用

B. 准备接收新病人

C. 便于接收和护理麻醉手术后的病人

D. 保护床单位不被污染

E. 使病人睡卧舒适，防止压疮和其他并发症的发生

二、简答题

1. 为卧床病人更换床单时应如何运用节力原理？

2. 为卧床病人更换床单时在哪些步骤中体现了安全的原则？

3. 简述为有引流管的特殊病人更换床单时的操作注意事项。

（陈　丽）

单元二 口腔护理

【教学目标】

一、认知目标

1. 能陈述口腔护理的目的及操作注意事项。

2. 能说出常用的漱口液，并比较其用途。

3. 能说出特殊口腔护理的注意事项。

二、能力目标

1. 能完成清醒病人的口腔护理操作，做到动作轻柔，病人口腔清洁、舒适。

2. 能完成昏迷病人的口腔护理操作。

三、情感态度和思政目标

1. 能认识到实施口腔护理、保持口腔舒适的重要性。

2. 能在口腔护理时始终保持耐心、和蔼的态度。

3. 能在护理工作中始终保持爱伤观念。

【模拟情境练习】

项目一 普通病人口腔护理

一、案例导入

李墨，男，52岁。因头晕、乏力3个月，牙龈出血、鼻出血2天，以"慢性再生障碍性贫血"收住入院。现病人呈贫血貌，神志尚清，皮肤见散在出血点，口腔黏膜可见小片瘀点、瘀斑。体检：体温36.2℃，脉搏84次/分，呼吸20次/分，血压115/80 mmHg。作为责任护士，请你为该病人实施口腔护理。

> 视频 2-2-1-1 口腔护理完整操作

二、操作目的

1. 保持口腔清洁湿润，去除口臭，使病人舒适，预防口腔感染等并发症。

2. 促进食欲，保持口腔正常功能。

3. 观察口腔黏膜、舌苔、牙龈等处的变化及特殊的口腔气味，了解病情动态变化。

三、操作流程

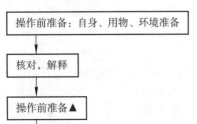

操作前准备：自身、用物、环境准备

↓

核对，解释

↓

操作前准备▲

戴手套，做好活动性义齿的护理；
病人头偏向一侧，将治疗巾铺于颌下，弯盘放于口角旁；
湿润嘴角及口唇，评估口腔情况，漱口，拭去水渍

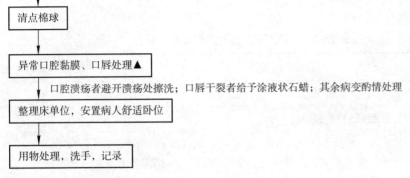

擦拭口腔▲

用弯血管钳和镊子绞干棉球，手法正确，棉球湿度适宜，轻柔擦洗口腔各部（包括牙齿外、内、咬合面，颊黏膜，上腭，舌部，要面面俱到），或用海绵棒蘸漱口液刷牙；协助病人漱口，评价效果

清点棉球

异常口腔黏膜、口唇处理▲

口腔溃疡者避开溃疡处擦洗；口唇干裂者给予涂液状石蜡；其余病变酌情处理

整理床单位，安置病人舒适卧位

用物处理，洗手，记录

注："▲"为质量评估关键点

四、精细解析

1. 拧棉球　由于镊子始终用来夹取干净的棉球，而弯血管钳是进入病人口腔的，所以在绞干棉球时，镊子不能和弯血管钳相接触，应保持镊子在上，弯血管钳在下，棉球干湿度适宜。

2. 弯血管钳夹取棉球　为避免弯血管钳金属前端在口腔护理时伤及病人牙齿、口腔黏膜等，弯血管钳在夹取棉球时，需夹在棉球的中间部位，棉球应包裹血管钳尖端（图2-2-1-1）。

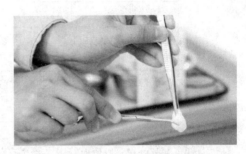

图 2-2-1-1　拧棉球手法

📹 视频 2-2-1-2　口腔护理分解动作解析

五、护士用语

1. 操作前解释

（1）核对病人信息："李先生，请让我看一下您的腕带。"

（2）解释操作目的："李先生，您好！您一直躺在床上，刷牙不方便，等一下我要给您做一个口腔护理，帮您清洁口腔并保持口腔湿润。请您配合一下我好吗？"

2. 操作中指导

（1）询问有无义齿："请问您有活动性假牙吗？"

（2）口腔评估："先给您湿润一下嘴角。接下来给您检查一下口腔。张开嘴巴，啊——"

（3）漱口："我们漱个口，请您不要把水吞下去，吐在弯盘里。"

（4）口腔护理过程："现在上下牙咬合……把牙齿闭合一下……来，张嘴。"

（5）漱口后再评估："口腔护理给您做好了，再给您漱个口。水不要咽下去。来，吐在弯盘里……我再检查一下您的口腔，张开嘴巴，啊——。"

（6）涂抹液状石蜡："您的嘴唇有点干，我给您涂点液状石蜡/润唇膏，可以保持嘴唇湿润，防止开裂。"

3. 操作后嘱咐 健康教育："您平时饭后可以用温开水漱口清洁口腔。如果您还有什么需要，床头铃就在这里，请及时按铃叫我。那您先休息，我过会再来看您。"

六、技能考核

口腔护理操作步骤及评分标准见表 2-2-1-1。

表 2-2-1-1 口腔护理操作步骤及评分标准

项目	内容	分值	自评	互评
自身准备	衣着整齐₁，洗手₂，戴口罩₂	5		
环境准备	病室／治疗室光线适宜，温湿度适中₃	3		
用物准备	治疗盘，治疗碗，弯盘 2 个，压舌板，手电筒，棉球若干，弯血管钳，镊子，吸水管，液状石蜡，漱口液，治疗巾，外用药（按需要准备），纱布（或面巾纸）2 块，棉签，开口器（必要时）（缺一项扣 0.5 分）₅	5		
操作过程	倒取漱口液，浸湿、清点棉球₅	5		
	将用物携至床边₁，核对，解释₂	3		
	协助病人取合适卧位₂，治疗巾铺于颌下₂，弯盘放于口角旁₂，面向护士₂	8		
	湿润口唇₂，评估口腔情况₃，漱口₂，拭去口角处水渍₂	9		
	用弯血管钳和镊子绞干棉球，手法正确₄，棉球湿度适宜₄	8		
	嘱病人先咬合上下牙，用压舌板轻轻撑开一侧颊部，擦洗外侧面₂；再嘱其张口，以弯血管钳夹紧含有漱口液的棉球₃，依次刷洗牙齿各面，纵行擦洗内侧面₂，由内向外擦洗咬合面₃，弧形擦洗颊部₃；同法擦洗对侧₅，勿遗漏₂	20		
	擦洗硬腭部₂、舌面₂，必要时擦洗舌下₁	5		
	帮助病人漱口₁，拭去口角处水渍₁；评价擦洗后的效果₂	4		
	口腔黏膜如有溃疡，酌情涂药于溃疡处₂；口唇干裂者涂以液状石蜡₂	4		
操作后处理	协助病人取舒适卧位₁，整理床单位₁，清理用物₁，清点棉球₁	4		
	洗手₁，记录时间₁，评估情况₁及执行效果₁	4		
综合评价	1. 评判性思维：掌握相关理论知识及操作注意事项₃ 2. 操作要求：动作轻稳₂、熟练₃ 3. 人文关怀：关爱病人，与病人有效沟通，具备一定的整体护理能力₃ 4. 其他要求：时间 7 min₂	13		
总分		100		

主考人：_____   考试时间：____年____月____日

项目二 昏迷病人口腔护理

一、案例导入

张英，女，78 岁。因突发昏倒、尿失禁 3 h 急诊入院。入院时体温 35.7 ℃，脉搏 90 次 / 分，呼吸 26 次 / 分，血压 210/70 mmHg。现病人昏迷，颜面潮红，呼吸深大，双肺有散在痰鸣音，心脏无异常，医嘱予：口腔护理每日 2 次。

作为责任护士，请为该病人实施口腔护理。

二、操作目的

1. 保持口腔清洁湿润，去除口臭，使病人舒适，预防口腔感染等并发症。
2. 观察口腔黏膜、舌苔、牙龈等处的变化及特殊的口腔气味，了解病情的动态变化。

三、操作流程

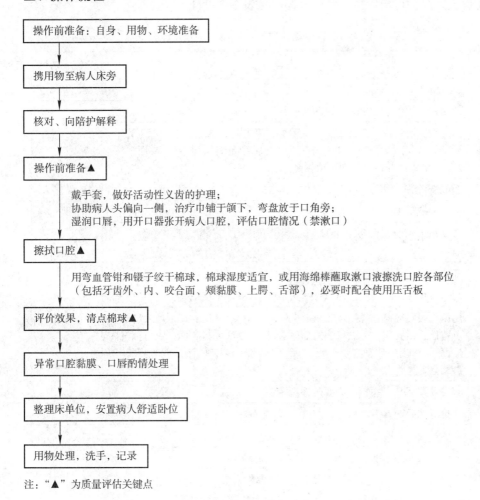

> 操作前准备：自身、用物、环境准备
>
> 携用物至病人床旁
>
> 核对、向陪护解释
>
> 操作前准备▲
>
> 戴手套，做好活动性义齿的护理；
> 协助病人头偏向一侧，治疗巾铺于颌下，弯盘放于口角旁；
> 湿润口唇，用开口器张开病人口腔，评估口腔情况（禁漱口）
>
> 擦拭口腔▲
>
> 用弯血管钳和镊子绞干棉球，棉球湿度适宜，或用海绵棒蘸取漱口液擦洗口腔各部位（包括牙齿外、内、咬合面、颊黏膜、上腭、舌部），必要时配合使用压舌板
>
> 评价效果，清点棉球▲
>
> 异常口腔黏膜、口唇酌情处理
>
> 整理床单位，安置病人舒适卧位
>
> 用物处理，洗手，记录

注："▲" 为质量评估关键点

四、精细解析

1. 舌钳的使用　供牵出退缩的舌体用，可避免因舌后坠堵塞呼吸道，造成病人窒息（图 2-2-2-1）。

2. 开口器的使用　尖端包裹纱布，于病人健侧第二磨牙后方间隙处进入，旋转开口器旋钮，协助牙关打开，可避免损伤病人口腔黏膜及牙龈（图 2-2-2-2）。

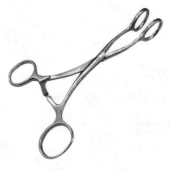

图 2-2-2-1 舌钳

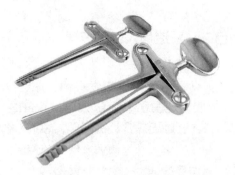

图 2-2-2-2 "丁"字开口器

五、技能考核

昏迷病人口腔护理操作步骤及评分标准见表 2-2-2-1。

表 2-2-2-1 昏迷病人口腔护理操作步骤及评分标准

项目	内容	分值	自评	互评
自身准备	衣着整齐 $_1$，洗手 $_2$，戴口罩 $_2$	5		
环境准备	病室 / 治疗室光线适宜，温湿度适中 $_3$	3		
用物准备	治疗盘，治疗碗，弯盘 2 个，压舌板，手电筒，棉球若干，弯血管钳，镊子，液状石蜡，治疗巾，外用药（按需要准备），纱布（或面巾纸）2 块，棉签，开口器（缺一项扣 0.5 分）$_5$	5		
操作过程	倒取漱口液，浸湿、清点棉球 $_5$	5		
	将用物携至床边 $_1$，核对，解释 $_2$	3		
	帮助病人取合适卧位 $_2$，治疗巾铺于下颌下 $_2$，弯盘放于口角旁 $_2$，面向护士 $_2$	8		
	湿润口唇 $_2$，评估口腔情况 $_3$	5		
	用弯血管钳和镊子绞干棉球，手法正确 $_4$，棉球湿度适宜 $_4$	8		
	用压舌板轻轻撑开一侧颊部，擦洗外侧面 $_2$；用开口器打开病人口腔 $_4$，以弯血管钳夹紧含有漱口液的棉球 $_3$，依次刷洗牙齿各面，纵行擦洗内侧面 $_3$，由内向外擦洗咬合面 $_3$，弧形擦洗颊部 $_3$；同法擦洗对侧 $_5$，勿遗漏 $_2$	25		
	擦洗硬腭部 $_2$、舌面 $_2$，必要时擦洗舌下 $_1$	5		
	评价擦洗后的效果 $_2$	2		
	口腔黏膜如有溃疡，酌情涂药于溃疡处 $_2$；口唇干裂者涂以液状石蜡 $_2$	4		
操作后处理	协助病人取舒适卧位 $_1$，整理床单位 $_1$，清理用物 $_1$，清点棉球 $_2$	5		
	洗手 $_1$，记录时间 $_1$，评估情况 $_1$ 及执行效果 $_1$ 等	4		
综合评价	1. 评判性思维：掌握相关理论知识及操作注意事项 $_3$ 2. 操作要求：动作轻稳 $_2$、熟练 $_3$ 3. 人文关怀：关爱病人，与病人有效沟通，具备一定的整体护理能力 $_3$ 4. 其他要求：时间 7 min $_2$	13		
总分		100		

主考人：_____ 考试时间：____年____月____日

【知识链接】

一、相关理论点

（一）口腔护理

1. 口腔护理注意事项

（1）有活动性义齿者应先取下义齿，用冷水冲洗刷净，放入清水中保存，禁用热水或酒精，以防龟裂、变形或变色。

（2）擦洗时，每次只夹取一个棉球，湿度适中，以不滴水为宜；弯血管钳尖端应包裹在棉球内，动作轻稳，避免损伤黏膜及牙龈；对凝血功能差者进行口腔护理时，尤其要注意动作轻柔。

（3）擦洗口腔时要夹紧棉球，防止掉落。

（4）擦洗舌面、硬腭时勿过深，以免引起恶心。

（5）昏迷病人禁忌漱口，正确使用开口器。牙关紧闭者不可暴力助其张口，以防损伤牙齿。

（6）长期使用抗生素者，应注意观察其口腔内有无真菌感染。

（7）传染病病人的用物按消毒隔离原则处理。

2. 常见问题的处理

（1）口腔黏膜损伤及牙龈出血：采用漱口液漱口时，温度应适宜，避免温度过高烫伤口腔黏膜。血小板减少病人有牙龈肿胀时禁用硬毛牙刷刷牙。护士在口腔护理时应加强对口腔黏膜的观察，发生口腔黏膜损伤者，可用复方硼酸溶液、呋喃西林或 $1\% \sim 2\%$ 过氧化氢溶液含漱。针对病人出现的口腔出血，可采用局部止血，如明胶海绵填塞等方法。必要时进行全身止血（如凝血机制障碍者），如肌内注射卡络柳钠（别名：安络血）、酚磺乙胺（别名：止血敏），同时针对原发疾病进行治疗。

（2）口腔感染：口腔感染的分型标准如下。

1）轻度：溃疡发生在舌前 1/2 处，独立溃疡少于 3 个，溃疡面直径 < 0.3 cm，无渗出物，边缘整齐，有疼痛感，可进低温饮食。

2）中度：舌体有多处溃疡，大小不等，溃疡直径 < 0.5 cm，可融合成片，可见炎性渗出物，边缘不规则，有浸润现象，疼痛剧烈，常伴下颌下淋巴结肿大，进食受阻。

3）重度：溃疡面直径 > 0.5 cm，弥漫全舌、上腭、咽弓、牙龈，颊部充血、肿胀、溃烂，张口流涎，烧灼感，舌肌运动障碍，进食严重受限。

溃疡表浅时可用西瓜霜等喷敷，溃疡较深者局部可用重组人粒细胞刺激因子或重组人粒细胞集落刺激因子等原液加少量生理盐水冲洗、涂擦，以加快溃疡恢复。因疼痛进食困难者，局部使用普鲁卡因减轻病人疼痛。

（二）漱口液

漱口可及时清除部分牙齿间隙内的食物碎屑和部分软垢，这样既可大大减少口腔中的细菌，又可断绝细菌繁殖的"粮草"，破坏其生长环境。漱口液种类繁多，临床上常根据其不同功效酌情选用，常见漱口液见表 2-2-3-1。

表 2-2-3-1 口腔护理常用溶液

溶液名称	浓度	作用
生理盐水	0.9%	清洁口腔，预防感染
过氧化氢溶液	1%~3%	防腐，防臭，适用于口腔有糜烂，坏死组织者
碳酸氢钠溶液	1%~4%	属碱性溶液，破坏真菌生长环境，适于真菌感染
氯己定溶液	0.02%	清洁口腔，广谱抗菌
呋喃西林溶液	0.02%	清洁口腔，广谱抗菌
醋酸溶液	0.1%	适用于铜绿假单胞菌感染
硼酸溶液	2%~3%	酸性防腐溶液，有抑制细菌作用
甲硝唑溶液	0.08%	适用于厌氧菌感染
复方硼砂溶液（朵贝尔溶液）		除臭，抑菌

二、临床新进展

口腔护理用品简介——海绵棒

临床上也常用海绵棒为病人进行口腔护理，见图 2-2-3-1。

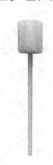

图 2-2-3-1 海绵棒

【自测反思】

一、单选题

1. 以下不属于口腔护理常用的外用药物是（　　　）
    A. 锡类散　　　　　　　　　　B. 西瓜霜
    C. 维生素 C 粉末　　　　　　　D. 口腔溃疡膏
    E. 维生素 B_2 粉末

2. 李墨，因脑出血处于昏迷状态，为该病人进行口腔护理，以下操作错误的是（　　　）
    A. 棉球不可过湿　　　　　　　B. 不可进行漱口
    C. 开口器从切牙放入　　　　　D. 每次夹取一个棉球擦洗
    E. 口唇干裂可为病人涂液状石蜡

3. 2%~3% 硼酸漱口液主要用于（　　　）
    A. 抑制细菌　　　　　　　　　B. 广谱抗菌
    C. 真菌感染　　　　　　　　　D. 厌氧菌感染
    E. 防腐除臭

二、简答题

1. 若准备了石蕊试纸置于病人口腔中测得 pH = 6 或 pH = 8 时，应分别选用何种漱口液？

2. 病人徐亮，男，70 岁。因"无明显诱因昏迷 2 h"入院。体检：体温 38 ℃，脉搏 120 次 / 分，呼吸 32 次 / 分，血压 160/87 mmHg。现昏迷，双侧瞳孔等大等圆，直径约为 4.0 mm，对光反射迟钝。CT 检查示左侧脑出血。门诊拟"脑出血"收住神经内科。请问为昏迷的病人做口腔护理应该注意哪些问题？

（高晨晨）

单元三 头 发 护 理

【教学目标】

一、认知目标

1. 能说出床上梳头和床上洗头的目的及注意事项。
2. 能描述扣杯法床上洗头引出盆内污水的原理。
3. 能叙述头发护理的相关知识。

二、能力目标

1. 能正确进行床上梳头、床上洗头操作。
2. 能指导家属掌握床上洗头的技能。
3. 能正确制作马蹄形垫。

三、情感态度和思政目标

1. 能养成爱伤观念，在操作过程中始终注意保暖。
2. 在确保完成床上梳头、洗头的同时，遵循节力原则，做好自我防护。

【模拟情境练习】

项目一 床上梳头

一、案例导入

陈碧云，女，88 岁。因"反复咳嗽、咳痰 30 余年，加重 3 天"以"慢性阻塞性肺气肿（COPD）"收住入院，入院后病人乏力，食欲减退，生活不能自理。

作为责任护士，请你为该病人进行床上梳头。

视频 2-3-1-1 床上梳头完整操作

二、操作目的

促进头部血液循环，保持头发整洁，维护病人自尊，建立良好的护患关系。

三、操作流程

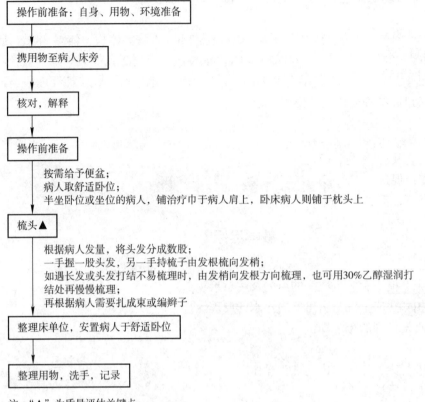

操作前准备：自身、用物、环境准备

↓

携用物至病人床旁

↓

核对，解释

↓

操作前准备

按需给予便盆；
病人取舒适卧位；
半坐卧位或坐位的病人，铺治疗巾于病人肩上，卧床病人则铺于枕头上

↓

梳头▲

根据病人发量，将头发分成数股；
一手握一股头发，另一手持梳子由发根梳向发梢；
如遇长发或头发打结不易梳理时，由发梢向发根方向梳理，也可用30%乙醇湿润打结处再慢慢梳理；
再根据病人需要扎成束或编辫子

↓

整理床单位，安置病人于舒适卧位

↓

整理用物，洗手，记录

注："▲"为质量评估关键点

四、精细解析

长发或头发打结梳头方法如下。

（1）根据病人发量，将头发分成数股。

（2）由发梢向发根方向分段梳理，先梳理靠近发梢一段（图 2-3-1-1），梳通后再梳靠近发根段，也可用 30% 乙醇湿润打结处再慢慢梳理，再根据病人需要扎成束或编辫子。

五、护士用语

1. 操作前解释

（1）核对病人信息："陈奶奶，请让我看一下您的腕带。"

（2）解释操作目的："陈奶奶，为了保持您的整体形象，我为您梳头好吗？"

2. 操作中指导　操作中人文关怀："为了方便梳头，我把您床头摇高，这个高度可以吗？""头发梳好了，您喜欢束发还是编辫子？"

3. 操作后嘱咐　"陈奶奶，头发扎好了，您现在看起来精神多了，需要把床头摇回去吗？陈奶奶，您还有别的需要吗？那您先休息，我过会儿来看您。如果有其他任何不适，呼叫器在您床边，请及时按铃叫我。"

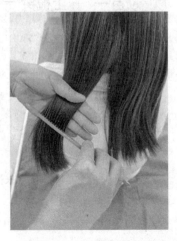

图 2-3-1-1　梳长发方法

项目二 床上洗头

一、案例导入

李娟，女，68岁。一周前因车祸外伤致"右尺骨骨折"收住入院。现病人行右尺骨内固定术后，医嘱：右上肢制动。病人1周未洗头，感头痒难耐。

请为该病人床上洗头，满足其卫生需要。

视频 2-3-2-1　床上洗头完整操作

二、操作目的

1. 去除头皮屑及污垢，使头发清洁，减少感染机会。
2. 按摩头皮，促进头皮血液循环，促进头发的生长和代谢。
3. 使病人舒适，促进身心健康，建立良好的护患关系。

三、操作流程

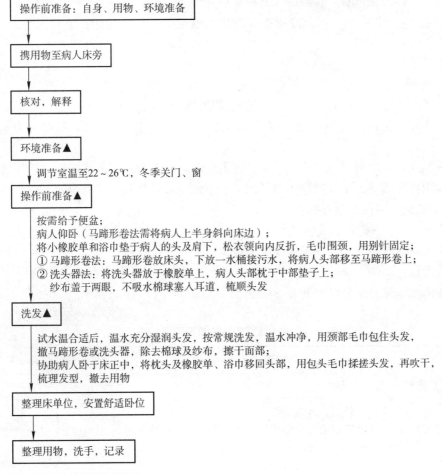

操作前准备：自身、用物、环境准备

携用物至病人床旁

核对，解释

环境准备▲
　　调节室温至22～26℃，冬季关门、窗

操作前准备▲
　　按需给予便盆；
　　病人仰卧（马蹄形卷法需将病人上半身斜向床边）；
　　将小橡胶单和浴巾垫于病人的头及肩下，松衣领向内反折，毛巾围颈，用别针固定；
　　① 马蹄形卷法：马蹄形卷放床头，下放一水桶接污水，将病人头部移至马蹄形卷上；
　　② 洗头器法：将洗头器放于橡胶单上，病人头部枕于中部垫子上；
　　　　纱布盖于两眼，不吸水棉球塞入耳道，梳顺头发

洗发▲
　　试水温合适后，温水充分湿润头发，按常规洗发，温水冲净，用颈部毛巾包住头发，
　　撤马蹄形卷或洗头器，除去棉球及纱布，擦干面部；
　　协助病人卧于床正中，将枕头及橡胶单、浴巾移回头部，用包头毛巾揉搓头发，再吹干，
　　梳理发型，撤去用物

整理床单位，安置舒适卧位

整理用物，洗手，记录

注："▲"为质量评估关键点

四、精细解析

床上洗头要点如下。

（1）洗头前将纱布盖于两眼上，干棉球塞入耳道。

（2）充分湿润头发后，洗发液倒于手掌中揉搓至有泡沫后，将洗发液涂于头发上。

（3）不能用指甲抓头皮，应用指腹揉搓头发，按摩头皮，力量适中，由发际向头顶部按摩（图2-3-2-1）。

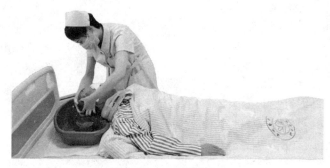

图 2-3-2-1　指腹按摩

五、护士用语

1. 操作前解释

（1）核对病人信息："李奶奶，请让我看一下您的腕带。"

（2）解释操作目的："李奶奶，您一周没洗头了，为了保持头发清洁，我今天为您洗头好吗？"

2. 操作中指导　操作中人文关怀："为了防止水流入眼部和耳部，我把您眼睛用纱布盖一下，双耳用棉球填塞，洗头过程中有任何不舒服您可以告诉我。""李奶奶，这个水温合适吗？""李奶奶，现在有没有哪里不舒服？"

3. 操作后嘱咐　"李奶奶，头发洗好了，您还有别的需要吗？您先休息，我过会儿来看您。如果您有其他任何不适，呼叫器在您床边，请及时按铃叫我。"

六、技能考核

床上洗头操作步骤及评分标准见表2-3-2-1。

表 2-3-2-1　床上洗头操作步骤及评分标准

项目	内容	分值	自评	互评
自身准备	衣着整齐$_1$，洗手$_2$，戴口罩$_2$	5		
用物准备	干净衣裤，床刷，热水，脸盆（病人自备）1个，便盆（巾），毛巾（病人自备），马蹄形卷或洗头盆，橡胶单，浴巾，不吸水棉球，纱布，梳子，电吹风$_5$	5		
操作过程	推治疗车至床旁$_1$，核对$_2$，解释$_2$	5		
	按需给予便盆$_4$	4		
	关好门窗$_2$，围上床帘$_2$，盖眼$_2$，塞耳$_2$，保护床单位不沾湿$_5$	13		

续表

项目	内容	分值	自评	互评
	洗头方法$_5$、顺序$_5$合理，头发清洗彻底$_5$	15		
	病人体位舒适$_5$，减少疲劳$_5$	10		
	注意观察病情$_5$	5		
	撤除洗头用物$_2$，洗净面部$_3$	5		
	梳理$_3$，吹发$_2$，整理床单位$_2$	7		
操作后处理	健康教育$_5$	5		
	整理用物$_2$，洗手，记录$_2$，脱口罩$_2$	6		
综合评价	1. 评判性思维：掌握相关理论知识及操作注意事项$_3$ 2. 操作要求：动作节力$_2$、轻稳$_2$、熟练$_3$ 3. 人文关怀：关爱病人，与病人有效沟通，具备一定的整体护理能力$_3$ 4. 其他要求：时间 20 min$_2$	15		
总分		100		

主考人：_____ 考试时间：___年___月___日

【知识链接】

一、相关理论点

（一）概念

头发护理是人们日常生活中清洁卫生的一项重要内容。头发护理可以清除头皮屑、灰尘及脱落的头发，且能达到按摩头皮、促进头部血液循环、促进头发生长、预防感染的目的。皮脂、汗液伴灰尘易粘附于头皮、毛发，形成污垢，散发出异味，还可导致脱发、细菌感染或寄生虫滋生。因此，当病人病情较重、日常生活自理能力下降、长期卧床时，护士应根据病情，定期协助病人床上梳头、床上洗头，以维持头发的清洁。

（二）马蹄形卷的制作方法

将浴巾或浴毯卷成长条，两头弯曲成"U"字形，系好末端（图 2-3-3-1），再将大橡胶单围于马蹄形卷上形成水槽，病人头部枕于马蹄形卷内即可洗头。

（三）扣杯的制作方法

将一条毛巾放于脸盆内，一搪瓷杯倒扣于毛巾上，杯底部用折成 1/4 大的小毛巾垫好（图 2-3-3-2），病人头部枕在扣杯上即可洗头。扣杯法更适合于短发的病人洗头。

（四）扣杯洗头法

1. 备齐用物至床旁，向病人解释，拉上床帘，按需要给予便盆，冬季关门窗。移开桌椅，将热水桶和搪瓷杯放在椅上，另一搪瓷杯倒扣于脸盆内，按扣杯法准备好用物。

2. 病人仰卧，解开领扣，将橡胶单、大毛巾铺于枕头上，移

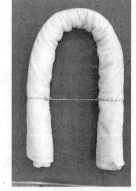

图 2-3-3-1 马蹄形卷

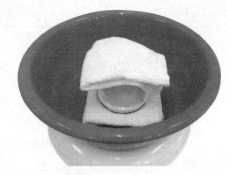

图 2-3-3-2 扣杯法

枕头于肩下，将床头的大毛巾反折，围在病人颈部，病人头部枕在扣杯上。

3. 双耳塞棉球，用纱布盖住病人双眼或嘱病人闭上双眼。

4. 用水将头发湿透，再用洗发液揉搓头发，按摩头皮，然后用热水边冲边揉搓。盆内污水过多时，用右手托起病人头部，左手将扣杯放于橡皮单上，将盆内污水倒净。

也可运用虹吸原理将污水排出：将橡皮管放在盆内，用力挤压橡皮管将管内灌满污水，用止血钳拉出橡皮管的一端放于床下污水桶内，污水即自动流至污水桶。

5. 洗毕，取出脸盆，将肩下枕头移至头部，使病人头部枕在大毛巾上，取下纱布、棉球，用热毛巾擦干面部，用大毛巾轻揉头发，擦干，用梳子梳顺，散开，必要时可用电吹风吹干头发。

6. 清理用物，整理床单位。

（五）床上洗头注意事项

1. 调节合适的室温、水温，及时擦干头发防止病人受凉；洗发时间不宜过长，以免病人疲劳。

2. 随时观察病情变化，发现病人面色、脉搏、呼吸有异常时应停止操作并做相应处理。

3. 防止水流入病人的眼及耳内，保持衣服和床铺干燥。

4. 洗头时，护士应动作轻稳、注意节力原则。

5. 极度衰弱病人不宜床上洗头。

二、临床新进展

（一）洗头车洗头法

有条件的医院可以开展洗头车（图 2-3-3-3）洗头法，具体操作如下。

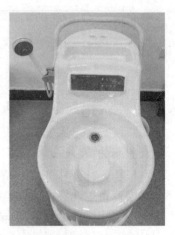

图 2-3-3-3 洗头车

1. 将热水盛于水箱内（一般水箱容积 24 L），装好喷头卡子及头垫，污水管插入污水箱放水管内，检查各连接管无漏水，关闭水阀门，接通电源，待水泵启动后（水泵装在车底架上，功率 25 W，流量 8 L/min），打开水阀门即可使用，临时不用时只需关闭水阀门，不必切断电源，并将喷头放在卡口上（图 2-3-3-4），以防下滑。

2. 洗头时可根据病情，病人取仰卧位或坐位，头部枕于头垫上，洗头的方法同扣杯法。

3. 洗头毕，关闭电源，放出污水，整理用物及床单位，擦干洗头车，放于干燥处妥善保管。

（二）洗头器洗头法

1. 备齐用物至床旁，向病人解释，按需要给予便盆，冬季关门窗，移开桌椅，将热水桶和洗头器（图 2-3-3-5）

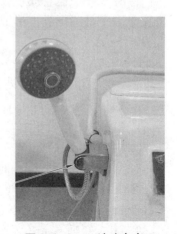

图 2-3-3-4 洗头车卡口

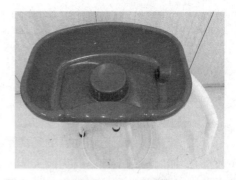

备好。

2. 病人仰卧，解开领扣，将橡胶单、大毛巾铺于枕头上，移枕头于肩下，将床头的大毛巾反折，围在病人颈部，将病人头部枕在洗头器中间的垫子上，洗头方法同扣杯法，污水可由旁边的水管引出至污水桶。

3. 洗头毕，取出洗头器，将肩下枕头移至头部，使病人头枕在大毛巾上，取下纱布、棉球，用热毛巾擦干面部，用大毛巾轻揉头发，擦干，用梳子梳顺，散开，必要时可用电吹风吹干头发。最后清理用物，整理床单位。

图 2-3-3-5　洗头器

【自测反思】

一、单选题

1. 以下不属于实施头发护理目的的是（　　　）

　　A. 刺激头皮血液循环　　　　　　　B. 预防感冒

　　C. 使病人清洁、舒适　　　　　　　D. 促进头发生长和代谢

　　E. 去除污垢和脱落的头发

2. 灭头虱药液的主要有效成分是（　　　）

　　A. 食醋　　　　　　　　　　　　　B. 乙酸

　　C. 乙醇　　　　　　　　　　　　　D. 百部

　　E. 过氧乙酸

3. 灭头虱的方法中，错误的是（　　　）

　　A. 反复揉搓头发 10 min

　　B. 病人换下的污衣裤用高压蒸汽灭菌

　　C. 用纱布蘸灭虱药液，按顺序擦遍头发

　　D. 24 h 后用篦子篦去死虱并洗发

　　E. 梳子和篦子先清洗后消毒

4. 李计，女，77 岁。因股骨颈骨折住院 3 周。护士为其床上洗头过程中，病人突然感到气急、心慌、面色苍白、出冷汗，护士应立即（　　　）

　　A. 停止洗头，让病人平卧　　　　　B. 鼓励病人再坚持片刻

　　C. 边洗发边通知医生　　　　　　　D. 请家属协助洗头

　　E. 加快操作速度完成洗头

二、简答题

如果病人是长发，头发又有打结，应如何梳头以避免病人疼痛？

（周　英）

单元四　皮 肤 护 理

【教学目标】

一、认知目标

1. 能说出床上擦浴的目的和注意事项。
2. 能解释床上擦浴时为病人穿脱衣裤的顺序和依据。
3. 能陈述背部护理的目的、步骤、注意事项。
4. 能理解为病人进行背部按摩的意义。

二、能力目标

1. 能正确完成床上擦浴操作。
2. 能将大小不同的毛巾包裹成手套状。
3. 能正确进行背部护理操作。
4. 操作过程中能应用节力原则，做好自我防护。
5. 能指导病人了解预防压疮的措施并自行实践。

三、情感态度和思政目标

1. 能理解给病人进行皮肤护理的重要意义。
2. 在皮肤护理中体现爱伤观念，注意保暖。
3. 在护理工作中始终保护病人隐私和安全。

【模拟情境练习】

📜 项目一　床上擦浴

一、案例导入

方慧琴，女，78 岁。因"咳嗽、咳痰 3 个月"，CT 显示"右肺门见一处不规则软组织阴影"，考虑"中心型肺癌"收住入院。入院后遵医嘱给予紫杉醇＋卡铂静脉输液，病人出汗多，疲乏无力，卧床休息。

作为责任护士，请你为该病人进行床上擦浴。

📹 视频 2-4-1-1　床上擦浴完整操作

二、操作目的

1. 清洁皮肤，增进病人舒适。
2. 促进皮肤的血液循环，增强皮肤的排泄功能，预防感染、压疮等并发症的发生。
3. 观察病人的一般情况，肢体活动情况，防止肌肉挛缩、关节僵硬等并发症。

三、操作流程

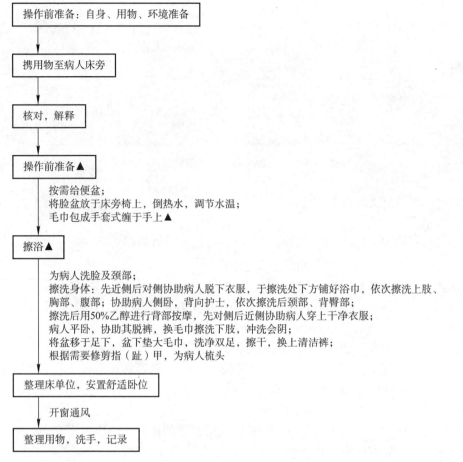

注:"▲"为质量评估关键点

四、精细解析

1. 翻身动作 病人双手放于腹部,双腿屈膝,先将病人双下肢移向靠近护士侧床沿,再将病人肩、腰、臀部一起向护士侧移动,一手托肩,另一手托膝部,轻轻将病人推向对侧,使其背向护士。

2. 手套式毛巾包裹手法

(1)普通毛巾:横向对折,再纵向对折,折好后把毛巾一端的头端朝内铺在右手掌上,拇指压住毛巾,然后将毛巾另一端包住手掌,毛巾末端夹在拇指与示指之间即可。

(2)小方巾:将其环绕在右手,手心两层手背一层,用拇指固定,把前端部分反折塞到手心两层毛巾下呈手套式(图2-4-1-1)。

3. 擦脸的方法 先由内眦到外眦擦洗病人眼部,按顺序洗净并擦干前额、面颊、鼻翼、耳后、下颌。

五、护士用语

1. 操作前解释

(1)核对病人信息:"奶奶,让我看一下您的腕带。"

(2)解释操作目的:"奶奶,由于您今天出汗比较多,我帮您擦洗一下身体,再换一

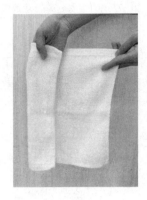 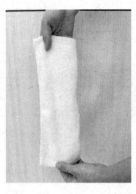 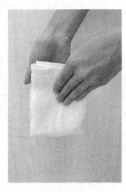 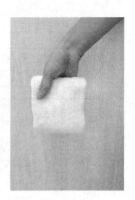

图 2-4-1-1 小毛巾手套式包裹法

身干净的衣裤以保持舒适，请您配合好吗？"

2. 操作中指导

（1）安置合适体位："先往我这边挪一下，您这么躺着舒服吗？我来帮您洗脸，水温合适吗？"

（2）操作中人文关怀："现在帮助您脱一下衣服，先给您擦上肢，以后如果家人帮忙擦也要这样从远心端到近心端擦洗，再洗一下手。现在给您擦洗胸部和腹部，水温感觉怎么样？有没有哪里不舒服的？胸部和腹部擦洗好了，现在再翻个身，我给您擦一下背部，如果有哪里不舒服告诉我。您背部皮肤是完好的，现在擦干净了，给您按摩一下背部，这个力度可以吗？按摩好了，给您穿上衣服。现在请您躺平，我帮您脱下裤子。双下肢擦洗干净了，现在请把脚放到脸盆清洗干净。我先换盆、换水，稍等，现在清洗会阴部。好了，身体擦洗干净了，我们穿上干净的裤子。"

3. 操作后嘱咐 "床头铃在这边，如果有任何需要我的地方，请按床头铃告知我。现在我先去倒水，您先好好休息，我过会儿再来看您。"

六、技能考核

床上擦浴操作步骤及评分标准见表 2-4-1-1。

表 2-4-1-1 床上擦浴操作步骤及评分标准

项目	内容	分值	自评	互评
自身准备	衣着整齐₁，洗手₂，戴口罩₂	5		
用物准备	清洁衣裤，被服，小毛巾 2 条，浴巾，梳子，浴皂，50% 乙醇，剪刀，屏风，脸盆 2 只，便盆，水桶 2 个（一只盛热水，水温 50℃ ~ 52℃，另一只接盛污水）₅	5		
操作过程	推治疗车至床旁₁，核对₂，解释₂	5		
	按需给予便盆₁	1		
	关好门窗₂，围上床帘₂	4		
	用病人的面盆、毛巾，倒好热水₁，测试温度适应₂，置于床尾椅上₁	4		
	擦洗部位顺序及擦洗方法正确：面部₃，前颈部₁，上肢₃，胸部₃，腹部₃，后颈部₃，背臀部₃，下肢₃，会阴₁，足部₃	26		

续表

项目	内容	分值	自评	互评
	防止受凉 $_2$，注意皮肤皱褶处清洁 $_2$	4		
	操作过程检查皮肤有无破损 $_3$ 随时询问病人感受 $_2$	5		
	穿脱衣裤方法正确 $_8$	8		
	不弄湿床单 $_2$，保护隐私 $_2$	4		
操作后处理	整理床单位 $_2$，恢复体位 $_2$	4		
	健康教育 $_4$	4		
	处理用物 $_2$，洗手 $_2$，脱口罩 $_2$	6		
	记录执行时间 $_1$ 及护理效果 $_1$	2		
综合评价	1. 评判性思维：掌握相关理论知识及操作注意事项 $_3$ 2. 操作要求：动作节力 $_3$、熟练 $_3$、轻稳 $_1$ 3. 人文关怀：关爱病人，与病人有效沟通，具备一定的整体护理能力 $_3$ 4. 其他要求：操作时间 ≤ 30 min $_2$	13		
总分		100		

主考人：_____   考试时间：____年____月____日

项目二　背部护理

一、案例导入

刘丽霞，女，58 岁。因"2 h 前跌倒"，X 线检查提示"左股骨颈骨折"，急诊于昨天收住入骨科病区 15 床。因卧床时间较长，出汗多，病人感觉背部不适。

作为责任护士，请你遵医嘱为该病人进行背部护理。

🎥 视频 2-4-2-1　背部护理完整操作

二、操作目的

1. 促进皮肤血液循环，预防压疮等并发症的发生。
2. 观察病人的一般情况，满足其身心需要。
3. 活动背部肌肉，减少劳累与酸痛。

三、操作流程

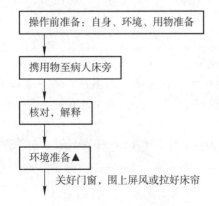

操作前准备：自身、环境、用物准备

↓

携用物至病人床旁

↓

核对，解释

↓

环境准备▲

关好门窗，围上屏风或拉好床帘

操作前准备▲

必要时移开床旁桌，刷床，更换床单位；
按需给便盆；
倒好热水，调节水温

病人准备▲

松开病人衣扣及裤带，协助病人俯卧或侧卧，背部靠近床沿并朝向护士；
脱去一侧衣袖垫于背下，裤下拉至骶尾部，检查皮肤有无破损

清洁背部▲

将毛巾呈手套状裹于右手，左手固定病人肩部；
从肩胛部开始向下由左→右或由右→左擦洗至骶尾部

按摩▲

手掌按摩：大小鱼际蘸50%乙醇以环状动作沿脊柱旁向上按摩至肩部，转至下腰部，
再轻轻滑至臀部及尾骨处
指腹按摩：用拇指指腹由骶尾部开始沿脊柱按摩至第7颈椎处；
必要时按摩骨突及受压部位（如肩胛、尾骶部、肘部、足底），发红处禁止按摩

更换衣裤

至对侧时检查皮肤

整理床单位，安置病人舒适卧位

整理用物，洗手，记录

注："▲"为质量评估关键点

四、精细解析

1. 翻身动作及毛巾包裹方法　同床上擦浴法。

2. 清洁背部手法　将毛巾呈手套状包裹于手上，从肩胛部开始直到骶尾部由左向右或由右向左按摩，将病人的颈部、肩部及背部、臀部依次擦干净，擦洗时间至少 3 min。

3. 按摩背部手法　两手或一手蘸少许 50% 乙醇，用手掌按摩，以环状动作沿脊柱旁向上按摩，至肩部时手法稍轻，转向下至腰部；按摩后，手再轻轻滑至臀部及尾骨处；如此有节奏地按摩数次；再用拇指指腹由骶尾部开始沿脊柱按摩至第 7 颈椎处，必要时还可用拇指指腹由骶尾部向上沿脊柱棘突交替按摩。

🎥 视频 2-4-2-2　背部护理分解动作解析

五、护士用语

1. 操作前解释

（1）核对病人信息："阿姨，请让我看一下您的腕带。"

（2）解释操作目的："阿姨，您入院以来一直躺在床上，又出了很多汗，等一下我给您背部清洁并按摩一下，让您舒服一点，请您配合我好吗？您现在需要大小便吗？"

2. 操作中指导

（1）安置合适体位："阿姨，我现在帮您把扣子先解一下。把你的裤子先拉下来一点。来，双手放在腹部，脚屈起来我们先翻一下身，往这里躺一点，1—2—3。好的，屁股往这里挪一点。"

（2）操作中人文关怀："先帮您把右边衣袖脱下来。这样躺着还舒服吗？现在我先给您擦一下背部。这样的温度可以吗？您现在背部皮肤情况很好。接下来我给您按摩一下，如果感觉不舒服要及时告诉我。好，接下来我帮您把衣服穿一下。先把手给我，现在我们先翻回来，来，1—2—3。来，胳膊抬一下。看一下您的肘部情况。好的，我帮您穿上这边的衣袖，嗯，您配合得很好，我帮您系上扣子。来，我再帮您把裤子换一下。"

3. 操作后嘱咐

（1）取合适体位："阿姨，现在背部护理给您做好了，您这样躺着还舒服吗？"

（2）健康宣教："床头铃在这边，如果您有任何需要或不适，请及时按床头铃告知我，我现在先去倒水。阿姨您先好好休息，我过会儿再来看您。"

六、技能考核

背部护理操作步骤及评分标准见表 2-4-2-1。

表 2-4-2-1　背部护理操作步骤及评分标准

项目	内容	分值	自评	互评
自身准备	衣着整齐₁，洗手₂，戴口罩₂	5		
用物准备	干净衣裤，床刷，50% 乙醇或 10% 红花酒精，热水，脸盆（病人自备），便盆（巾），毛巾（病人自备）₅	5		
操作过程	推治疗车至床尾₁，核对₂，解释₂	5		
	按需给予便盆₂	2		
	关好门窗₂，围上床帘₂	4		
	用病人的面盆、毛巾，倒好热水₁，测试温度（45~50℃）₂，置于床尾椅上₁	4		
	松开病人的衣扣及裤带₂，协助病人俯卧或侧卧₂，使背部靠近并朝向护士₂	6		
	脱去一侧衣袖垫于背下₂	2		
	检查皮肤有无破损₃	3		
	清洁背部：露出病人的背部及臀部，将小毛巾呈手套状包裹于手上₄，从肩胛部开始直到尾骶部由左向右或由右向左边擦洗边按摩，将病人的颈部、肩部及背部、臀部依次擦干净₅，擦洗时间至少 3 min₅	14		
	倒取红花油₁	1		
	按摩背部，包括全背按摩和受压局部按摩 全背按摩：两手或一手蘸少许 50% 乙醇，用手掌以环状动作沿脊柱旁向上按摩，至肩部时手法稍轻，转向下至腰部₃；按摩后，手再轻轻滑至臀部及尾骨处；如此有节奏地按摩数次₂；再用拇指指腹由骶尾部开始沿脊柱按摩至第 7 颈椎处₃；另可用拇指指腹沿脊柱棘突向上交替按摩₃ 受压局部按摩：必要时按摩局部受压处₂	13		
	协助病人穿近侧衣袖₂，并采取舒适卧位₂	4		

续表

项目	内容	分值	自评	互评
	至对侧脱去衣袖 $_2$，检查皮肤情况 $_4$，穿另一只衣袖 $_2$	8		
	脱去裤子 $_2$，换新裤子 $_2$	4		
操作后处理	整理床单位 $_1$ 及用物 $_1$	2		
	洗手 $_1$，记录执行时间 $_1$ 及护理效果 $_1$	3		
综合评价	1. 评判性思维：掌握相关理论知识及操作注意事项 $_3$ 2. 操作要求：动作节力 $_2$、轻稳 $_2$、熟练 $_3$ 3. 人文关怀：关爱病人，与病人有效沟通，具备一定的整体护理能力 $_3$ 4. 其他要求：时间 7 min $_2$	15		
总分		100		

主考人：＿＿＿＿＿＿ 考试时间：＿＿年＿＿月＿＿日

【知识链接】

一、相关理论点

（一）淋浴与盆浴

适用于病情较轻、有自理能力、全身情况良好的病人。

1. 用物准备 脸盆、肥皂、毛巾 2 条、浴巾、拖鞋、清洁衣裤、洗澡椅等。

2. 操作方法

（1）携带用物送病人进浴室，关闭门窗，调节室温 22～24℃，浴室不能上锁，以便发生意外时医护人员能及时入内。

（2）向病人交代有关事项，如呼叫铃的应用，调节水温的方法，不宜用湿手接触电源开关，贵重物品如钱包、手表、饰物等应代为存放。

（3）了解病人入浴时间，如时间过久应询问，以防发生意外。若遇病人发生晕倒，应迅速抬出，平卧保暖，通知医生紧急处理。

3. 注意事项

（1）饭后需过 1 h 才能进行沐浴，以免影响消化。

（2）水温不宜太高，41～46℃，室温不宜太高，时间不宜过长，防止病人受凉、烫伤、滑跌等意外情况发生。

（3）妊娠 7 个月以上的孕妇禁用盆浴。

（4）传染病病人应根据病情、病种，按隔离原则进行沐浴。

（5）衰弱、创伤和患心脏病需要卧床休息的病人，不宜淋浴或盆浴。

4. 评价

（1）护士协助病人沐浴，确保病人安全。

（2）病人沐浴或盆浴后感到舒适、清洁、轻松、愉快。

（3）有效护患沟通，病人获得皮肤护理相关知识。

（二）床上擦浴

床上擦浴适用于病情较重、活动受限、长期卧床、生活不能自理的病人，如使用牵引、石膏和必须卧床、虚弱及无法自行沐浴的病人。

（三）背部护理

长期卧床的病人容易因皮肤长期受压而发生压疮。因此，经常为病人进行温水擦浴和局部按摩，定时用红花油或 50% 乙醇按摩全背或受压处，可以起到促进血液循环、通经活络、改善局部营养状况、预防压疮等并发症的作用，达到增强病人皮肤抵抗力和观察病人一般情况的目的。

为卧床病人定期进行背部护理是预防压疮的重要措施之一。

（四）床上擦浴的注意事项

1. 动作要轻柔、连贯，减少不必要翻身，注意保暖，防止受凉，在 15～30 min 完成。

2. 擦浴过程中注意遮挡，保护病人隐私。

3. 掌握用毛巾擦洗的步骤：先用涂浴皂的湿毛巾擦洗，再用干净湿毛巾擦净，最后用浴巾擦干；在擦洗过程中用力要适当，水温要适宜，根据情况及时更换清水。

4. 注意节力原则，擦净腋窝、腹股沟等皱褶处。

5. 注意观察病情及全身皮肤情况，如出现面色苍白、寒战、脉速等，应立即停止操作。

6. 脱衣裤时先近侧后对侧，有患肢时先脱健侧后脱患侧，穿衣时反之。

7. 骨突起处用 50% 乙醇按摩，根据病人需要选用爽身粉、润肤剂。

（五）背部护理的注意事项

1. 应用人体力学的知识节时节力，动作均匀有节奏、连贯，手法正确，力度适中。

2. 注意保暖，避免病人受凉，注意遮挡，保护病人自尊。

3. 观察病人的病情变化，如出现寒战、脉速等征象，应立即停止擦洗，并给予适当处理。

4. 受压部位如充血发红，不应按摩。

5. 保护床单、衣物不被沾湿。

二、临床新进展

（一）床上擦浴新方法

用聚乙烯塑料制成的床上浴盆，由充气枕头、盆体、充气阀、排水阀、塑料管等组成。充气后形状为橡皮船形，体积小，操作简便，适用于夏季卧床病人。

1. 用物　同盆浴用物，另备塑料水槽（床上浴盆）。

2. 操作方法　将用物携至床旁，向病人做好解释。将水槽放于病人身下，然后充气，使四周挺起一槽形盆，放入 40℃ 左右温水，床边围屏风，协助病人脱去衣裤后沐浴。洗净后打开下端的排水孔排出污水，再塞住排水孔换水冲净后排尽污水，擦干全身，撤去水槽，更换清洁衣裤，整理床单位。此法节省人力与时间，且清洗彻底。

（二）背部按摩新方法

电动按摩器按摩。电动按摩器是依靠电磁作用，引导治疗器按摩头振动，以代替各种手法按摩。操作者持按摩器，根据部位不同，选择适用的按摩头，紧贴病人皮肤进行按摩。

 图 2-4-3-1　电动按摩器

【自测反思】

一、单选题

1. 为左上肢骨折病人脱衣、穿衣的方法是（　　　）
   A. 先脱左肢，先穿左肢 　　　　B. 先脱左肢，先穿右肢
   C. 先脱右肢，先穿左肢 　　　　D. 先脱右肢，先穿右肢
   E. 随意穿脱

2. 用 50% 乙醇按摩局部皮肤的目的是（　　　）
   A. 润滑皮肤 　　　　　　　　　B. 消毒皮肤
   C. 促进血液循环 　　　　　　　D. 降低体温
   E. 去除污垢

3. 为病人淋浴、盆浴时水温不可过高，以免发生（　　　）
   A. 眩晕 　　　　　　　　　　　B. 昏迷
   C. 休克 　　　　　　　　　　　D. 疲劳
   E. 恶心

二、简答题

1. 病人廖某，女，78 岁。左侧肢体瘫痪半年，长期卧床，近期发现其骶尾部皮肤呈紫红色，皮下产生硬结，该病人处于压疮哪一期？为其床上擦浴时需要注意哪些事项？

2. 简述压疮的分期及各期的临床表现。

（周　英）

第三章　无菌、注射与隔离技术

单元一　无菌操作前自身准备

【教学目标】

一、认知目标

1. 能叙述七步洗手法。
2. 能说出洗手指征。
3. 能陈述无菌操作自身准备的意义。

二、能力目标

1. 能按要求正确做好无菌操作前的自身准备。
2. 能正确清洁双手。

三、情感态度和思政目标

1. 养成严谨的态度对待各种无菌操作。
2. 严格遵循无菌技术操作原则，防止交叉感染，保证病人安全。

【模拟情境练习】

📜 项目　无菌操作前自身准备

一、案例导入

张护士准备给病人进行肌内注射，在配制药液前，她应该如何做好自身准备？
请完成此任务。

二、操作目的

减少院内交叉感染的发生；防止无菌物品或无菌区域被污染。

三、操作流程

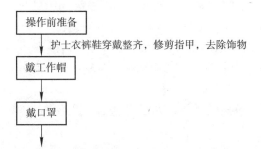

```
┌─────────────┐
│  洗手或消毒手  │
└─────────────┘
      │ 按七步洗手法清洁手或用手消液消毒双手
      ▼
┌──────────────┐
│ 进行相关护理操作 │
└──────────────┘
```

四、精细解析

1. **戴工作帽** 戴工作帽可防止头发上的灰尘及微生物落下造成污染；在护理传染病病人时，也可保护自己。工作帽应大小适宜，头发全部塞入帽内，不得外露。布制工作帽每周更换 2 次，手术室或严密隔离单位，应每次更换，一次性工作帽需每次更换。

2. **戴口罩** 戴口罩可防止飞沫污染无菌物品。戴、脱口罩前应洗手，口罩应盖住口鼻，系带松紧适宜，不可用污染的手触及。不用时不宜挂于胸前，应将污染面向内折叠后，放入干净衣袋内。口罩一经潮湿，则病菌易于侵入，应及时更换，接触严密隔离病人也应每次用后更换。一次性口罩使用不超过 4 h。不同工作帽下戴口罩的方法见图 3-1-1-1 和图 3-1-1-2。

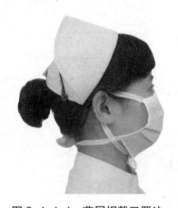

图 3-1-1-1 燕尾帽戴口罩法

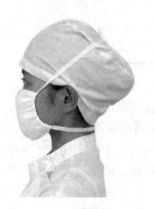

图 3-1-1-2 圆帽戴口罩法

【知识链接】

一、相关理论点

（一）概述

纵观医院感染的历史，从奥地利的塞麦尔维斯通过含氯石灰水洗手，使产褥热病死率由 10% 下降至 1%，直到现今仅洗手一项措施就可使医院感染发生率下降 50%，这足以说明，彻底洗手与手消毒在医院感染控制中的巨大作用。

1. **定义** 美国疾病控制与预防中心（CDC）将"洗手"定义为：将手涂满肥皂并对其所有表面进行强而有力的短暂摩擦，产生大量泡沫，然后用流动水冲洗的过程。

手部洗涤剂可分为普通清洁剂和含有消毒作用的洗涤剂两种。前者为机械去污染过程，能使皮肤脂肪乳化和微生物悬浮于表面，再用水将其冲洗干净；后者为化学去污染过程，能杀死或抑制微生物的生长和繁殖，达到消毒和灭菌的目的。

2. **洗手目的** 清除医务人员手上的污垢和致病微生物，切断通过手传播感染的途径。

3. **洗手设备**

（1）病房及各种诊疗科室应设有流动水洗手设备，开关采用脚踏式、手肘式或感应式。

（2）肥皂应保持清洁、干燥，有条件的医院可用液体皂。

（3）可选用纸巾、风干机、擦手毛巾等擦干双手，擦手毛巾应保持清洁、干燥，每天消毒。

（4）不便于洗手时，应配备快速手消毒剂。

4. 洗手指征

（1）接触病人前后，特别是在接触有破损的皮肤、黏膜（伤口）和侵入性操作前后。

（2）进行无菌操作前后，进入和离开隔离病房、ICU、母婴室、新生儿病房、烧伤病房、感染性疾病病房等重点部门时，戴口罩和穿脱隔离衣前后。

（3）接触血液、体液和被污染的物品后。

（4）脱手套后。

（5）接触清洁物品前、处理污染物品后。

（6）上厕所前后。

（二）正确的洗手方法

1. 单纯肥皂（或洗手液）洗手法

（1）取下手上饰物及手表，打开水龙头，冲湿双手。

（2）接取无菌肥皂液或洗手液。

（3）认真揉搓掌心、指缝、手背、手指关节、指腹、指尖、拇指、腕部，充分搓洗 10～15 s，注意指尖、指缝、拇指、指关节等处，范围为双手、手腕及腕上 10 cm。

（4）流动水冲洗。

（5）取擦手巾或纸擦干双手。

2. 洗手七步法　总结为"内外夹拱大立腕"，即：掌心擦掌心→掌心擦手背→十指交叉掌心擦掌心→两手互握互擦指背→拇指在掌中旋转→指尖摩擦掌心→揉搓手腕。两手交叉清洗，认真揉搓双手至少 15 s。

▣ 视频 3-1-2-1　洗手七步法完整操作

（三）手消毒

1. 手消毒指征

（1）进入和离开隔离病房、穿脱隔离衣前后。

（2）接触血液、体液和被污染的物品后。

（3）接触特殊感染病原体后。

（4）实施侵入性操作前。

（5）护理免疫力低下的病人或新生儿前。

2. 手消毒方法　是指用消毒剂杀灭手上沉积的致病微生物，主要是暂驻菌，常驻菌也可被部分杀死。

（1）用快速手消毒剂如免洗消毒液揉搓双手。

（2）用消毒剂浸泡双手：常用的有含氯消毒剂、75% 乙醇、碘伏擦手剂、氯己定乙醇擦手剂、0.1%～0.2% 过氧乙酸、60% 异丙醇等。

（四）洗手注意事项

1. 认真清洗指甲、指尖、指缝和指关节等易污染的部位。

2. 手部不佩戴戒指等饰物。

3. 应当使用一次性纸巾或者干净的小毛巾擦干双手，毛巾应当一用一消毒。

4. 手未受到病人血液、体液等物质明显污染时，可以使用速干手消毒剂消毒双手代替洗手。

二、临床新进展

1. 口罩的分类 口罩可分为医用口罩、非医用口罩和民用卫生口罩。

目前，我国口罩标准主要规范了民用防护和医用防护两大领域。

民用防护型口罩标准有 GB/T 32610-2016《日常防护型口罩技术规范》、GB 2626-2006《呼吸防护用品自吸过滤式防颗粒物呼吸器》，主要适用于颗粒物防护，在新型冠状病毒肺炎疫情防控中发挥了重要作用，但是复工复产大量使用的阻隔型口罩（以平面型口罩为主）无法满足上述两个标准要求。

医用领域标准有 GB 19083-2010《医用防护口罩技术要求》、YY 0469-2011《医用外科口罩》和 YY/T 0969-2013《一次性使用医用口罩》，主要适用于医疗机构场所。

但是，根据口罩使用场景及使用人群，普通群众使用的卫生（阻隔型）口罩没有合适标准。为更好地满足疫情期间群众对卫生口罩的迫切需求，便于生产/转产口罩的企业采标应用，同时保证产品质量，便于市场监管，中国产业用纺织品行业协会（简称中产协）于 2020 年 3 月 11 日正式发布 T/CNITA 09104-2020《民用卫生口罩》标准。

2. N95 口罩

（1）简介：N95 口罩（图 3-1-2-1）是美国国家职业安全卫生研究所（NIOSH）在 1995 年制订的 9 种标准之一。"N"表示"不耐油（not resistant to oil）"。"95"表示暴露在规定数量的专用试验粒子下，口罩内的粒子浓度要比口罩外粒子浓度低 95%，其中 95% 这一数值不是平均值，而是最小值，所以实际产品的平均值大多设定在 99% 以上。N95 口罩是美国指定用于防范结核分枝杆菌的口罩，可以有效滤除结核分枝杆菌（直径为 0.3~0.6 μm，长 1~4 μm）。N95 口罩用 0.3 μm 氯化钠微粒进行测试，阻隔效率须达 95% 以上，并经戴用者面庞紧密度测试，确保在密贴面部边缘状况下，空气能透过口罩进出，符合此测试的才发出 N95 认证号码。正确佩戴 N95 口罩可以有效阻隔病原体，防止传染病诸如 SARS、流感、新型冠状病毒肺炎的接触传播。

（2）N95 口罩佩戴方法

1）先将头带每隔 2~4 cm 处拉松，手穿过口罩头带，金属鼻位向前。

2）戴上口罩并紧贴面部，口罩上端头带放于头后，然后下端头带拉过头部，置于颈后，调校至舒适位置（图 3-1-2-2）。

3）双手指尖沿鼻梁将金属条由中间至两边向内对称按压，直至紧贴鼻梁（图 3-1-2-3）。

4）双手尽量遮盖口罩并进行正压及负压测试（图 3-1-2-4）。

正压测试：双手遮着口罩，大力呼气。如空气从口罩边缘溢出，即佩戴不当，须再次调校头带及鼻梁金属条；负压测试：双手遮着口罩，大力吸气。口罩中央会陷下，如有空气从口罩边缘进入，即佩戴不当，须再次调校头带及鼻梁金属条。

（3）使用 N95 型口罩注意事项：N95 型口罩是有呼吸闸的口罩。在湿热或通风较差或劳动量较大的工作环境，使用具有呼吸阀的口罩可帮助人们在呼气时更感舒适。使用时应注意以下几个问题。

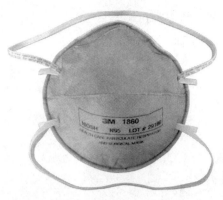

图 3-1-2-1　N95 口罩

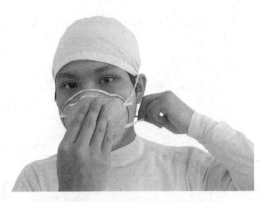

图 3-1-2-2　调整系带

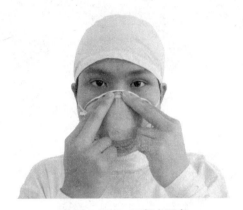

图 3-1-2-3　压紧金属条

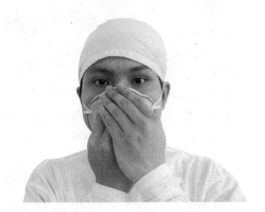

图 3-1-2-4　正压及负压测试

1）更换时间：使用时间应根据个人使用情况及环境而定，当发现以下其中一项情况时，应立即更换：①口罩受污染，如染有血渍或飞沫等异物；②使用者感到呼吸阻力变大；③口罩损毁。

2）不适合佩戴该口罩的人群：①患呼吸系统疾病，如支气管哮喘、肺气肿等；②妊娠期；③佩戴后身体感到不适，如呼吸困难、头晕等。

3. 手消毒方法进展

（1）甲肝和戊肝污染手和皮肤的消毒：可采用 0.1% 过氧乙酸消毒剂浸泡 1～3 min，或用异丙醇与氯己定制成的速效消毒剂，擦拭作用 3 min。

（2）乙肝、丙肝、丁肝污染手的消毒：可用流水、肥皂洗手后，再用 0.2% 过氧乙酸浸泡或用异丙醇与氯己定制成的速效消毒剂浸泡 5 min，然后用水冲洗。

【自测反思】

一、多选题

新型冠状病毒肺炎是一种呼吸道传染性疾病，主要通过飞沫、直接接触或气溶胶等方式传播。因此，预防新型冠状病毒肺炎要做到以下几点（　　　）

A. 尽量不去人群密集的地方，外出必须佩戴口罩

B. 勤洗手，勤通风

C. 不近距离接触新型冠状病毒肺炎病人

D. 增强自身抵抗力，多摄入蛋白质及富含维生素 C 的蔬菜和水果

E. 不过度劳累，作息有规律，适当运动以提高自身的抵抗力

二、简答题

1. 我们会看到有些人戴口罩露出鼻子以利呼吸，这种做法正确吗？为什么？

2. 请简述洗手七步法具体步骤并实践操作 3 遍。

（张小曼）

单元二 无 菌 技 术

【教学目标】

一、认知目标

1. 能简述无菌技术定义和目的。

2. 能说出不同无菌物品的有效期。

3. 能分辨无菌操作中的无菌区与非无菌区。

4. 能叙述无菌操作注意事项。

二、能力目标

1. 能正确取、持无菌持物钳；并能根据夹取物品的种类选择合适的持物钳。

2. 能正确打开无菌容器并取出无菌容器内物品。

3. 能正确打开无菌包、取无菌包内的物品；若一次未取完，能正确打包并标记。

4. 能正确铺无菌盘。

5. 能正确检查无菌溶液，开瓶，倾倒溶液；若溶液一次未用完，能正确处理。

6. 能正确戴、脱无菌手套；能选择适合自己的无菌手套型号。

三、情感态度和思政目标

1. 在护理工作中始终坚守无菌观念，不污染无菌物品，尽量减少跨越无菌区。

2. 具有慎独精神；可疑污染立即更换。

3. 无菌操作过程中注意节力原则的应用，做到动作轻快、稳准、高效。

【模拟情境练习】

📜 项目一 从无菌容器中夹取无菌物品

一、案例导入

为给某外科病人进行伤口换药，请用无菌持物钳、镊从无菌罐和无菌贮槽中分别夹取无菌纱布、无菌弯盘，准备好换药用物。

二、操作目的

用无菌持物钳取放和传递无菌物品，保持其无菌状态不被污染。

三、操作流程

```
操作前准备：自身、用物、环境准备
```
↓
```
打开无菌持物钳包
```
检查无菌持物钳包有无破损、潮湿，灭菌指示胶带是否变色及其有效期；
打开无菌钳包，取出镊子罐置于治疗台面上
```
使用无菌持物钳▲
```
将钳移至容器中央，使前端闭合向下，不可触及容器口边缘
```
打开无菌容器▲
```
检查无菌容器标签的有效期和密闭性；
打开容器盖内面向上置于稳妥处或＞90°拿在手中，用无菌持物钳从中夹取无菌物品；
取物后立即盖严容器，第一次打开需注明打开日期、时间并签名
```
用物归位：闭合钳端，垂直放回，钳端分开▲
```

注："▲"为质量评估关键点

四、精细解析

1. 取放无菌持物钳

（1）取放无菌持物钳时钳端应闭合，不能触及液面以上内壁及罐口边缘。夹取无菌物品后应立即放回容器内；一旦污染或可疑污染应重新灭菌。

（2）使用无菌持物钳时应保持钳端朝下，如需到远处取物应连同容器一起搬移就地使用，用完后再放回原处。不可用无菌持物钳夹取油纱布，防止油粘于钳端而影响消毒效果；不可用无菌持物钳换药或消毒皮肤，以防被污染。

2. 无菌容器的使用 经灭菌处理的盛放无菌物品的器具称无菌容器，如无菌方盘、贮槽、罐等。无菌容器应每周消毒灭菌 1 次。

（1）打开无菌容器时应将盖内面向上并＞90°，手不可触及盖的边缘及内面，取用无菌物品后应立即将无菌容器盖严，注明打开容器的日期、时间并签名。

（2）手持无菌容器时应托住容器底部，不能触及容器内面及边缘（图 3-2-1-1，图 3-2-1-2）。

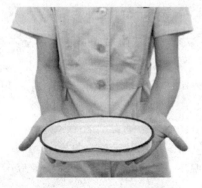

图 3-2-1-1 手持无菌盘

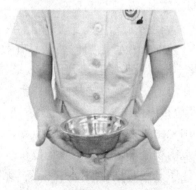

图 3-2-1-2 手持无菌碗

📹 视频 3-2-1-1　分解动作解析一，无菌持物钳的使用方法

📹 视频 3-2-1-2　分解动作解析二，无菌容器的使用方法

📖 项目二　铺无菌盘

一、案例导入

心内科治疗室内需要集中配药，请从无菌包中取出无菌治疗巾铺好无菌盘，以放置配药时备用的注射器。

二、操作目的

形成无菌区域以放置无菌物品，供治疗护理使用。

三、操作流程

```
┌─────────────────────────────────┐
│ 操作前准备：自身、用物、环境准备 │
└─────────────────────────────────┘
                 ↓
┌──────────────┐
│ 打开无菌包▲  │
└──────────────┘
   检查无菌包标签的有效期及包布质量；
   开包：逐层打开，用持物钳夹出无菌治疗巾，不跨越无菌区，不污染包布内面；
   如包内物品未用完，按原折痕包盖，指示胶带横向贴好，注明开包日期、时间，签名
┌──────────────┐
│ 铺无菌盘▲    │
└──────────────┘
   治疗巾双折铺治疗盘，上层折成扇形开口向外，放入无菌物品盖好，边缘按要求折叠
   成封闭空间
┌─────────────────────────────────┐
│ 注明铺盘日期、时间、盘内容物、签名 │
└─────────────────────────────────┘
```

注："▲"为质量评估关键点

四、精细解析

1. 无菌包的使用　无菌物品通常须放于质厚、致密、未脱脂的双层纯棉布包或无纺布包内。

（1）无菌包的包扎：将物品置于包布中间，内角盖过物品，并翻折一小角，而后折盖左、右两角（角尖端向外翻折），盖上外角，贴上化学指示胶带，在包外注明物品名称和灭菌日期，签名。

（2）无菌包的打开

1）开包前应检查无菌包品名、有效期，责任人签名，包布四角有无松动，是否干燥完整，化学指示胶带是否达到灭菌效果。

2）在清洁、干燥、宽敞的操作台上打开无菌包，依次揭开外角，右、左两角和内角；不能触及包布内面。

3）用无菌钳夹取包内物品放至无菌区内，注意不可跨越无菌区。

4）包内物品如未用完，应将包布按原折痕包回，指示胶带横向粘贴。

5）注明开包日期、时间并签名，无污染情况下 24 h 内可再使用。如不慎污染包内物品或被浸湿，则需重新灭菌。

（3）一次性开包取物法：一次取出包内全部物品时，可将无菌包托在手上打开。解开化学指示胶带，一手托住无菌包，另一手将包布四角抓住，稳妥地将包内物品放于无菌区内。

2. 铺无菌盘　无菌盘是将无菌治疗巾铺在清洁、干燥的治疗盘内，其内面为无菌区，可放置无菌物品，以供治疗和护理操作使用。有效期限不超过 4 h。

（1）无菌治疗巾的折叠法：将双层治疗巾横折数次，将开口边分别向外翻折对齐。

（2）无菌治疗巾的铺法：用无菌持物钳夹取治疗巾放于无菌盘内，注意不可跨越无菌区；取出治疗巾后按原折痕包好无菌包，注明开包日期、时间并签名。

双手捏住无菌治疗巾外角轻轻展开，双折铺于治疗盘上。两手捏住治疗巾上层两角的外面向远端呈扇形折叠，开口朝外。

（3）无菌盘的折叠：取所需无菌物品放入无菌区内，覆盖上层无菌巾，使上、下层边缘对齐下端，开口向上反折两次，两边向下或向上（内有液体时）反折 1 次，形成一个封闭空间，注意边缘应与治疗盘平齐。注明盘内用物、铺盘日期、时间并签名。

视频 3-2-2-1　分解动作解析三，无菌包的使用方法

视频 3-2-2-2　分解动作解析四，无菌盘的准备

项目三　取用无菌溶液

一、案例导入

护士正在为某病人进行吸痰操作，在用物准备过程中需要向治疗碗内倒入 30 ml 生理盐水以便冲洗吸痰管，请你帮助她倾倒生理盐水，完成该项任务。

二、操作目的

取用无菌溶液，供检查、治疗使用。

三、操作流程

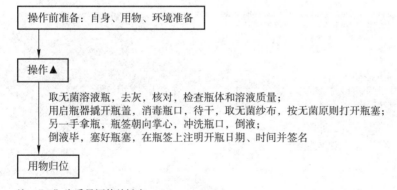

```
操作前准备：自身、用物、环境准备
        │
        ▼
   操作▲
        │
   取无菌溶液瓶，去灰，核对，检查瓶体和溶液质量；
   用启瓶器撬开瓶盖，消毒瓶口，待干，取无菌纱布，按无菌原则打开瓶塞；
   另一手拿瓶，瓶签朝向掌心，冲洗瓶口，倒液；
   倒液毕，塞好瓶塞，在瓶签上注明开瓶日期、时间并签名
        │
   用物归位
```

注："▲"为质量评估关键点

四、精细解析

1. 取用无菌溶液时应擦净灰尘，核对药名、浓度、剂量、有效期；检查瓶盖有无松动，瓶身、瓶底有无裂缝，溶液有无变色、混浊、沉淀、丝状物，检查时间不短于 10 s。

2. 撬去铝盖，消毒瓶口两次，纱布包裹打开瓶塞。

3. 瓶签朝向掌心，握住溶液瓶，先倒少量溶液冲洗瓶口；平移溶液瓶，再从冲洗处将无菌溶液倒入无菌容器内，瓶口距弯盘 10 cm 左右，不能溅出；不可将物品伸入无菌溶液瓶内蘸取溶液。

4. 无菌溶液一次未用完时，瓶塞原处塞回，盖好无菌盘。

5. 注明开瓶日期、时间并签名，已开启后的溶液 24 h 内有效，且余液只作清洁操作用。

🎬 视频 3-2-3-1　分解动作解析五，取用无菌溶液法

📜 项目四　戴（脱）无菌手套

一、案例导入

护士在为病人进行经外周中心静脉置管（PICC）操作时须戴上无菌手套操作，操作完毕须脱去手套。

身为专科护士，请你完成戴、脱无菌手套的操作。

二、操作目的

1. 在进行严格的医疗、护理操作时确保无菌效果。

2. 防止交叉感染。

三、操作流程

```
┌─────────────────────────────────┐
│ 操作前准备：自身、用物、环境准备 │
└─────────────────────────────────┘
              │
              ▼
┌──────────┐
│ 戴手套▲  │
└──────────┘
     │  核对无菌手套袋尺码和灭菌日期、灭菌效果；
     │  打开手套袋，取出滑石粉包，避开无菌区涂擦双手（一次性手套免去此步骤）；
     │  两手掀开手套袋开口处，捏住两手套翻折部分往前向上取出，检查拇指是否相对；
     │  五指对准先戴好一只手套，再将戴好手套的四指插入另一手套的翻折内面，拇指翘起，
     │  同法戴好；
     │  双手调整手套位置，将手套的翻边扣套在工作服衣袖外面；
     │  检查有无破损，入体腔前用无菌生理盐水冲洗
     ▼
┌──────────┐
│ 脱手套   │
└──────────┘
     │  操作完毕，先冲净血迹；
     │  一手捏住另一手套腕部外面翻转脱下，脱下手套的手插入另一手套内将其翻转脱下；
     │  将手套弃于医疗垃圾袋内
     ▼
┌──────────────────┐
│ 整理用物，洗手   │
└──────────────────┘
```

注："▲"为质量评估关键点

四、精细解析

1. 戴无菌手套　强调自身准备：洗净擦干双手，除去手表。

（1）检查手套尺码大小、有效期、包装是否完好。

（2）打开手套包装，捏住翻折部分将两只手套同时往前向上取出，在腰或台面以上、肩以下，一手持手套翻折的外面，另一手插入戴好一只手套，再将已戴手套的四指插入另一手套翻折的内面，拇指翘起，同法戴好另一只手套，拱手置于胸前，以免污染。

（3）检查手套是否吻合，有无破损。有粉手套入体腔前用无菌生理盐水冲洗。

2. 脱手套

（1）操作完毕，脱手套时避免强拉手套边缘或手指部分，应翻转脱下，勿使手套外面即污染面接触到皮肤。

（2）用后的手套放入医疗垃圾桶内，脱手套后应洗手。

戴、脱手套口诀："未戴手套的手只能碰手套内面，戴好手套的手只能碰手套外面。"

📹 视频 3-2-4-1　分解动作解析六，戴无菌手套法

五、技能考核

无菌技术操作步骤及评分标准见表 3-2-4-1。

📹 视频 3-2-4-2　无菌技术完整操作

表 3-2-4-1　无菌技术操作步骤及评分标准

项目	内容			分值	自评	互评
自身准备	服装鞋帽整洁，戴口罩₁，不戴耳环、手上饰物₁，剪指甲₁，洗手₁			4		
环境准备	操作前半小时通风₁，停止清扫，减少走动₁，操作台宽敞、清洁₁，治疗盘清洁、干燥₁			4		
用物准备	治疗盘，聚维酮碘棉签，无菌持物钳，无菌持物镊，无菌治疗巾，无菌治疗碗，无菌溶液，有盖方盘，纱布罐，无菌手套，抹布，弯盘，开瓶器，卡片，手消液，利器盒，污物桶₁；摆放合理₁（缺一项扣 0.5 分）			3		
操作过程	无菌包使用	检查：物品名称，有效期，责任人₂，指示胶带有无变色₁，包布干燥、完整₁		4		
		开包：揭外、右、左、内角₂；宽敞处打开₁		3		
		取物：用无菌钳/镊夹取包内指示卡和物品₂；不可跨越无菌区₁		3		
		无菌钳镊	取放：竖直₁，尖端闭合₁，溶液滴尽₁，不触及液面以上内壁及边缘₁	5		
			使用：尖端保持朝下₂，手持高度₁，远处使用时连同容器一起搬移₁	4		
			用后：夹取无菌物后即放回₁，钳轴节打开₁	2		
		扎回：按原折痕包回₁，指示胶带横贴₁		2		
		记录：注明开包日期、时间并签名₁，24 h 内有效₁		2		
	铺无菌盘法	铺巾：双手捏住无菌巾一边两角外面₁，轻轻抖开₁，双折铺于治疗盘上₁，上层向远端呈扇形折叠₁，开口向外₁		5		
		放物：依次取无菌物品放入盘中治疗巾中央₂		2		
		无菌容器	检查：物品名称、有效期、责任人、指示剂₁；密闭性₁；开盖：盖朝上放妥或拿在手中（>90°）₁	3		
			取物：用无菌钳/镊夹取物品₁；持取：用毕即由近向远盖回，不跨越无菌区₁	2		

续表

项目		内容	分值	自评	互评
		盖回：拉平扇形折叠层对齐封边[1]，开口处边缘向上反折两次[1]，两侧向下 / 上反折 1 次[1]	3		
		记录：日期、时间并签名[1]，4 h 内有效[1]	2		
	一次取物	检查：物品名称、有效期、责任人[1]，化学指示胶带有无变色[1]，包布干燥完整[1]	3		
		一次性开包取出治疗碗，无污染[2]，包布放入推车下方[1]	3		
	倒无菌溶液法	检查：核对药名、剂量、浓度、有效期[1]，检查瓶盖无松动、瓶体无裂缝[1]，溶液无沉淀、变色、混浊、丝状物[2]	4		
		开瓶塞：去铝盖[1]，消毒瓶口[1]，夹取纱布盖于瓶塞打开[1]	3		
		倒液：标签向上[1]，先冲洗瓶口[1]，再从冲洗处倒出液体[2]（距离 10 cm，不溅出），盖瓶塞：瓶塞原处塞回[1]	5		
		记录：开瓶日期、时间并签名[1]，24 h 内有效[1]	2		
	戴无菌手套法	准备：洗手，剪指甲[1]，取下手表[1]	2		
		检查：灭菌日期[1]，尺码大小合适[1]，无漏气[1]	3		
		戴手套：两只手套同时往前往上从手套袋中取出[1]，在腰以上、肩以下高度[1]，一手持手套翻折外面，另一手插入戴好[2]，再将戴手套的手指插入另一手套的翻折内面[1]，同法戴好拱手置于胸前[1]	6		
		检查：无破损[1]，入体腔前用无菌生理盐水冲洗[1]	2		
		脱手套：将手套口向下翻转脱出[2]	2		
综合评价		1. 评判性思维：相关理论知识及操作注意事项[3] 2. 操作要求：动作节力[1]、熟练[1]、轻稳[1]、正确[1] 3. 符合无菌操作原则，疑似污染立即更换[3] 4. 操作时间：8 min[2]	12		
总分			100		

主考人：＿＿＿＿＿＿＿　　　　　　　　　考试时间：＿＿年＿＿月＿＿日

【知识链接】

一、相关理论点

无菌技术是医疗、护理操作中预防和控制交叉感染的重要基本操作。在无菌操作过程中，任何一个环节都不得违反操作原则，否则就可能产生交叉感染的机会，给病人带来不应有的痛苦和危害。

1. 无菌技术操作原则

（1）无菌操作环境应清洁、宽阔。操作前半小时停止清扫、换被等，避免人群流动、尘埃飞扬。

（2）工作人员要穿戴整洁，洗手，剪指甲，去饰物。

（3）无菌物品与非无菌物品严格分开放置，且有明显标志。无菌物品不可暴露于空气中，应存放在无菌包或无菌容器内。无菌包外有物品名称、有效期、责任人，按失效先后顺序摆放。棉布无菌包的有效期为 7 天，过期或受潮应重新灭菌。

（4）无菌操作时，应明确无菌区与非无菌区。

（5）操作者应与无菌区保持一定距离，面向无菌区；用无菌持物钳取物；在腰部以上或台面以上高度操作；不可跨越无菌区；避免谈笑、咳嗽、打喷嚏；可疑污染应重新灭菌。

（6）一套无菌物品只供一位病人使用。

2. 无菌持物钳（镊）的类别和使用方法

（1）持物钳（镊）的类别：临床常用的持物钳（镊）有卵圆钳（图 3-2-5-1）、三叉钳和长、短镊子。

1）卵圆钳：钳的柄部有两环，使用时手指套入环内，钳的下端（持物端）有两个小环，有直头和弯头之分。可用以夹取刀、剪、钳、镊、治疗碗及弯盘等。由于两环平行紧贴，不能持重物，弯头卵圆钳使用时应将弯头朝下。

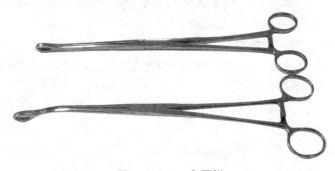

图 3-2-5-1　卵圆钳

2）三叉钳：结构和卵圆钳相似，不同之处是钳的下端为三叉状，呈弧形向内弯曲。用以夹取盆、盒、瓶、罐等较重的物品。

3）镊子：镊的尖端细小，使用时灵巧方便，适用于夹取棉球、棉签、针头、缝针等小物品。

（2）无菌持物钳（镊）的使用方法：可分湿式保存和干式保存两种。湿式保存应注意以下事项。

1）浸泡高度：若为消毒液浸泡消毒，消毒液面需超过轴节以上 2 ~ 3 cm（图 3-2-5-2）或镊子长度 1/2 以上。每个容器内只能放一把配套的无菌持物钳或镊（图 3-2-5-3）。

2）取放无菌持物钳（镊）时，尖端应闭合，不可触及容器口边缘及液面以上的容器内壁，手持钳（镊）上 1/3 段，手指不可触摸浸泡部位。使用时保持尖端向下，不可倒转向上，以免消毒液倒流污染尖端。用后立即放回容器内，并将轴节打开，以便充分接触消毒液。如取远处无菌物品时，无菌持物钳（镊）应连同容器移至无菌物品旁使用。

3）无菌持物钳（镊）不能触碰未经灭菌的物品，也不可用于换药或消毒皮肤。如被污染或可疑污染时，应重新消毒灭菌。

4）无菌持物钳（镊）及其浸泡容器，每周消毒灭菌 1 次，并更换消毒溶液及纱布。外科病室每周 2 次；手术室、门诊换药室或其他使用较多的部门，应每日灭菌 1 次。

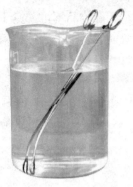

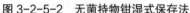
图 3-2-5-2 无菌持物钳湿式保存法

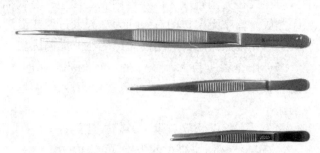
图 3-2-5-3 持物镊

若用干燥法保存，通常 4~8 h 更换 1 次。

3. 无菌技术操作的注意事项

（1）取放无菌持物钳时，不可触及容器口边缘及液面以上的容器内壁，以免污染。

（2）不可用无菌持物钳夹取油纱布，防止油粘于钳端而影响消毒效果。

（3）无菌包如超过有效期、有潮湿或破损者均不可使用。

（4）取出无菌物品时，不可触及容器盖的边缘及内面。

（5）不可将物品伸入无菌溶液瓶内蘸取溶液，已倒出的溶液不可再倒回瓶内。

（6）勿使瓶口接触容器口周围。

（7）已戴手套的手不可触及未戴手套的手及另一只手套的内面，未戴手套的手不可触及手套的外面。

（8）脱手套时，如手套上有血迹或污染严重时，应先清洗干净后再脱下弃于医疗垃圾桶内。

二、临床新进展

1. 无菌持物钳（镊）研究进展　在使用干式持物钳（镊）时，无化学消毒剂的残留，适用于夹取严禁潮湿、不能用生理盐水冲洗的物品如敷料等，同时能避免消毒剂刺激组织引起过敏反应。使用干式持物钳（镊）不需消毒液浸泡，可避免湿式持物钳（镊）因操作不慎使钳端倒置造成消毒液倒流而污染钳端，也可减少消毒液的消耗，降低成本，目前临床上广泛应用。

2. 无菌包装的研究进展　临床上对使用频繁、用量多的治疗包多采用一次性纸塑包装（如各种治疗包、拆线、换药、护理包等）及小包装（如棉球、纱布等消耗品）。这样，既方便临床使用，又可避免因大包装剩余物品反复灭菌而造成的浪费。

3. 无接触式手套穿戴法　医护人员穿防护服时，将双手接近袖口，但无须露出于袖口外，左手间隔隔离衣拿起手套，右手在袖口内握拳，左手将手套套于右手拳头上，伸展右手手指，拉展手套，将袖口平展包裹手掌，再拉展手套袖口至手腕及上臂，同法穿戴好左手手套。

采用无接触式手套穿戴方法具有以下优点：①可降低防护服与手套脱离的概率；最大限度避免污染；并且容易做到一体式穿脱，大大减少时间。②不会出现手腕部严重堆积过多衣服褶皱，可降低皮肤瘙痒的概率。③对于乳胶手套过敏的医护人员，也可以减少手套与手的接触面积，降低因过敏带来的伤害。

【自测反思】

一、单选题

1. 如无菌包内无菌物品一次未使用完，包内剩余物品的有效期限为（　　）

    A. 4 h   B. 24 h

    C. 3 天   D. 7 天

    E. 14 天

2. 护士小王在进行戴无菌手套的练习，老师应予以纠正的步骤是（　　）

    A. 先洗手、戴口罩和帽子

    B. 核对标签上的手套号码和灭菌日期

    C. 已戴手套的手持另一手套的内面戴好

    D. 戴手套的双手置于腰部水平以上

    E. 脱手套时，将手套翻转脱下

3. 护士小张在传染病区使用口罩时，符合要求的做法是（　　）

    A. 口罩遮住口部，鼻子可露出   B. 污染的手只能触摸口罩的外面

    C. 取下口罩后外面向外折叠   D. 口罩潮湿应晾干再用

    E. 脱下口罩后勿挂在胸前

二、简答题

1. 请写出无菌持物钳、无菌包、无菌容器、无菌盘、无菌手套、无菌溶液的有效期。

2. 请写出无菌技术各项操作时的无菌区。

3. 如何将无菌包内物品一次性取出而不污染它？

（张小曼）

单元三 注 射 法

【教学目标】

一、认知目标

1. 能说出皮内、皮下、肌内注射法的概念。

2. 能描述各种注射法的目的、常用部位及注意事项。

3. 能说出青霉素皮试液的配制方法。

4. 能陈述静脉注射法的操作要点。

5. 能比较各种注射法的操作异同点。

二、能力目标

1. 能正确进行药物抽吸。

2. 能正确完成皮内、皮下、肌内注射和静脉注射操作，做到动作连贯协调，进针角度、深度、药量三准确。

3. 能正确安装和调节微量注射泵，并排除气泡、报警等障碍。

4. 能正确摆放肌内注射的放松体位。

5. 能在各种注射法操作过程中始终贯穿无菌操作原则。

6. 能熟练应用无痛注射技巧。

三、情感态度和思政目标

1. 能认识到正确实施注射给药的重要性。

2. 能养成爱伤观念，在护理工作中始终保护病人隐私。

3. 能养成慎独修养，谨记"三查八对"，避免差错发生。

4. 能养成无菌观念，避免交叉感染。

5. 在确保安全、合理、有效给药的同时，能做好自我防护。

【模拟情境练习】

📜 项目一　皮内注射

一、案例导入

李墨，女，38 岁。因"反复咳嗽、咳痰 2 周，加重 3 天"拟"肺部感染"收住入呼吸内科 6 床，入院后医嘱予：青霉素 80 万 U ID bid 抗感染治疗。

作为责任护士，请你为该病人先进行青霉素皮试。

> 🎬 视频 3-3-1-1　皮内注射完整操作

二、操作目的

用于药物过敏试验、预防接种或作为局部麻醉的起始步骤。

三、操作流程

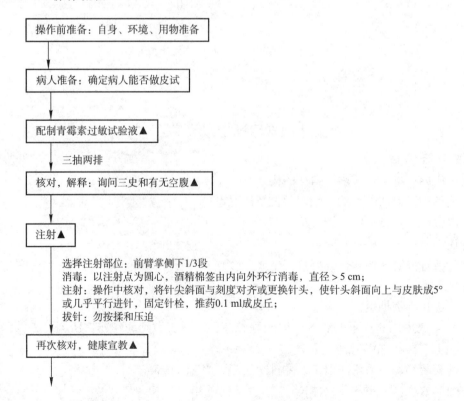

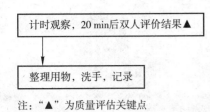

计时观察，20 min后双人评价结果▲

整理用物，洗手，记录

注："▲"为质量评估关键点

四、精细解析

1. 药液抽吸法

（1）查对药物和注射器

1）查对药物：配制皮试液前需核对药名、浓度、剂量、有效期，瓶身、瓶底无裂缝，药液无变色、混浊、沉淀、丝状物等情况。

2）检查并打开注射器：检查注射器规格、有效期、密闭性；取出注射器时注意旋紧针栓，以免掉落；取下针帽，将针尖斜面与刻度相反的方向对齐旋紧，回抽松动活塞。

（2）吸取药液

1）自大安瓿内吸取药液：①消毒及折断安瓿。将安瓿尖端药液弹至体部，在安瓿颈部划一锯痕，用75%乙醇消毒后折断安瓿并检查无玻璃碎屑。②抽吸药液。持注射器，将针头斜面向下置入安瓿内液面下，握于左手上，右手持活塞柄抽动活塞，吸取药液（图3-3-1-1）。

2）自密封瓶内吸取药液：①除去铝盖中心部分，常规消毒瓶塞，待干；②注射器内吸入与所需药液等量的空气，将针头插入瓶内，注入空气；③倒转药瓶，使针尖斜面在液面下，吸取药液至所需量（图3-3-1-2），以示指固定针栓，拔出针头。

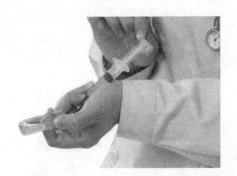

图 3-3-1-1 自大安瓿抽吸药液

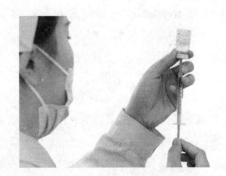

图 3-3-1-2 自密封瓶内抽吸药液

2. 皮试液混匀手法 每次将皮试液配至1 ml时，需混匀皮试液中的溶质。此时，先回抽少量空气，将针梗内药液回收至注射器内，倒转注射器使针头朝斜下方，轻轻敲动手腕或手背，将震动传导至注射器内，使气泡向上飘动，再将注射器针头朝正上方放置，同法震动注射器，使下方的气泡向上飘，从而达到混匀皮试液的目的。待气泡飘至乳头处，上推活塞排气，多余液体可排至污物杯中。

3. 皮内注射进针手法、角度、深度 用75%乙醇消毒前臂掌侧下1/3段皮肤。再次核对病人信息，将针尖斜面与注射器刻度对齐，必要时更换针头。左手绷紧皮肤，右手持枪式持注射器，使针头斜面向上与皮肤成5°或几乎平行进针，待针尖斜面完全进入皮内后，左手拇指固定针栓，不抽回血，勿跨越无菌区，右手推药0.1 ml，使局部隆起一皮丘（图 3-3-1-3），皮肤苍白，显露毛孔。注射完毕，拔针，再次核对，交代病人注意事项。

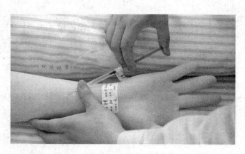

图 3-3-1-3 皮内注射推药手法

🎬 视频 3-3-1-2 皮内注射分解动作解析

五、护士用语

1. 操作前解释

（1）核对病人信息："李大姐，请让我看一下您的腕带。"

（2）解释操作目的，询问三史和是否空腹："李大姐，您肺部有感染，医生给您开了青霉素抗感染，要先做青霉素皮试，请问您之前用过这种药吗？""对这种药物过敏吗？""您吃过饭了吗，饿不饿？""您和家里人有没有对什么药物或吃的东西过敏的？""对酒精过敏吗？"

2. 操作中指导

（1）评估注射部位："我看一下您的皮肤情况。您这里皮肤完整，没有硬结，等会儿就在这里进针。"

（2）操作中人文关怀："给您消一下毒，可能有点凉。"

（3）进针前再次核对："6 床李墨，住院号 123456，青霉素皮试。"

3. 操作后嘱咐

（1）操作后核对："请再跟我核对您的姓名，6 床李墨，住院号 123456，青霉素皮试，核对无误。"

（2）健康宣教："皮试已经给您做好了，现在是 9 点钟，20 min 后我会回来查看皮试结果。在此期间请您不要离开病房，不要做剧烈运动，注射部位不要揉搓、按压、碰水，如果有头晕等不适，床头铃就在这里，请及时按铃叫我。您先休息，我过会儿再来看您。"

4. 双人查看皮试结果

（1）双人核对及查看结果："大姐，您好，我是你的责任护士，请问您叫什么名字？手腕带我看一下。""6 床，李墨，住院号 123456。李大姐，刚才您做了皮试，现在时间到了，我们看一下皮试结果。20 min 内您有任何不适吗？""好的，现在我和同事一起看下您的皮肤情况。皮肤无红肿硬结，皮试为阴性。"

（2）做好宣教："李大姐，您的青霉素皮试是阴性，现在我去治疗室给您准备下一步的治疗，您先休息，我过会儿再来看您。"

（3）如果皮试结果是阳性："李大姐，您的皮肤出现红肿、硬结，手上伴有痒感，我们确认您对青霉素过敏，请您和家人记住，您以后不能做青霉素皮试，也不能用青霉素！现在我去报告医生，给您换一种药物治疗。如果您还有其他任何不适，请及时按铃叫我。"

六、技能考核

皮内注射法操作步骤及评分标准见表 3-3-1-1。

表 3-3-1-1 皮内注射法操作步骤及评分标准

项目	内容	分值	自评	互评
自身准备	衣帽整洁$_1$；洗手$_2$，戴口罩$_2$	5		
环境准备	按无菌操作要求准备环境$_1$；台面用半湿抹布擦净，洗手$_2$	3		
用物准备	治疗盘，注射盘，无菌治疗巾，酒精和碘伏棉签，干棉签，污物杯，砂轮，一次性注射器（5 ml 一付，1 ml 二付），医嘱本，药物执行单，肾上腺素针一支（避光），青霉素钠及生理盐水，标签贴，无菌手套，锐器盒，手消液，医用垃圾桶，生活垃圾桶，其他抢救用品应处于完好应急状态（少一样扣 0.5 分）$_3$	3		
药物准备	双人核对医嘱，查对青霉素$_1$，去盖$_1$，消毒瓶口$_1$	3		
	检查生理盐水$_1$，弹、割、消安瓿$_3$，再次消毒密封瓶$_1$，取注射器$_2$，抽 4 ml 生理盐水注入密封瓶溶解药物，摇匀药液，再次消毒$_2$	11		
	用 1 ml 注射器抽取所需剂量的药液$_2$，并将其稀释至 1 ml$_2$	17		
	抽取少量空气至注射器$_1$，混匀药液$_2$			
	排液至 0.1 ml，抽生理盐水至 1 ml，混匀$_3$；再排至 0.1 ml，抽生理盐水至 1 ml，混匀$_3$；配成所需浓度，最后排气至整数$_2$，核对药物，贴标签放入无菌盘，洗手$_2$			
病人准备	核对病人信息$_2$	2		
	询问过敏史、用药史、家族史$_3$，病人不能空腹做皮试并解释$_1$	4		
注射过程	选择注射部位：前臂掌侧下 1/3$_2$	2		
	消毒：75% 乙醇（手法$_1$，范围$_1$）；戴手套$_1$	3		
	核对$_1$，调整针尖斜面，排气$_2$	3		
	绷紧皮肤$_2$，持枪式，针头斜面向上与皮肤成 5° 或几乎平行进针$_2$，待针尖斜面完全进入皮内后$_1$，左手固定针栓$_1$，不抽回血$_1$，右手推药液 0.1 ml 成皮丘$_2$	11		
	拔针$_1$，勿按揉和压迫皮丘$_2$，再次核对$_2$	5		
	计时：20 min 后评估$_1$	1		
操作后处理	宣教：告诉病人 20 min 内不要随意走动，不可用手按揉局部，避免做剧烈运动$_3$，如有不适，立即告诉护士$_1$	4		
	整理用物，脱手套$_1$，洗手$_1$，记录$_1$	4		
结果评价	双人查看结果$_1$，阴性：皮丘无改变，周围无红肿，无自觉症状$_3$	4		
	双人查看结果$_1$，阳性：皮丘隆起，红晕，硬块，直径 >1 cm，有伪足或局部发痒，严重者可有头晕、心慌、恶心，甚至过敏性休克$_3$			
	双人查看结果$_1$，假阳性：有疑问者可在对侧手臂做对照试验$_3$			
记录	阴性：告知病人，在医嘱单、药物执行单上注明结果$_2$	2		
	阳性：告知病人，通知医生，用红笔在医嘱单、病历卡、床头卡、药物执行单上均需注明（+）并作交班$_2$			

续表

项目	内容	分值	自评	互评
综合评价	1. 评判性思维：相关理论知识及操作注意事项 $_3$ 2. 操作要求：操作熟练、节力，正确，无菌观念及核对意识强 $_5$ 3. 人文关怀：关爱病人，与病人有效沟通，具备整体护理能力 $_3$ 4. 操作时间：15 min$_2$	13		
总分		100		

主考人：_____   考试时间：____年____月____日

📋 项目二　肌内注射

一、案例导入

赵鑫，女，46 岁。因患子宫肌瘤 1 年，近 3 个月明显增大，月经量增多，今以"子宫肌瘤，缺铁性贫血"收治入妇科病房。入院后行常规检查，发现病人血红蛋白仅为 90 g/L，医嘱予：硫酸亚铁片 0.3 g tid po，维生素 B$_6$ 100 mg im qd。

作为责任护士，请你为该病人执行肌内注射维生素 B$_6$。

📹 视频 3-3-2-1　肌内注射完整操作

二、操作目的

1. 由于药物或病情不宜采用口服给药时。

2. 要求药物在短时间发生疗效而又不适于或不必要采用静脉给药时。

3. 药物刺激性较强或药量较大，不适于皮下注射时。

可遵医嘱将药物注入肌肉组织，进行肌内注射。

三、操作流程

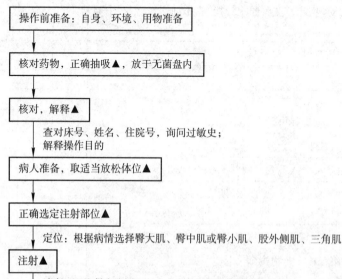

操作前准备：自身、环境、用物准备

↓

核对药物，正确抽吸▲，放于无菌盘内

↓

核对，解释▲

查对床号、姓名、住院号，询问过敏史；
解释操作目的

↓

病人准备，取适当放松体位▲

↓

正确选定注射部位▲

定位：根据病情选择臀大肌、臀中肌或臀小肌、股外侧肌、三角肌

↓

注射▲

消毒：以注射点为圆心，由内向外环行消毒两次，直径 > 5 cm；
注射：左手绷紧皮肤，右手执笔式持针，中指固定针栓，垂直快速刺入约2/3针梗，
固定针栓，抽活塞无回血，缓慢注入药物，注射完毕迅速拔针，按压片刻

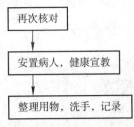

再次核对

↓

安置病人，健康宣教

↓

整理用物，洗手，记录

注："▲"为质量评估关键点

四、精细解析

1. 自小安瓿抽吸药液 可分为抽吸药液、排气等步骤。

（1）抽吸药液：自小安瓿内吸取药液时可细分为"一查、二弹、三锯、四消、五掰、六抽"六步。

1）一查：检查药物名称、浓度、剂量、有效期，药液澄清度、有无絮状物，药瓶有无破损，给药时间及给药方法。

2）二弹：将安瓿尖端的药液弹至体部，避免药液残留在安瓿上段，减少药液浪费。

3）三锯：在安瓿颈部用砂轮划一锯痕，长度为颈部周长 1/4～1/2，以减少玻璃微粒的产生。安瓿颈部如有蓝色标记，则无须划痕。

4）四消：用 75% 乙醇棉签自划痕一端沿颈部绕至另一端一圈，消毒并拭去玻璃碎屑，注意不得重复消毒，以免造成污染。

5）五掰：两手分别握住安瓿上、下端，同时向下、向外用力，折断安瓿并检查有无玻璃碎屑（图 3-3-2-1）。必要时垫无菌纱布折断安瓿，以防止锐器伤。

6）六抽：一次性注射器的使用方法同皮内注射药液抽吸法中"检查并打开注射器"（图 3-3-2-2）。

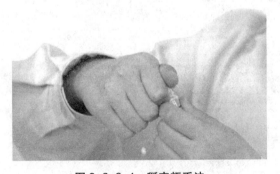

图 3-3-2-1 掰安瓿手法

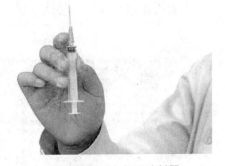

图 3-3-2-2 打开注射器

再次检查药物后用左手示指和中指夹住安瓿上段，右手持注射器，将针尖斜面向下置入安瓿内液面下，而后将注射器握于左手其余手指间，右手持活塞柄，抽动活塞，吸取药液至所需量（图 3-3-2-3），抽吸药液时，安瓿标签应朝上，以便在抽吸过程中核对药物。药液抽吸完毕，以右手示指固定针栓，取出注射器（图 3-3-2-4）。

（2）排气：抽吸完药液后，应排尽注射器内的空气。将针头垂直向上，轻拉活塞柄，先使针头内药液流入注射器，以免排气时将针梗内药液排出造成浪费。转动并轻轻震动注射器，使注射器内的小气泡融合成大气泡，将气泡集于最顶端的乳头口，向上轻推活塞，

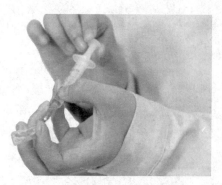

图 3-3-2-3 自小安瓿抽吸药液

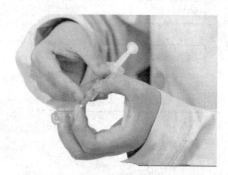

图 3-3-2-4 取出抽好药液的注射器

排出气体，达到欲滴非滴的状态，这样既能排出气体又不浪费药液（图 3-3-2-5）。若注射器乳头偏向一边，排气时，需将注射器乳头向上倾斜，使气泡集中于乳头根部，再排出气体。

2. 正确摆放肌肉放松体位 肌内注射时，为做到无痛注射，应指导或帮助病人放松体位。以臀大肌注射为例，放松体位如下。

（1）侧卧位：侧卧时，病人上腿伸直，下腿微曲，使臀大肌放松（图 3-3-2-6）。

（2）俯卧位：俯卧位时，足跟分开，头偏向一侧（图 3-3-2-7）。

（3）坐位：椅子稍高，便于操作。

（4）仰卧位：常用于危重及不能翻身的病人。

3. 臀大肌肌内注射定位法 肌内注射时，应根据病人的病情、年龄、药液性质选择

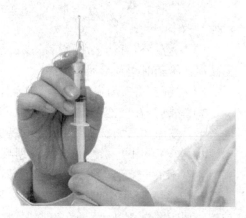

图 3-3-2-5 排气

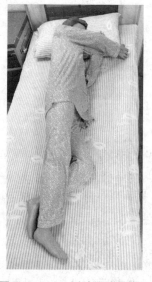

图 3-3-2-6 侧卧位放松体位

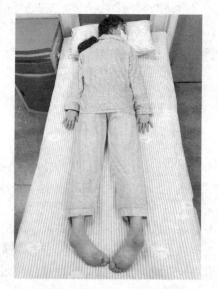

图 3-3-2-7 俯卧位放松体位

注射部位。臀大肌为成人最常用的肌内注射部位，但臀大肌深部有坐骨神经穿行，故而注射时应避免损伤坐骨神经。定位方法有两种。

（1）十字法：从臀裂顶点向左或向右引一水平线，再以髂嵴最高点做一垂线，将一侧臀部分为 4 个象限，选其外上象限并避开内角，即为注射区。

（2）连线法：取髂前上棘和尾骨连线的外 1/3 处即为注射部位。

4. 肌内注射进针、推药、拔针手法　为做到无痛注射，应掌握"两快一慢加匀速"的注射技巧。

（1）进针快：肌内注射时，左手拇指和示指绷紧皮肤，右手执笔式持注射器，以中指固定针栓，垂直快速刺入肌内，深度约 2/3 针梗，消瘦者及儿童酌减。切勿将针头全部刺入，以防病人扭动导致针梗从根部衔接处折断，难以取出针头。

（2）推药慢加匀速：固定针栓，抽动活塞无回血，缓慢并匀速注入药物。

（3）拔针快：注射毕，将干棉签先置于进针点旁，拔针后立即用干棉签按住针眼，按压至不出血。

🎬 视频 3-3-2-2　肌内注射分解动作解析

五、护士用语

1. 药物准备时

（1）核对："双人核对医嘱，6 床，赵鑫，住院号 123456，维生素 B_6 100 mg 肌内注射 qd，核对无误。"

（2）环境准备："治疗室及病房环境安静整洁，温湿度适宜，光线适中，符合无菌操作要求。"

（3）用物准备："用物已备齐，均在有效期内。"

（4）检查药物："维生素 B_6 100 mg，有效期内，瓶口无松动、瓶身瓶底无裂缝，溶液澄清。"

（5）消毒小安瓿时："乙醇棉签在有效期内，待干。"

（6）取用注射器时："2 ml 注射器，有效期内，密闭性良好。"

（7）抽吸药液后再次核对药物："双人核对，6 床，赵鑫，住院号 123456，维生素 B_6 100 mg 肌内注射 qd，核对无误。"

2. 操作前解释

（1）核对病人信息："您好！我是您的责任护士，请问您是哪一床？叫什么名字？请让我看一下您的手腕带。"

（2）解释操作目的，询问过敏史："赵阿姨您好，接到医嘱，要给您肌内注射维生素 B6，是加强营养用的，请您配合。阿姨，您有对什么药物或吃的东西过敏的吗？"

3. 操作中指导

（1）指导摆放体位："好的，现在请您翻身朝左侧卧，上腿伸直，下腿微曲，裤子脱下一点。"

（2）操作中人文关怀："给您消一下毒，会有点凉。"

（3）进针前再次核对："6 床，赵鑫，123456，维生素 B_6 100 mg im qd。"

（4）进针的同时通过寒暄转移病人注意力："阿姨，您是哪里人啊？"或"阿姨，您有几个孩子？"

4. 操作后嘱咐

（1）操作后核对："我已为您注射完毕，请按压 2～3 min。""请再跟我核对您的姓名，赵鑫，6 床，住院号 123456，维生素 B_6 100 mg im qd，核对无误，谢谢。"

（2）健康宣教："您有什么不舒服吗？没有是吗？好的，注射部位不要揉搓，别碰水。您好好休息，有事请按床头铃叫我。"

六、技能考核

肌内注射法操作步骤及评分标准见表 3-3-2-1。

表 3-3-2-1 肌内注射法操作步骤及评分标准

项目	内容	分值	自评	互评
自身准备	衣帽整洁$_1$，洗手$_2$，戴口罩$_2$	5		
环境准备	操作前半小时禁止无关人员流动及清扫工作$_1$，台面用半湿抹布擦净，洗手$_2$	3		
用物准备	治疗盘，注射盘，无菌治疗巾，酒精和碘伏棉签，干棉签，砂轮，一次性注射器，医嘱本，药物执行单，药液，无菌手套，锐器盒，手消液，医用垃圾桶，生活垃圾桶（缺一项扣 0.5 分）$_3$	3		
药物准备	双人核对医嘱$_2$，备齐药物$_2$	4		
	配药前检查药物：名称，有效期，澄清度，药瓶有无破损$_4$	4		
	将安瓿尖端药液弹至体部$_1$，用砂轮锯安瓿颈部$_1$，75% 乙醇消毒安瓿颈部$_2$，待干$_2$，折断后查有无玻璃碎屑$_2$	6		
	取一次性注射器，检查：名称、型号、有效期，包装是否完好$_2$，撕开包装取出注射器$_1$，旋紧针栓$_1$，针尖斜面与刻度相反$_1$，转动活塞$_1$，去针头保护盖$_1$	7		
	配药中查对$_1$，正确抽取药液：用左手示、中指夹住小安瓿，拇指、环指夹住注射器前端$_2$，右手持注射器针头斜面向下，伸入安瓿内的液面下，右手拇指、示指抽动活塞柄进行抽药$_2$，要求剂量准确，不余，不漏，不污染$_3$	8		
	配药后查对，注射器套上针帽$_1$，贴标签贴$_1$，放入无菌盘内$_1$	3		
	洗手$_1$，备齐用物推车至病床前$_1$	2		
病人准备	核对$_2$，解释$_1$，协助病人取适当体位$_2$	5		
注射过程	选定部位：臀大肌最常用，其次为臀中肌、臀小肌、股外侧及上臂三角肌，定位方法正确$_5$	5		
	戴手套$_2$，消毒皮肤，内→外直径 > 5 cm$_2$	4		
	取消毒干棉签一条夹好$_2$，核对$_1$，排气$_2$	5		
	左手拇指和示指绷紧皮肤$_2$，右手持针，如执毛笔姿势，以中指固定针栓$_2$，针头与注射部位成 90°$_2$，快速刺入肌内约 2/3 针梗（消瘦者及儿童酌减）$_2$	8		
	固定针栓，抽动活塞无回血$_2$，缓慢注入药物$_2$，迅速拔针$_1$，注射毕以干棉签按压进针点片刻	7		

续表

项目	内容	分值	自评	互评
操作后处理	操作后查对 $_1$，脱手套 $_1$，观察反应，健康宣教 $_2$	4		
	整理床单位，清理用物 $_2$，洗手，记录 $_2$	4		
综合评价	1. 评判性思维：相关理论知识及操作注意事项 $_3$ 2. 操作要求：操作熟练、正确，做到无痛注射，无菌观念及核对意识强 $_5$ 3. 人文关怀：关爱病人，与病人有效沟通，具备整体护理能力 $_3$ 4. 操作时间：8 min $_2$	13		
总分		100		

主考人：_____   考试时间：___年___月___日

项目三 皮下注射

一、案例导入

王晓燕，女，46 岁。因患子宫肌瘤 1 年，近 3 个月明显增大，月经量增多，今以"子宫肌瘤"收治入妇科病房。入院后行常规检查，发现病人血红蛋白仅为 80 g/L（↓），医嘱予：重组人促红素注射液 10 000 IU H tiw。

作为责任护士，请你为该病人进行皮下注射。

e 视频 3-3-3-1 皮下注射完整操作视频

二、操作目的

1. 注入小剂量药物，用于不宜口服给药而需在短时间发生药效时，如胰岛素注射。
2. 预防接种。
3. 局部麻醉用药。

三、操作流程

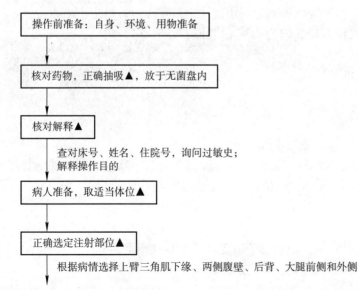

操作前准备：自身、环境、用物准备

核对药物，正确抽吸▲，放于无菌盘内

核对解释▲

查对床号、姓名、住院号，询问过敏史；
解释操作目的

病人准备，取适当体位▲

正确选定注射部位▲

根据病情选择上臂三角肌下缘、两侧腹壁、后背、大腿前侧和外侧

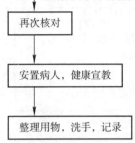

注射▲

消毒：以注射点为圆心，由内向外环形消毒，直径 > 5 cm；
注射：右手示指固定针栓，针头斜面向上，与皮肤成30° ~ 40°，迅速刺入针梗1/2 ~ 2/3，
左手抽动活塞无回血后即可推药；
注射完毕，干棉签轻压针刺旁，快速拔针后按压至不出血

再次核对

安置病人，健康宣教

整理用物，洗手，记录

注："▲"为质量评估关键点

四、精细动作解析

1. 自小密封瓶内抽吸药液　自小密封瓶内抽吸药液步骤如下。

（1）消毒瓶口：启开密封瓶瓶盖，用碘伏棉签消毒瓶口两遍，待干。

（2）检查并取出注射器：同皮内注射法。

（3）注入等量空气：注射器内先吸入与所需药液等量的空气，再用示指固定针栓，将针头插入密封瓶内，注入空气。

（4）吸取药液：倒转药瓶，使针尖斜面在液面下，吸取药液至所需量，要求剂量准确，不漏，不污染。

（5）排气：以示指固定针栓，拔出针头，向上排气。

2. 皮下注射进针、推药、拔针手法

（1）进针：左手绷紧局部皮肤，过瘦者可捏起注射部位，右手示指固定针栓，持枪式握住注射器，针头斜面向上与皮肤成 30° ~ 40°，迅速刺入针梗 1/2 ~ 2/3。

（2）推药：固定针栓，抽动活塞无回血，缓慢注入药物。

（3）拔针：注射毕，将干棉签轻压针刺处旁边，快速拔针按压针眼至不出血为止。

皮下注射时也应掌握"两快一慢加匀速"的无痛注射技巧。

視頻 3-3-3-2　皮下注射分解动作解析

五、护士用语

1. 操作前解释

（1）核对病人信息："王阿姨，请让我看一下您的手腕带"。

（2）解释操作目的，询问过敏史："王阿姨，您现在有贫血，接到医嘱，要给您皮下注射重组人促红素注射液，是帮您升红细胞用的，请您配合我一下。阿姨，您有对什么药物或吃的东西过敏的吗？"

2. 操作中指导

（1）指导摆放注射体位："阿姨，请把袖子撸起来，手撑在腰上。"

（2）操作中人文关怀："先给您消毒，会有点凉。"

（3）进针前再次核对："6床，王晓燕，住院号 123456，重组人促红素注射液

10 000 IU H tiw。"

（4）进针的同时转移病人注意力："阿姨，您看上去很年轻啊！"或"阿姨，您家里有几口人？"等寒暄的话语。

3. 操作后嘱咐

（1）操作后核对："我已为您注射完毕，请按压 2~3 min。""请再跟我核对您的姓名，王晓燕，6 床，住院号 123456，重组人促红素注射液 10 000 IU H tiw，核对无误，谢谢。"

（2）健康宣教：同肌内注射。

六、技能考核

皮下注射法操作步骤及评分标准见表 3-3-3-1。

表 3-3-3-1 皮下注射法操作步骤及评分标准

项目	内容	分值	自评	互评
自身准备	衣帽整洁$_1$,洗手$_2$,戴口罩$_2$	5		
环境准备	操作前半小时禁止无关人员流动及清扫工作$_1$,台面用半湿抹布擦净,洗手$_2$	3		
用物准备	治疗盘,注射盘,无菌治疗巾,酒精和碘伏棉签,干棉签,砂轮,一次性注射器,医嘱本,药物执行单,注射药液,无菌手套,锐器盒,手消液,医疗垃圾桶,生活垃圾桶（缺一项扣 0.5 分）$_3$	3		
药物准备	双人核对医嘱$_2$,备齐药物$_2$	4		
	配药前检查药物：名称,有效期,澄清度,药瓶有无破损$_4$	4		
	启开瓶盖$_1$,消毒瓶口,待干$_2$	4		
	取一次性注射器,检查：名称、型号、有效期、包装是否完好$_2$,撕开包装取出注射器$_1$,旋紧针栓$_1$,针尖斜面与刻度相反$_1$,转动活塞$_1$,去针头保护盖$_1$	7		
	配药中查对,正确抽取药液：注射器内吸入与所需药液等量的空气,示指固定针栓,将针头插入瓶内,注入空气$_2$;倒转药瓶,使针尖斜面在液面下,吸取药液至所需量$_2$;以示指固定针栓,拔出针头$_1$,排气$_1$,要求剂量准确$_1$,不漏$_1$,不污染$_1$	9		
	配药后查对$_1$,将注射器套上针帽$_1$,贴上标签贴$_1$,放入无菌盘内$_1$	4		
	洗手$_1$,备齐用物推车至病床前$_1$	2		
病人准备	核对$_2$,解释$_1$,协助病人取适当体位$_2$	5		
注射过程	选定部位：上臂三角肌下缘、上臂外侧、腹部、后背或大腿外侧方$_4$	4		
	戴手套$_2$,消毒皮肤,内→外直径 > 5 cm$_2$	4		
	取消毒干棉签一条$_2$,核对$_1$,排气$_2$	5		
	左手绷紧皮肤（过瘦者可捏起注射部位）$_2$,右手持注射器,示指固定针栓$_1$,针头斜面向上和皮肤成 30°~40°$_2$,迅速刺入针梗 1/2 或 2/3$_2$	8		
	固定针栓,抽动活塞无回血$_2$,缓慢注入药物$_2$,迅速拔针$_1$,注射毕以消毒棉签按压进针点,按压片刻$_2$	7		

续表

项目	内容	分值	自评	互评
操作后处理	操作后查对 $_2$，脱手套 $_1$，观察反应，健康宣教 $_2$	5		
	整理床单位，清理用物 $_2$，洗手，记录 $_2$	4		
综合评价	1. 评判性思维：相关理论知识及操作注意事项 $_3$ 2. 操作要求：操作熟练、正确，做到无痛注射，无菌观念及核对意识强 $_5$ 3. 人文关怀：关爱病人，与病人有效沟通，具备整体护理能力 $_3$ 4. 操作时间：8 min $_2$	13		
总分		100		

主考人：_____　　　　　　　　　　考试时间：___年___月___日

项目四　静脉注射

一、案例导入

王光华，女，67 岁。因"间断咳嗽、气喘 17 年，再发 1 个月，加重 3 天"，门诊拟"支气管哮喘、糖尿病"收治入院。入院时咳嗽，咳少量黄痰，自觉呼气时有哮鸣音，无明显憋喘，空腹血糖值为 8.9 mmol/L。上午病人与家属聊天时，突感头晕、出冷汗，医生查问方知病人今晨因咳嗽导致进食量偏少，医嘱予：50% 葡萄糖注射液 15 ml iv st。

作为责任护士，请你为该病人执行静脉注射医嘱。

视频 3-3-4-1　静脉注射完整操作

二、操作目的

1. 注入药物，用于药物不宜口服、皮下注射、肌内注射或需迅速发挥药效时。
2. 药物因浓度高、刺激性大、量多而不宜采取其他注射方法。
3. 注入药物做某些诊断性检查。
4. 静脉营养治疗。

三、操作流程

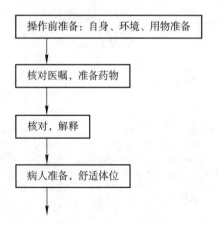

操作前准备：自身、环境、用物准备

↓

核对医嘱，准备药物

↓

核对，解释

↓

病人准备，舒适体位

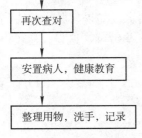

实施静脉注射▲

静脉准备：垫枕铺巾，选择静脉，消毒皮肤，准备敷贴，戴手套，再次核对，排气；
注射：绷紧皮肤，固定静脉，15°～30°从静脉上方或侧方进针，见回血后，松拳和松压脉带，胶布固定头皮针，缓慢推药，适时抽回血，观察反应，注射完毕拔针，按压

再次查对

安置病人，健康教育

整理用物，洗手，记录

注："▲"为质量评估关键点

四、精细动作解析

1. 注射前静脉准备　垫静脉小枕，铺治疗巾，在穿刺点上方 6 cm 处扎压脉带，检查局部皮肤完整，选择静脉充盈、弹性好、粗直、易固定的静脉，避开关节和静脉瓣。消毒静脉上方皮肤两遍，直径 > 5 cm，其间可准备无菌敷贴，戴手套做好自我防护。如有松压脉带，务必在第二次消毒前扎上压脉带，以免跨越无菌区。

2. 静脉注射进针及推注手法

（1）再次核对：核对病人床号、姓名、住院号、药名、浓度、剂量、给药方法及时间，连接头皮针，排气。

（2）进针：嘱握拳，使静脉充盈。绷紧皮肤以 15°～30° 从静脉上方或侧方进针，见回血放平再沿静脉走向进针少许。穿刺成功后松拳，松压脉带，用无菌敷贴固定，美观牢固。缓慢推注药物，根据病人年龄、病情及药物性质，掌握注药速度。注药过程中适时抽回血，以检查针头是否仍在静脉内，随时听取病人主诉，观察局部情况及病情变化。

📹 视频 3-3-4-2　静脉注射分解动作解析

五、护士用语

1. 操作前解释

（1）核对病人信息："王阿姨，请让我看一下您的手腕带。"

（2）解释操作目的，询问过敏史："王阿姨，您现在感觉怎么样？刚才测出来您血糖有点低，医生开了医嘱，要给您注射葡萄糖溶液补充能量，请配合我一下好吗？请问您之前用过这种药吗？有对什么药物或吃的东西过敏的吗？

2. 操作中指导

（1）检查静脉情况："好的，现在我要看一下您的静脉情况。您这根静脉粗直有弹性，我等会儿就从这里进针可以吗？"

（2）扎压脉带："先给您扎下压脉带，会有点紧。"

（3）消毒："给您消一下毒，可能会有点凉。"

（4）进针前："我现在准备进针了，请您握拳。"

（5）进针后："压脉带给您松掉。请松拳。"

（6）注射前再次核对："6 床，王光华，50% 葡萄糖注射液 15 ml iv st。"

（7）推注药物时："这个药要慢慢推，您现在感觉怎么样？如有不舒服，请及时告诉我。"

3. 操作后嘱咐

（1）操作后核对："请按压 2～3 min 止血。请再告诉我您的名字，6 床王光华，住院号 123456，50% 葡萄糖注射液 15 ml iv st，核对无误。谢谢。"

（2）健康宣教："针已经打好了，穿刺处请你不要揉搓、碰水，如果有肿胀、疼痛的情况，请及时告诉我好吗，15 min 后我会再过来给您测血糖。床头铃就在这里，您可以及时叫我，请好好休息，我过会儿再来看您。"

六、技能考核

静脉注射操作步骤及评分标准见表 3-3-4-1。

表 3-3-4-1　静脉注射操作步骤及评分标准

项目	内容	分值	自评	互评
自身准备	工作衣、帽、鞋穿戴整齐，修剪指甲，洗手，戴口罩₅	5		
环境准备	按无菌操作要求准备环境₃	3		
用物准备	基本注射盘，碘伏棉签，医嘱本或执行单，静脉小枕，治疗巾，压脉带，注射器，头皮针，无菌敷贴，无菌手套，锐器盒，手消液，医用垃圾桶，生活垃圾桶（少一项扣 0.5 分）₃	3		
药物准备	双人核对医嘱，讲明查对内容₃	3		
	检查并抽吸药液，放入无菌盘₃	3		
病人准备	核对病人₁，解释操作目的₁，评估病人₂，注意护患沟通₂	6		
注射过程	舒适体位，垫枕铺巾₂，穿刺点上方 6 cm 处系压脉带₂，选择穿刺静脉₂，松压脉带₂，消毒皮肤₂	10		
	准备敷贴₂，戴手套₂	4		
	先系压脉带再消毒₃	3		
	连接头皮针₂，再次核对₂，排气₂	6		
	绷紧皮肤，固定静脉₃，15°～30° 从静脉上方或侧方进针₄，见回血后再进针少许₃	10		
	穿刺后松拳₂，松压脉带₃，胶布固定₂	7		
	缓慢推注药物₃，注药过程中抽回血，以检查针头是否仍在静脉内₃，观察并询问病人反应₂	8		
	注射毕，无菌干棉签轻压针刺处上方₂，快速拔针后按压至不出血为止₂，再次核对₂	6		
操作后处理	清理用物₁，脱手套₂，宣教₂	5		
	妥善安置病人，整理床单位₂；洗手₂，记录₁	5		
综合评价	1. 评判性思维：相关理论知识及操作注意事项₃ 2. 操作要求：动作轻巧、熟练、正确，核对意识和无菌观念强₅ 3. 人文关怀：关爱病人，与病人有效沟通，具备整体护理能力₃ 4. 操作时间：7 min₂	13		
总分		100		

主考人：_____　　　　　　　　　　　　　　考试时间：___年___月___日

📜 项目五　使用微量注射泵

一、案例导入

周雯芳，女，58岁，退休工人。因上腹胀痛，伴解黑便3周，今门诊以"上消化道出血"收治入院。病人入院时发育正常，消瘦，神志清醒，面色苍白，皮肤黏膜无黄染，自述阵发性上腹胀痛，解黑便2次，量约30 ml，伴头晕、乏力、反酸、呕吐，呕出少量咖啡色胃内容物。辅助检查：血常规 WBC 7.8×10^9/L，HGB 86 g/L↓，RBC 2.82×10^{12}/L↓，HCT 29.5%↓。医嘱：生长抑素 6 mg + 生理盐水 50 ml 4 ml/h wc iv-vp st。

作为责任护士，请你用微量注射泵为该病人泵入生长抑素。

🎦 视频 3-3-5-1　使用微量注射泵完整操作

二、操作目的

根据病情和药物性质，使用微量注射泵可使静脉注射的药物剂量精确、速度均匀，能进行长时间、微量注射。

三、操作流程

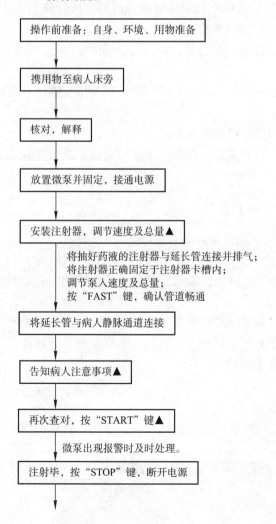

```
┌─────────────────────────┐
│ 将连接管与静脉通道分离 │
└─────────────────────────┘
             │
             ▼
┌─────────────────────────┐
│ 整理用物，洗手，记录     │
└─────────────────────────┘
```

注："▲"为质量评估关键点

四、精细动作解析

1. 安装注射器　将延长管和注射器连接，延长管前连接头皮针，使用快注键或 Fast 键排出管道内空气，而后将注射器固定于微量注射泵的卡槽中。注意：务必将注射活塞柄卡入卡座内；注射标签应朝外，不得遮盖刻度；安装时应再次核对药物。

2. 调节注射速度及总量　先遵医嘱调节注射速度，而后按下"∑"键，调节输入药物的总量。部分型号的微量注射泵需长按"预设"键在速度和总量调节之间进行切换，调节好总量后长按"预设"键方能回到速度页面，再按"Start"键即可开始泵入。

3. 正确识别并排除报警

（1）药液内有气泡：注射泵上的气泡图标闪烁，提示液体里有空气。

处理：先按微量注射泵上的消音键，将管道中空气集中弹成一段后，再分离头皮针，按快注键或 Fast 键排出管道内空气，重新连接静脉管道。

（2）药液排尽：当药液量达到预设的总量时，注射泵上的药液排尽图标闪烁，注射泵会发出警报声。

处理：先按微量注射泵上的消音键，再按停止或 STOP 键，若医嘱为持续维持，注射完前应准备好下一泵药物。

（3）电量不足：注射泵上的电池图标闪烁，提示电量不足。

处理：先按微量注射泵上的消音键，再检查电源，重新接上交流电源。微量注射泵日常应充足电，处于备用状态。

🎬 视频 3-3-5-2　使用微量注射泵分解动作解析

五、护士用语

1. 操作前解释

（1）核对病人信息："您好！我是您的责任护士，请问您是哪一床？叫什么名字？请让我看一下您的手腕带。"

（2）解释操作目的，询问过敏史："周雯芳，您胃里现在有点出血，等会儿要给您注射生长抑素，是治疗出血用的，请配合一下好吗？请问之前用过生长抑素吗？您对什么药物过敏吗？这样躺着还舒服吗？需要协助您上厕所吗？"

2. 操作中指导

（1）操作中观察："观察病人生命体征，正常。"

（2）检查静脉情况："现在我看下您的静脉情况。留置针在位，通畅，有效期内，周围皮肤未见异常。"

（3）护士连接静脉管道前再次核对："6 床，周雯芳，生长抑素 6 mg + 生理盐水 50 ml 4 ml/h wc iv-vp st。"

4. 操作后嘱咐

（1）操作后核对："请再告诉一下你的名字好吗？6床周雯芳，住院号123456，生长抑素 6 mg + 生理盐水 50 ml 4 ml/h wc iv-vp st，核对无误。谢谢。"

（2）健康宣教："药已经连接好了，如果微量注射泵出现报警的声音请您及时告诉我。这个药每小时会走 4 ml，大约要打 12 h，请您自己不要随意调节微量注射泵上的数值，我这样讲您明白了吗？您有什么不舒服吗？没有是吗？好的，您好好休息，有事请按床头铃叫我。"

六、技能考核

使用微量注射泵操作步骤及评分标准见表 3-3-5-1。

表 3-3-5-1　使用微量注射泵操作步骤及评分标准

项目	内容	分值	自评	互评
自身准备	衣帽整洁 2；洗手 2，戴口罩 1	5		
环境准备	按无菌操作要求准备环境 3	3		
用物准备	注射盘，酒精棉片，无菌盘，医嘱本，药物执行单，50 ml 注射器，药物，条码，延长管，头皮针，无菌敷贴，锐器盒，手消液，医用垃圾桶，生活垃圾桶（少一样扣 0.5 分）4	4		
操作过程	双人核对医嘱 3	3		
	携用物至床旁 2，核对病人信息 2、解释操作目的 2，询问用药史、过敏史 2	8		
	观察病人生命体征 3	3		
	检查并取出延长管 3	3		
	连接注射器与延长管 3，排气 3	6		
	安装注射器 4，调节速度 4 和总量 4	12		
	消毒接头 2，将延长管与病人静脉通路连接 2，固定 2	6		
	再次查对 2，按 "Start" 键 2，正确识别并排除报警 4，健康宣教 3	11		
操作后处理	清理用物 2、垃圾分类处理 2	4		
	观察病人用药反应 2、持续注射时及时更换药物 3，洗手 2，记录 2	9		
	输注完成后及时按 "Stop" 键 2，断开电源 2，将连接管与静脉通道分离 2，处理用物 2，洗手 2	10		
综合评价	1. 评判性思维：相关理论知识及操作注意事项 3 2. 操作要求：动作轻巧、熟练、正确，核对意识和无菌观念强 5 3. 人文关怀：关爱病人，与病人有效沟通，具备整体护理能力 3 4. 操作时间：6 min 2	13		
总分		100		

主考人：_____　　　　　　　　　　　　　　　考试时间：___年___月___日

【知识链接】

一、相关理论点

（一）概念

1. 皮内注射（intradermal injection，ID） 将少量药液或生物制剂注射于表皮与真皮之间的方法。

2. 肌内注射（intramuscular injection，IM） 将一定量药液注入肌肉组织的方法。

3. 皮下注射（subcutaneous injection，H） 将少量药液或生物制剂注入皮下组织的方法。

4. 静脉注射（intravenous injection，IV） 从静脉注入药液的方法。

5. 微量注射泵注射（intravenous infusion pump） 是一种需要长时间、微量、均匀、精确地注射药物时所选用的注射方法。

（二）常用注射部位

1. 皮内注射

（1）皮内试验：取前臂掌侧下段，因该处皮肤较薄，易于注射，且此处皮色较淡，如有局部反应易于辨认，临床常用于药物过敏试验，如青霉素皮试。

（2）预防接种：常选用上臂三角肌下缘，如接种卡介苗。

（3）局部麻醉：选择麻醉处。

2. 肌内注射 应选择肌肉较厚、离大神经及大血管较远的部位。臀大肌最常用，其次是臀中肌、臀小肌、股外侧肌及上臂三角肌。2 岁以下婴幼儿因其在未能独立走路前，臀部肌肉未发育好，不宜选择臀大肌注射，以免损伤坐骨神经。应选用臀中肌、臀小肌、股外侧肌进行注射。

（1）臀中肌、臀小肌注射定位法：①以示指指尖和中指指尖分别置于髂前上棘和髂嵴下缘处，这样髂嵴、示指、中指间便构成一个三角形区域，此区域为注射部位（图 3-3-6-1）；②髂前上棘外侧 3 横指处，以病人的手指宽度为标准。

（2）股外侧肌注射定位法：取大腿中段外侧。成人可取髋关节下 10 cm 至膝关节上 10 cm，宽约 7.5 cm 的范围。此处大血管、神经干很少通过，且注射范围广，可供多次注射，尤适用于 2 岁以下的幼儿。

（3）上臂三角肌注射定位法：上臂外侧，肩峰下 2~3 横指处。此处肌肉较薄，只能小剂量注射药物。

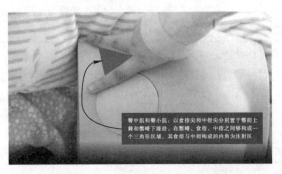

图 3-3-6-1 臀中肌和臀小肌注射部位

3. 皮下注射　上臂三角肌下缘、两侧腹壁、后背、大腿前侧和外侧。

4. 静脉注射

（1）四肢浅静脉。上肢常用肘部浅静脉（贵要静脉、肘正中静脉、头静脉）、腕部及手背静脉；下肢常用大隐静脉、小隐静脉及足背静脉。

（2）头皮静脉。

（3）股静脉。

（三）青霉素皮试液的配制

以青霉素钠 80 万 U 配制皮试液为例，以每毫升含青霉素 400 U 为标准，注入皮内剂量为 40 U（0.1 ml），配制方法如表 3-3-6-1。

表 3-3-6-1　青霉素皮试液的配制

青霉素钠	加 0.9% 氯化钠溶液（NS）（ml）	药液青霉素钠含量（U/ml）	要点与说明
80 万 U	4	20 万	用 5 ml 注射器，6～7 号针头
0.2 ml 上液	0.8	4 万	用 1 ml 注射器
0.1 ml 上液	0.9	4 000	每次配制时均需将溶液混匀
0.1 ml 上液	0.9	400	必要时换接 $4\frac{1}{2}$ 号针头，妥善放置

（四）各种注射法的注意事项

1. 严格执行无菌操作原则和"三查八对"制度。三查：操作前、操作中、操作后查；八对：核对床号、姓名、药名、浓度、剂量、用法、时间、有效期。

2. 正确选择注射部位，指导病人配合摆放注射体位，并适当放松。

3. 同时注射两种或两种以上药物时，需注意配伍禁忌。

4. 正确抽吸、混匀药物，粉剂药物按说明溶解，不能擅自更改。

5. 皮试前问清过敏史、用药史、家族史及有无空腹，做到三忌：忌用碘酊或碘伏消毒皮肤、注射时忌抽回血、拔针忌按注射部位。

6. 皮试时应密切观察病人病情变化，提前准备好急救物品（治疗盘内备 0.1% 盐酸肾上腺素和注射器）。

7. 长期肌内或皮下注射者，应交替更换注射部位，以增加药液吸收。

8. 掌握无痛注射技巧。肌内或皮下注射时分散病人注意力，做到"两快一慢加匀速"，凡对组织刺激性强的药物不可用作皮下注射；若为肌内注射，应选用细长针头，进针要深。如注射多种药物，先注射刺激性弱的，再注射刺激性强的药物。

9. 掌握各种注射的进针方法、角度及深度。皮下注射针头刺入角度不宜超过 45°，以免刺入肌肉层。注射药液少于 1 ml 时，必须用 1 ml 注射器抽吸药液，以保证剂量准确。

10. 操作过程中加强人文关怀，做到有效的护患沟通。

11. 一次性注射器使用完毕按有关要求销毁。

二、临床新进展

（一）临床常用注射用物

临床常用的注射器有 1 ml、2 ml、5 ml、10 ml、20 ml、30 ml、50 ml 规格不等（图

3-3-6-2）。根据注射目的不同，宜选择接近注射剂量相应规格的注射器。

由于注射器针头为利器，在为病人注射过程中难免因为各种原因出现刺伤、划伤等现象，为保护医护人员自身安全，有学者对注射器进行了改造，创造出各种安全注射器（图 3-3-6-3）。

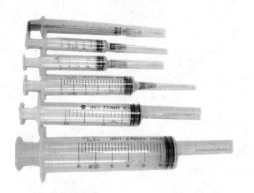

图 3-3-6-2 各种型号注射器

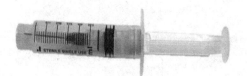

图 3-3-6-3 自毁式安全注射器

（二）胰岛素泵

胰岛素泵是一个形状、大小如同 MP3，通过一条与人体相连的软管向体内持续输注胰岛素的装置。它模拟人体健康胰岛生理分泌，俗称"人工胰岛"，通过人工智能控制，能24 h 向糖尿病病人持续缓慢输注胰岛素，同时根据病人进餐食物种类和总量，预先设定餐前剂量控制餐后血糖，并可随时调整胰岛素用量，能更为精准、平稳、灵活地控制血糖。

ⓔ 图 3-3-6-1 胰岛素泵

胰岛素泵内装有一个放短效胰岛素的储药器，外有一个显示屏及一些按钮，用于设置泵的程序，灵敏的驱动马达缓慢地推动胰岛素从储药器经输注导管进入皮下。输注导管长度不一，牢固地将泵与身体连接起来。

传统皮下注射胰岛素的几大困扰：反复注射带来的恐惧、针头刺破等二次伤害；皮下产生硬结，药物吸收不好；控糖不达标等问题，胰岛素泵都能解决。

许多人选择腹部作为胰岛素给药部位，这个部位操作简便，且胰岛素吸收稳定，也可选择臀部、大腿外侧及上臂三角肌下缘等部位。

（三）无针注射器

近年来，临床上出现一种新型的胰岛素注射方法，即应用无针注射器来进行胰岛素注射。无针注射器是应用高压射流原理，使药液形成较细的液体流，瞬间穿透皮肤直接弥散到皮下组织。它有六大优势。

1. 吸收高效　弥散透皮给药使药物在皮下散开，使参与吸收的毛细血管增加，起效时间提前。

2. 注射快速　药物 0.3 s 瞬间到达皮下，使病人更舒适。

3. 使用安全　无断针风险，消除针头恐惧感，使注射更轻松。

4. 使用广泛　适用于市场上各种品牌不同规格的胰岛素。

5. 操作简便　实现一次取药多次注射，使用简便。

6. 质量可靠 无针注射是利用弥散给药，给药形式更接近生理性胰岛素分泌曲线，不会形成皮下液体汇聚，不易出现传统有针注射的硬结和感染问题。同时吸收更快，更均匀，平均节省药量可达 15%，且有 8 000 次的使用寿命。

注射过程分为"取药→加压→调节剂量→注射"4 个步骤。注射时应将注射器垂直皮肤表面，使皮肤紧紧包裹住药管底部，注射完毕后停留 10 s，需用棉签按压注射部位。

【自测反思】

一、单选题

1. 药物过敏试验注射部位是（　　　　）

　A. 上臂三角肌　　　　　　　　　B. 前臂掌侧下 1/3

　C. 前臂背侧　　　　　　　　　　D. 上臂内侧下 1/3

　E. 上臂三角肌下缘

2. 刘大爷，诊断为糖尿病 3 天，现遵医嘱为其进行皮下注射胰岛素 12 U，下述步骤错误的是（　　　　）

　A. 药液不足 1 ml 可选择 1 ml 注射器　　B. 注射部位可选择上臂三角肌下缘或腹部

　C. 针头与皮肤成 5°~15° 角进针　　　　D. 抽吸无回血后推注药液

　E. 注射后用干棉签轻压进针处，快速拔针

3. 皮内注射与其他注射法在操作中的共同点是（　　　　）

　A. 不用碘酒消毒皮肤　　　　　　B. 注药前不抽回血

　C. 拔针后不用干棉签按压　　　　D. 无菌原则

　E. 针头斜面进入皮内

4. 肌内注射时，为使病人臀部肌肉松弛，减轻疼痛，指导病人摆放姿势正确的是（　　　　）

　A. 仰卧位，下腿伸直，上腿稍弯曲　　B. 俯卧位，足尖相对，足跟分开

　C. 俯卧位，足尖分开，足跟相对　　　D. 坐位，腰背前倾

　E. 两腿均弯曲

5. 某实习生拟以连线法为病人进行臀大肌注射，定位方法正确的是（　　　　）

　A. 髂前上棘与脊柱连线外上 1/3 处　　B. 髂嵴与脊柱连线内 1/3 处

　C. 髂前上棘与尾骨连线外上 1/3 处　　D. 髂嵴与尾骨连线内 1/3 处

　E. 髂前上棘与尾骨连线中 1/2 处

6. 护士小李遵医嘱为某病人静脉注射钙剂，以下操作错误的是（　　　　）

　A. 长期给药，应由近心端到远心端选择血管

　B. 应根据病情，掌握注药的速度

　C. 应防止药液溢出血管外

　D. 不可在静脉瓣处进针

　E. 不要在一个部位反复穿刺

二、简答题

1. 病人，男，17 岁，学生。青霉素皮试 20 min 后观察：皮丘未见隆起，但皮丘周围有红晕，直径约 5 cm，与消毒范围相近，病人无诉其他不适。其皮试结果可能是什么情况？护士应如何处理？

2. 病人，女，28 岁，会计。害怕打针，你在为她实施肌内注射的过程中，应如何掌握无痛注射技术帮助病人消除顾虑并减轻痛苦？

3. 请描述臀大肌注射的定位方法。

（吴永琴）

单元四　输液输血法

【教学目标】

一、认知目标

1. 能陈述静脉输液和静脉输血的目的。
2. 能解释静脉输液的原理。
3. 能叙述输液操作的"三查七对"内容。
4. 能陈述头皮针、留置针静脉输液法及静脉输血的注意事项。
5. 能简述输血操作的"三查八对"内容。
6. 能简述各种血液制品的种类及作用。
7. 能理解静脉输血闭环管理的重要性。

二、能力目标

1. 排气时能做到一次成功，输液皮管中无气泡。
2. 能正确为病人进行头皮针、留置针静脉输液操作。
3. 能快速排除各种输液故障。
4. 能根据病情正确调节滴速。
5. 能正确完成静脉输血操作。

三、情感态度和思政目标

1. 能认识到实施输液或输血的重要性。
2. 能养成爱伤观念，在护理工作中始终保持和蔼的态度。
3. 能养成慎独修养，牢固树立查对意识，避免差错发生。
4. 能养成无菌观念，避免交叉感染。
5. 在确保安全、合理、有效给药的同时，能做好自我防护。

【模拟情境练习】

📖 项目一　头皮针静脉输液

一、案例导入

王方琼，女，55 岁。因间歇发作上腹痛 20 年，近 2 个月加重，解黑便 1 次，今门诊拟"十二指肠球部溃疡，上消化道出血"收住入院。医嘱测血压、脉搏 q4 h；生理盐水 250 ml + 维生素B$_6$ 50 mg ivgtt st；卡巴克洛（别名：安络血）10 mg im bid。

作为责任护士，请你执行输液医嘱。

视频 3-4-1-1 静脉输液完整操作

二、操作目的

1. 补充水和电解质，维持酸碱平衡。
2. 补充营养，供给热量，促进组织修复，获得正氮平衡。
3. 输入药物，控制感染，治疗疾病。
4. 增加血容量，维持血压，改善微循环。

三、操作流程

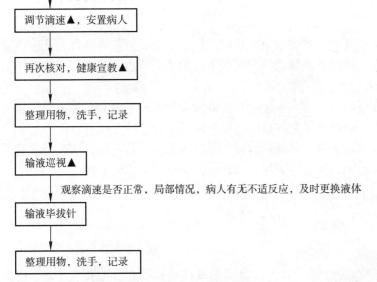

操作前准备：自身、环境、用物准备

药物准备▲

> 查对药物，消毒瓶口，检查并打开安瓿及注射器，抽吸药液，注入输液瓶内；
> 插输液器，软袋包装需在插入前先关闭输液器调节开关

核对，解释，病人准备▲

> 核对床号、姓名、住院号、过敏史，解释输液方法及目的；
> 询问并协助大小便，舒适卧位

输液进针前▲

> 初步排气至头皮针衔接处以下，不滴液；
> 戴手套，选择静脉，在进针点上方约6 cm处扎压脉带；
> 嘱病人握拳，以穿刺点为中心环形消毒皮肤，不遗漏、不重复，直径>5 cm；
> 准备无菌敷贴，二次排气并核对

输液穿刺进针▲

> 以15°~30°进针，见回血后再进针少许；
> 三松：松压脉带，松拳，松输液器调节开关；
> 固定牢固、美观

调节滴速▲，安置病人

再次核对，健康宣教▲

整理用物，洗手，记录

输液巡视▲

> 观察滴速是否正常，局部情况，病人有无不适反应，及时更换液体

输液毕拔针

整理用物，洗手，记录

注："▲"为质量评估关键点

四、精细动作解析

1. 检查药物质量 对光检查药瓶标签上的药物名称、浓度、剂量、有效期，查瓶口有无松动，瓶身、瓶底有无裂痕（袋装液体则检查输液袋有无渗漏）；溶液是否澄清，有无变色、混浊、沉淀、絮状物、结晶等，检查时间不少于 10 s。

2. 插输液器针头 将输液器针头插入输液瓶，直至根部，插入过程中不得污染针头。若输液器配有两个针头，针头斜面应相背插，以免空气直接进入输液管；若为一个针头，则需打开侧孔与大气相通；另外，若液体为软袋包装，应在插针头前关闭输液器开关，不需插排气管，排气管可置于无菌盘内备用。

3. 第一次排气 输液前，在将输液瓶挂上输液架前先确认输液器开关为关闭状态，并将头皮针衔接处拧紧，一次性排气至头皮针衔接处前后。排气时，可一手先反折墨菲滴管下端，另一手挤捏滴管将空气挤入输液瓶中，再放手使液体滴下，直至液面达滴管高度 1/2 ~ 2/3，再打开输液器开关进行排气。排气动作应一气呵成，勿使输液管内留有气泡。

4. 输液进针手法、三松及固定

（1）进针：左手绷紧皮肤，右手持头皮针，使头皮针与皮肤成 15° ~ 30°，在静脉上方进针，见回血后放平头皮针，沿静脉走向进针少许。

（2）三松：松压脉带，松拳，松调节器。

（3）固定：用无菌敷贴固定头皮针，固定应牢固、美观。

5. 调节滴速 根据病人的病情、年龄、药物性质调节滴速，在执行单上注明输液开始时间、滴速，并签名。

6. 输液巡视 病人输液过程中，护士应经常巡视病房。听取病人主诉，观察滴注是否通畅，滴速是否正确，观察输液局部情况及病人的全身反应，若一瓶液体输完应及时更换第二瓶，做好相应记录。

7. 停止输液 输液完毕，护士先撕去胶布，注意轻按头皮针针翼处以免针头转动；而后一手反折近针头皮管迅速拔针，另一手及时压迫穿刺点止血。拔针时做好自我防护，进行垃圾分类，洗手，记录。

8. 排除输液故障

（1）墨菲滴管内液面过高时：可将输液瓶从输液架上取下，倾斜液体面，使输液管插入瓶内的针头露出液面上，待墨菲滴管内液面缓缓下降至所需高度，再倒挂于输液架上继续输液。

（2）墨菲滴管内液面过低时：可用一手反折墨菲滴管下端的输液管，另一手轻轻挤压墨菲滴管，待液体进入滴管内达所需高度后，松开下端捏输液管的手即可。

（3）墨菲滴管内液面自行下降：输液过程中如果发现液面自行下降，应检查滴管上端输液管与滴管的衔接是否松动，滴管有无漏气或裂隙，必要时更换输液器。

🎥 视频 3-4-1-2 静脉输液分解动作解析

五、护士用语

1. 药物准备时

（1）核对医嘱：接到有效医嘱，双人核对医嘱及药物执行单：6 床王方琼，住院号 123456，0.9% 氯化钠溶液 250 ml 加维生素 B_6 50 mg 静脉滴注，ST，核对无误。

（2）环境准备：治疗室台面干净整洁，温湿度适宜，光线适中，适合操作。

（3）检查药物时：0.9% 氯化钠溶液 250 ml，有效期内，瓶口无松动，瓶底、瓶身无裂缝，溶液澄清无杂质；维生素 B_6 注射液，有效期内，瓶身无裂缝，溶液澄清无杂质。

（4）消毒时：碘伏棉签在有效期内。

（5）检查注射器：一次性注射器，5 ml，有效期内，包装完好，无漏气。

（6）加药后检查药液有无配伍禁忌：药液无变色、混浊、沉淀、絮状物。

（7）插上输液器：输液器在有效期内，规格合适，气密性良好。

2. 操作前解释

（1）核对病人信息："王阿姨，请让我看一下您的手腕带。"

（2）解释操作目的："王阿姨，现在感觉怎么样啊，为了给您补充营养，待会需要给您用维生素 B_6 打点滴，请配合一下好吗？请问您有对什么药物过敏吗？这样躺着还舒服吧？需要我协助您去上厕所吗？好的，请您稍等。"

3. 操作中指导

（1）垫静脉小枕："王阿姨，请您抬一下手"。

（2）评估静脉："现在给我看一下您的静脉情况，您这根静脉粗直有弹性，挺好的，我等会儿选择这边为您穿刺。"

（3）操作中人文关怀："现在给您消毒，可能有点凉。""来，再给您消毒。"

（4）进针前再次核对："请再告诉您的名字好吗？再次核对无误。"

（5）指导病人配合："我现在要进针了，请您握拳。""请您松拳，通畅。"

（6）固定："现在给您固定。"

4. 操作后嘱咐

（1）操作后核对："请再跟我核对您的姓名，6 床王方琼，住院号 123456，再次核对无误。"

（2）健康宣教："王阿姨，药物已经给您挂上了，您现在感觉怎么样？好的，滴速已经根据您的病情调节好了，请不要随意调节。这只手不要剧烈活动，不要碰水，如果出现肿胀、溶液不滴的情况，您及时告诉我好吗？床头铃给您放在左手边，您这样躺着还舒服吗？好的，请您好好休息，我等会儿来看您。"

六、技能考核

头皮针静脉输液法操作步骤及评分标准见表 3-4-1-1。

表 3-4-1-1 头皮针静脉输液法操作步骤及评分标准

项目	内容	分值	自评	互评
自身准备	服装鞋帽整洁，不戴耳环、手上饰物 $_1$；仪表大方，举止端庄，语言柔和、恰当 $_1$；剪指甲 $_1$；戴口罩 $_1$；洗手 $_1$	5		
环境准备	按无菌操作要求准备环境 $_2$；必要时台面用半湿抹布擦净，洗手 $_1$	3		
用物准备	注射盘，碘伏和酒精棉签，干棉签，砂轮，一次性注射器，一次性输液器，压脉带，静脉小枕，治疗巾，药液，灭菌敷贴，输液贴，医嘱本，药物执行单，锐器盒，手消液，医疗垃圾桶，生活垃圾桶（缺一项扣 0.5 分） $_5$	5		

续表

项目	内容	分值	自评	互评
药物准备	双人核对医嘱$_1$，核对药物，检查药物质量$_1$	2		
	去除输液瓶瓶盖$_1$，消毒瓶口$_1$	2		
	弹、锯、消毒安瓿颈部并掰开$_2$，检查无玻璃碎屑$_1$	3		
	取注射器$_1$，正确抽吸药液$_2$，加药$_2$	5		
	检查药液$_2$，贴输液贴，签名$_2$	4		
	视情况再次消毒瓶口$_1$，检查输液器$_1$，插管，软袋包装不插排气针$_2$	4		
	整理用物，备齐推至病床前$_1$，洗手$_1$	2		
病人准备	核对信息$_1$，解释目的$_1$，评估病人$_1$，协助大小便$_1$，取舒适体位$_1$	5		
操作过程	排气至头皮针衔接处$_3$	3		
	戴手套$_1$，垫静脉小枕$_1$	2		
	穿刺点上方 6 cm 扎压脉带$_2$，选静脉穿刺点$_1$，初次消毒皮肤$_1$	4		
	备输液贴$_1$，再次消毒皮肤（手法$_1$，范围$_1$）	3		
	取下护针帽$_1$，针头水平位$_1$，排尽针头部分的气体$_1$，检查管内有无气体$_1$	4		
	再次核对$_1$，绷紧皮肤与皮肤成 $15° \sim 30°$ 进针$_2$，见回血再进针少许$_2$	5		
	三松（松拳$_1$，松压脉带$_1$，松调节器$_1$）	3		
	固定针头（用灭菌敷贴覆盖针眼）美观、牢固$_1$	2		
	安置输液侧肢体$_1$，协助病人取舒适体位$_1$	2		
	调节滴速（根据病情、年龄、药性）$_2$，记录时间、滴速并签名，挂于输液架上$_2$	4		
	脱手套$_1$，核对$_1$，告知病员注意事项$_2$	4		
	整理床单位，清理用物$_2$，洗手，记录$_2$	4		
输液巡视	听取病人主诉$_1$，观察滴注是否通畅$_1$，观察局部情况及全身反应$_1$，一瓶输完及时更换第二瓶$_1$	4		
输毕拔针	输液完毕，轻撕胶布$_1$，轻按穿刺点$_1$，反折近针头皮管$_1$，迅速拔针$_1$，压迫穿刺点$_1$，垃圾分类处理$_1$，洗手，记录$_1$	6		
综合评价	1. 评判性思维：相关理论知识及操作注意事项$_2$ 2. 操作要求：无菌观念及核对意识强，动作节力、熟练、轻稳、准确$_3$ 3. 人文关怀：关爱病人，与病人有效沟通，具备整体护理能力$_3$ 4. 操作时间：15 min$_2$	10		
总分		100		

主考人：_____ 考试时间：___年___月___日

（吴永琴）

项目二 留置针静脉输液

一、案例导入

马建设，男，71岁。因反复活动后呼吸困难1年，再发伴咳嗽、咳痰1周，门诊拟"冠心病、肺部感染"收住院。入院时神志清楚，自感乏力，咳嗽，咳少量白色黏痰，高枕卧位，体温38.5℃，脉搏95次/分，呼吸24次/分，血压150/56 mmHg，医嘱给予：生理盐水250 ml+维生素B_6 50 mg ivgtt st，5% 葡萄糖注射液100 ml+头孢曲松钠2 g ivgtt qd。

为方便后续治疗，请你用留置针为该病人先执行临时输液医嘱。

视频3-4-2-1 留置针静脉输液完整操作

二、操作目的

1. 输入各种药物，达到治疗目的。

2. 保护静脉，减少因反复穿刺造成的痛苦和血管损伤，保持静脉通路畅通，利于抢救和治疗。

三、操作流程

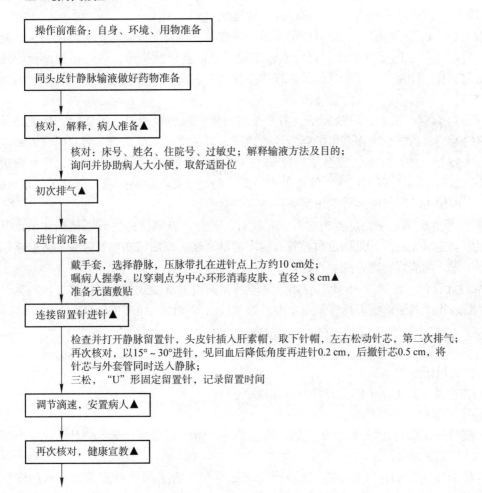

操作前准备：自身、环境、用物准备

↓

同头皮针静脉输液做好药物准备

↓

核对，解释，病人准备▲

核对：床号、姓名、住院号、过敏史；解释输液方法及目的；询问并协助病人大小便，取舒适卧位

初次排气▲

进针前准备

戴手套，选择静脉，压脉带扎在进针点上方约10 cm处；嘱病人握拳，以穿刺点为中心环形消毒皮肤，直径>8 cm▲；准备无菌敷贴

连接留置针进针▲

检查并打开静脉留置针，头皮针插入肝素帽，取下针帽，左右松动针芯，第二次排气；再次核对，以15°~30°进针，见回血后降低角度再进针0.2 cm，后撤针芯0.5 cm，将针芯与外套管同时送入静脉；三松，"U"形固定留置针，记录留置时间

调节滴速，安置病人▲

再次核对，健康宣教▲

```
┌─────────────────────┐
│  整理用物，洗手，记录  │
└─────────────────────┘
          │
          ▼
┌─────────────────────┐
│     输液巡视▲        │
└─────────────────────┘
          │  观察滴速是否正常，静脉局部情况，病人有无不适，及时更换液体
          ▼
┌─────────────────────┐
│    输液毕封管▲       │
└─────────────────────┘
          │  脉冲式冲管，正压封管
          ▼
┌─────────────────────┐
│  整理用物，洗手，记录  │
└─────────────────────┘
```

注："▲"为质量评估关键点

四、精细解析

1. 留置针第二次排气　先将头皮针插入留置针肝素帽后，取下留置针外套管，左右松动针芯，第二次排气，检查滴管下端输液管内无气泡。

2. 留置针输液进针方法　再次核对。左手绷紧皮肤，固定静脉，右手持留置针针翼，与皮肤成 15°～30° 穿刺，见回血后降低穿刺角度再进针 0.2 cm。左手持 Y 接口，右手后撤针芯 0.5 cm，再用左手固定皮肤，右手将针芯和外套管一起送至静脉内。松压脉带，松拳，松调节器，待输液通畅后退出针芯，放于锐器盒中。

3. 留置针"U"形固定　无张力粘贴无菌透明敷贴，尽可能排除敷贴下面的空气，避免帐篷效应。"U"形固定外套管，将肝素帽末端高于留置针针头口，以免血液回流导致堵管；固定于身体外侧，方便治疗及护理操作。注明穿刺时间及穿刺者姓名，留置时间通常为 3～5 天。

4. 留置针封管　留置针输液完毕，需要及时封管，以免血液进入留置针，保证静脉输液管路的通畅，封管也可将残留的药液冲入血流，避免刺激局部血管。封管时，先将注射器连接头皮针，松开胶布，后撤部分针头，再以 5 ml 生理盐水脉冲式冲管，边冲管边转动针头，最后 1 ml 左右边正压封管边退出针头，调整水夹至敷贴边缘并迅速关闭水夹。若使用可来福接头，因其能维持正压状态，则不须封管。

5. 留置针再次输液　如需再次输液，先核对、解释，以碘伏棉签或酒精棉片消毒肝素帽，用生理盐水先回抽，见回血再冲管，确定静脉通畅。而后将头皮针针头插入肝素帽内，固定牢固，调节好滴速，洗手，记录。

6. 留置针拔管　留置 3～5 天，待输液完毕后，关闭输液器开关，关水夹，轻巧揭开胶布及敷贴，用无菌干棉签轻压穿刺点上方，快速拔出留置针，局部按压至无出血。

🎬 视频 3-4-2-2　留置针静脉输液分解动作解析

五、护士用语

1. 药物准备　护士用语同头皮针静脉输液法。

2. 操作前解释

（1）核对病人信息："您好！我是您的责任护士，请问您是哪一床？叫什么名字？请让我看一下您的手腕带"。

（2）解释操作目的："马大爷，现在感觉怎么样啊？为了给您补充营养，医生开医嘱给您用维生素 B_6 加生理盐水打点滴，请配合一下好吗？""请问您有对什么药物或

吃的东西过敏的吗？""这样躺着还舒服吧？待会儿我给你打留置针，因为您需要长期输液，留置针可以减轻您反复穿刺的痛苦。需要我协助您去上厕所吗？""好的，请您稍等。"

3. 操作中指导

（1）评估静脉："您这只手能活动一下吗？做过什么手术吗？好的，现在给我看一下您的静脉情况，您这根静脉粗直有弹性，我等会儿选择这边为您穿刺。"

（2）操作中人文关怀："现在给您消毒，可能有点凉。"

（3）进针前再次核对："请再告诉您的名字好吗？6 床马建设，住院号 123456，生理盐水 250 ml，维生素 B_6 50 mg，静脉滴注，立即执行，双人核对无误，管内无气泡。"

（4）指导病人配合："马大爷，我现在要进针了，可能会有点疼，请您放轻松。来，请握拳。""好了，请您松拳。"

（5）固定："针已经打好了，现在给您固定一下。"

4. 操作后嘱咐

（1）操作后核对："请再跟我核对您的姓名，6 床马建设，住院号 123456，再次核对无误。"

（2）健康宣教："马大爷，药已经给您挂上去了，您现在感觉怎么样？滴速已经调节好了，请您自己不要随意调节，如果留置针敷贴出现卷边翘起或肿胀等情况，请及时告诉我好吗？好的，床头铃放在您左手边，如果您出现任何不适，请及时打铃叫我。这样躺着还舒服吗？您先好好休息，我待会儿再来看您。"

5. 输液巡视 "您好，马大爷，现在药物已经打了一半，我看一下您的静脉情况。留置针通畅，无肿胀。您现在感觉怎么样？如果您有任何不舒服的地方，或者溶液滴完，请您及时按床头铃叫我，您好好休息。"

6. 留置针封管 "您好，我是责任护士小陈，请问您叫什么名字？看一下手腕带，6床马建设，住院号 123456。马大爷，药已经打完了，您感觉有什么不舒服吗？好的，现在我给您把留置针封一下管，可以防止管道堵塞，请您配合。好的，请稍等。"

六、技能考核

留置针静脉输液法操作步骤及评分标准见表 3-4-2-1。

表 3-4-2-1　留置针静脉输液法操作步骤及评分标准

项目	内容	分值	自评	互评
自身准备	工作衣、帽、鞋穿戴整齐，修剪指甲，洗手，戴口罩$_4$	4		
环境准备	按无菌操作准备环境$_2$	2		
用物准备	同头皮针静脉输液用物，药物，无菌手套，静脉留置针，透明敷贴，无菌敷贴，封管液及注射器（缺一样扣 1 分）$_3$	3		
病人准备	双人核对医嘱$_1$，核对病人信息，解释目的$_2$，协助大小便，取舒适体位$_1$	4		
药物准备	同头皮针静脉输液法准备液体：核对药物$_1$，消毒瓶口$_1$，插上输液器$_1$，进行第一次排气，悬挂于输液架上$_2$	5		

续表

项目	内容	分值	自评	互评
操作过程	戴手套$_2$，垫静脉小枕，扎压脉带于穿刺点上方 10 cm$_2$，选择穿刺静脉$_1$，消毒皮肤$_1$	6		
	松压脉带，检查和准备敷贴及留置针$_2$，再扎压脉带$_1$，消毒$_1$	4		
	头皮针插入肝素帽$_2$	2		
	取下外套管$_1$，松动针芯$_2$，排气$_2$	5		
	再次核对$_2$	2		
	绷紧皮肤，固定静脉$_2$，以 15°～30° 穿刺$_2$，见回血后降低穿刺角度再进针 0.2 cm$_1$	5		
	左手持 Y 接口，右手后撤针芯 0.5 cm$_2$，左手固定皮肤，右手将针芯和外套管一起送到静脉内$_2$	4		
	松压脉带$_1$，松拳$_1$，松调节器$_2$，退出针芯$_1$	5		
	无张力贴敷贴，避免帐篷效应$_1$，"U"形固定$_2$，注明穿刺时间及签名$_1$	4		
	调节滴速$_2$	2		
操作后处理	脱手套$_1$，再次核对$_1$，健康宣教$_1$	3		
	整理床单位及用物$_1$，洗手，记录$_1$	2		
巡视	观察静脉情况$_1$，输液是否通畅，滴速是否正确$_1$，病人主诉$_1$	3		
	及时更换第二瓶液体，记录$_2$	2		
封管	松开胶布$_2$	2		
	注射器连接头皮针$_2$	2		
	正确脉冲式冲管，正压封管$_2$，剂量正确$_1$	3		
	用物处理，洗手，记录$_2$	2		
再输液	消毒肝素帽$_2$	2		
	生理盐水冲管$_2$	2		
	插入头皮针方法正确$_1$，固定牢固$_1$	2		
拔管	留置时间正确$_1$，拔管$_1$	2		
	安置病人$_1$，垃圾分类处理$_1$，洗手，记录$_1$	3		
综合评价	1. 评判性思维：相关理论知识及操作注意事项$_3$ 2. 操作要求：无菌观念及核对意识强，动作节力、熟练、轻稳、准确$_5$ 3. 人文关怀：关爱病人，与病人有效沟通，具备整体护理能力$_3$ 4. 操作时间：15 min$_2$	13		
总分		100		

主考人：_____   考试时间：___年___月___日

（吴永琴）

项目三　密闭式静脉输血

一、案例导入

张珊，女，45 岁。因车祸外伤导致脾破裂，今晨急诊手术收治入院。病人神志清楚，面色苍白，体温 37.0 ℃，脉搏 100 次／分，呼吸 20 次／分，血压 90/60 mmHg，已遵医嘱给予持续补液扩容治疗。上午查房后，主管医生开出医嘱：输悬浮红细胞 2 U。

现血袋已从血库领来，请你立即为该病人执行输血医嘱。

🎞 视频 3-4-3-1　密闭式静脉输血完整操作

二、操作目的

1. 补充血容量，纠正低血压。常用于失血、失液引起的血容量减少或休克。
2. 补充血红蛋白，增强携氧功能，纠正贫血。
3. 供给血小板和各种凝血因子，改善凝血功能，有助止血。
4. 输入抗体、补体等血液成分，增强机体抵抗力。
5. 增加蛋白质，改善营养，纠正低蛋白血症，维持胶体渗透压，减少组织渗出和水肿。

三、操作流程

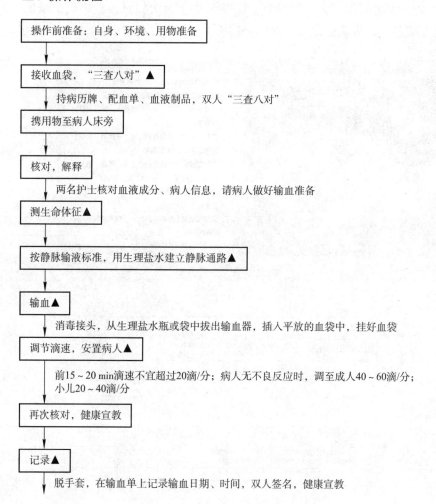

操作前准备：自身、环境、用物准备

接收血袋，"三查八对"▲

　持病历牌、配血单、血液制品，双人"三查八对"

携用物至病人床旁

核对，解释

　两名护士核对血液成分、病人信息，请病人做好输血准备

测生命体征▲

按静脉输液标准，用生理盐水建立静脉通路▲

输血▲

　消毒接头，从生理盐水瓶或袋中拔出输血器，插入平放的血袋中，挂好血袋

调节滴速，安置病人▲

　前15~20 min滴速不宜超过20滴/分；病人无不良反应时，调至成人40~60滴/分；小儿20~40滴/分

再次核对，健康宣教

记录▲

　脱手套，在输血单上记录输血日期、时间，双人签名，健康宣教

输血巡视▲

　　观察病人有无输血反应，管路是否通畅，血液滴速是否合适；
　　输血15 min时复测生命体征，记录

输血完毕▲

　　接上生理盐水冲洗输血管路；
　　正确处理输血袋；
　　输血完毕15 min内，再次测量生命体征并记录

整理用物，洗手记录

注："▲"为质量评估关键点

四、精细解析

1. 输血制品"三查八对"　双人进行三查八对。三查：即查血液的有效期、质量、血袋装置是否完好；八对：即核对姓名、床号、住院号或门诊号、血袋（瓶）号、血型、交叉配血试验结果、血液的种类、血量，无误后方可输注，避免差错事故的发生（图 3-4-3-1）。

2. 插入输血器　将输血袋放平，输血器针头插入接头处，而后将血袋缓慢倒挂于输液架上。

3. 护士双签名　为病人输好血液制品后，由两名护士再次核对，在输血记录单上记录输血情况，双人签名，并将输血记录单存放于病历中（图 3-4-3-2）。

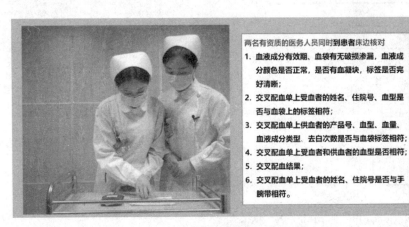

图 3-4-3-1　输血制品"三查八对"

输血核对记录

顺序	血型 ABO/RH(D)	产品号	献血编号	品名	血量	输血 开始时间	输血 结束时间	输血护士 双签名
1	B+	65-00526069	9015-20312546	悬浮红细胞	2u	2022. 5. 27 15:10		李晓、陈好

图 3-4-3-2　护士双签名

五、护士用语

1. 操作前解释

（1）核对病人信息："张阿姨，请让我看一下您的手腕带。"

（2）解释操作目的："张阿姨，您早上的血化验结果已经出来了，其中有一项血红蛋白比较低，请问您现在有头晕乏力的现象吗？""别紧张，待会儿要给您输红细胞，请问您有输过血或者有输血不良反应史吗？""有对什么东西过敏的吗？""好的。输血知情同意书已签署，那您先休息，我等会儿再过来给您输血。"

（3）评估病人，测量生命体征："张阿姨，现在我要给您测量一下体温、脉搏、呼吸和血压，请您配合我好吗？好的，请稍等。""您的体温是正常的，现在再给您测一下血压。""您的血压、脉搏、呼吸是正常的。"

2. 操作中指导

（1）双人核对血袋信息："血袋在有效期内，包装完好无破损，血液颜色正常，无血凝块，血袋标签完好清晰。张珊，住院号 123456，B 型，Rh 阳性。产品号 6500526069，B 型，Rh 阳性。献血编号 9001520312547，悬浮红细胞两个单位。"另一名护士核对复述一遍。

（2）输血前核对病人信息

护士小陈："阿姨，我是您的责任护士小陈，请问您叫什么名字？我再核对下您的手腕带，张珊，女性，45 岁，住院号 123456"。

护士小李："张珊，女性，45 岁，住院号 123456。"

护士小陈："张珊是吗？阿姨，请问您是什么血型？"

病人："B 型。"

护士小陈："您的血型核对正确。阿姨，现在我们准备要输血了，您有哪里不舒服吗？"

3. 操作后嘱咐

（1）操作后核对："请再说一下您的姓名和血型。好的，张珊，住院号 123456，B 型，Rh 阳性。"另一名护士复述核对内容，核对无误。

（2）健康宣教："血现在已经给您输上了，在这期间如果您有任何不舒服，请及时按铃叫我好吗？好的，请问现在还有什么能帮到您的吗？那您先休息，我们会定期来看您。"

（3）输血 15 min 后："现在血已经输了 15 min，您现在感觉怎么样？有没有觉得胸闷、憋气或者皮肤瘙痒等不舒服？让我看一下您留置针的情况，觉得肿痛吗？现在我再给您测量一下体温、脉搏、呼吸、血压。体温 36.8 ℃，是正常的，阿姨，您的血压、脉搏、呼吸都是正常的，如果您有任何不舒服，按铃叫我好吗？您先休息，我过会儿再来看您。"

（4）输血完毕 15 min，再次测生命体征："现在我要给您再测量一下体温、脉搏、呼吸和血压，请您配合我好吗？好的，请稍等，体温 36.7 ℃，是正常的，现在再给您测一下血压，您的血压脉搏，呼吸是正常的，有没有觉得哪里不舒服吗？好的。有任何不舒服，请立刻按铃叫我，您好好休息。"

六、技能考核

密闭式静脉输血操作步骤及评分标准见表 3-4-3-1。

表 3-4-3-1 密闭式静脉输血操作步骤及评分标准

项目	内容	分值	自评	互评
自身准备	工作衣、帽、鞋穿戴整齐，修剪指甲，洗手，戴口罩$_5$	5		
环境准备	环境整洁，安静，安全，温湿度适宜$_3$	3		
用物准备	治疗盘，碘伏棉签，酒精棉片，手套，交叉配血单，血袋，病历本，100 ml 生理盐水，输血器，7 号及以上头皮针，PDA，免洗液，锐器盒，医疗垃圾桶，生活垃圾桶（缺一样扣 0.5 分）$_3$	3		
接收血袋	接到输血医嘱，取血，双人"三查八对"$_3$	3		
病人准备	双人再次核对血液成分及病人信息$_3$，解释$_2$，评估病人$_1$，测生命体征$_2$，助排便$_1$，体位舒适$_1$	10		
操作过程	戴手套$_2$，建立或检查静脉通路与血管情况、确认在位通畅$_3$，输血前予少量生理盐水预冲管道$_3$	8		
	将血液上下颠倒，轻轻摇匀，避免剧烈震荡$_2$	2		
	打开血袋封口$_2$，常规消毒血袋接头$_2$	4		
	将输血器从生理盐水瓶上拔下$_2$，平置血袋$_2$，将针头插入接头处$_2$，缓慢将血袋倒挂于输液架上$_2$	8		
	调节滴速，开始小于 20 滴 / 分$_4$	4		
操作后处理	脱手套$_2$，输血后再次核对，双人签名$_3$，健康宣教$_2$	7		
	整理床单位及用物$_2$，洗手，记录$_2$	4		
巡视	15 min 后观察有无输血反应，管路是否通畅$_3$	3		
	测量生命体征$_2$，根据病情及年龄调节滴速$_3$	5		
输血后	继续滴入少量生理盐水，冲净输血器内血液$_3$	3		
	记录输血结束时间$_2$	2		
	交代注意事项$_2$，观察输血后反应$_3$	5		
	用物处理$_2$，洗手，记录$_2$	4		
	保留血袋，送回输血科保存 24 h$_2$，输血完毕 15 min，再测生命体征并记录$_2$	4		
综合评价	1. 评判性思维：相关理论知识及操作注意事项$_3$ 2. 操作要求：无菌观念及核对意识强，动作节力、熟练、轻稳、准确$_5$ 3. 人文关怀：关爱病人，与病人有效沟通，具备整体护理能力$_3$ 4. 操作时间：15 min$_2$	13		
总分		100		

主考人：_____ 　　　　　　　　　　　考试时间：___年___月___日

（吴永琴　徐小群）

【知识链接】

一、相关理论点

（一）静脉输液和输血概述

静脉输液（intravenous infusion）是利用大气压和液体静压形成的输液系统内压高于人体静脉压的原理，将大量无菌溶液或药物直接输入静脉的治疗方法。静脉输血（intravenous transfusion）则是将全血或成分血通过静脉输入体内的方法。

静脉输液和输血是临床上用于纠正人体水、电解质紊乱及酸碱平衡失调，恢复内环境稳定并维持机体正常生理功能的重要治疗措施。通过静脉输液与输血，可以迅速、有效地补充机体丧失的体液和电解质，增加血容量，改善微循环，维持血压；也可通过静脉输入药物，达到治疗疾病的目的。因此，护士必须熟练掌握静脉输液和输血的理论知识和操作技能。

（二）常用溶液的种类和作用

1. 晶体溶液 晶体分子小，其溶液在血管内存留的时间短，对维持细胞内外水分的相对平衡有重要作用，可纠正体内水、电解质紊乱。临床常用的晶体溶液有：①等渗电解质溶液，0.9%氯化钠（NS），5%葡萄糖氯化钠（5% GNS），复方氯化钠等；②碱性溶液，5%或10%葡萄糖溶液（GS）；5%碳酸氢钠（5%NaHCO$_3$）、11.2%乳酸钠等；③高渗溶液，20%甘露醇、25%山梨醇、高浓度（25%~50%）葡萄糖注射液等。

2. 胶体溶液 胶体分子大，其溶液在血液中存留时间长，能有效维持血浆胶体渗透压，增加血容量，改善微循环，提高血压。临床常用的胶体溶液有：①中分子右旋糖酐，可提高胶体渗透压，扩充血容量；②低分子右旋糖酐，可降低血液黏滞性，改善微循环和抗血栓形成。③羟乙基淀粉（706代血浆）、聚明胶肽、聚维酮（PVP）等代血浆制品，可用于扩充血容量。④血液制品，如5%白蛋白和血浆蛋白等，可提高胶体渗透压，增加血容量，补充蛋白质和抗体，增强抵抗力。

3. 静脉高营养液 能供给病人热能，维持正氮平衡，补充各种维生素和矿物质。常用溶液有复方氨基酸、脂肪乳剂等。

静脉输液一般遵循"先晶后胶""先盐后糖""宁酸勿碱"的原则。

（三）血液制品的种类

1. 全血 是指采集的血液未经任何加工而全部于保存液中待用的血液，可分为新鲜血和库存血。适用于各种原因引起的大出血。

2. 成分血 根据血液的比重不同，将血液各种成分加以分离提纯而生产出各种成分血，常见种类有以下几种。

（1）血浆：是全血经分离后的液体部分，主要成分为血浆蛋白，不含红细胞，无凝集原，因此不出现凝集反应，不必验血型，保存期长。常用的有：①新鲜血浆；②保存血浆；③冰冻血浆；④干燥血浆。

（2）红细胞：①浓集红细胞，适用于携氧功能缺陷和血容量正常的贫血病人；②洗涤红细胞，用于免疫性溶血性贫血病人；③红细胞悬液，适用于战地急救及中小型手术者。

（3）白细胞浓缩悬液：4℃保存，48 h内有效，适用于粒细胞缺乏症伴严重感染者。

（4）血小板浓缩悬液：22℃保存，24 h有效，适用于血小板减少或功能障碍性出血的病人。

（5）各种凝血制剂：如凝血酶原复合物等，适用于各种原因引起凝血因子缺乏而致的出血性疾病病人。

3. 其他血液制品　如蛋白液、纤维蛋白原、抗血友病球蛋白浓缩剂等。

（四）交叉相容配血试验

临床输血需遵循以下原则：①必须做血型鉴定及交叉配血试验；②无论是输全血还是成分输血，均应选用同型血液输注；③病人需要再次输血，必须重新做交叉配血试验，以排除机体在前一次输血后可能产生抗体的情况。

交叉相容配血试验的目的是检查受血者与献血者之间有无不相合抗体。输血前虽已验明供血者与受血者的 ABO 血型相同，为保证输血安全，在确定输血前仍需再做交叉相容配血试验。

1. 直接交叉相容配血试验　即用受血者血清和供血者红细胞进行配合试验，以检查受血者血清中有无破坏供血者红细胞的抗体。

2. 间接交叉相容配血试验　是用供血者血清和受血者红细胞交叉配合，检查输入血液的血浆中有无能破坏受血者红细胞的抗体。

输血前需核对直接交叉和间接交叉试验结果都无凝集，无溶血反应，即交叉配血试验阴性方可进行输血。

（五）操作注意事项

1. 头皮针静脉输液注意事项

（1）严格执行无菌原则，预防感染发生。

（2）操作过程中严格执行查对制度，防止差错发生。

（3）根据病情需要及药物特性，合理安排输液的顺序。

（4）长期输液病人：应注意保护并合理使用静脉，一般从远心端小静脉开始穿刺；如有偏瘫，输液宜选择健侧肢体。

（5）特殊药物输注：应先用生理盐水输注，确认针头在静脉内方可输入特殊药物。

（6）严格掌握输液速度：对年老体弱、婴幼儿病人输液时，输注高渗、含钾或升压药物时，对有心、肺、肾疾病的病人输液时，输液速度宜慢。对严重脱水但心肺功能良好的病人，输注特殊药物如甘露醇时，可适当加快输液速度。

（7）输液过程中加强巡视病人：注意滴液是否通畅，局部组织有无肿胀，病人有无不适反应等情况，如有应及时处理。

2. 留置针静脉输液注意事项

（1）保护穿刺有留置针的肢体：尽量避免出现肢体下垂姿势，以免重力作用造成回血堵塞。对能下床的病人，避免在下肢留置。

（2）留置针：一般可保留 3～5 d。留置期间应严密观察穿刺部位，如有发红、肿痛等异常情况，应立即拔除留置针并做好局部处理。对仍需输液者应更换肢体，另行穿刺。

（3）封管液的种类和用量：①无菌生理盐水，每次用量 5～10 ml，每隔 6～8 h 重复冲管 1 次；②稀释肝素溶液，每毫升生理盐水内含肝素 10～100 U，每次用量 2～5 ml，抗凝作用可持续 12 h 以上。

（4）封管方式：可采取脉冲式冲管与正压封管相结合的方式，以便封管液能充分地充盈在留置针的管腔中。脉冲式冲管（图 3-4-4-1）是将注射器推一下停一下，使封管液形成小漩涡，增强冲管效果；而直推式封管（图 3-4-4-2）是形成同心圆，不易充盈到管腔

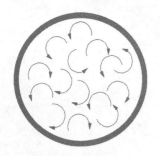

图 3-4-4-1　脉冲式冲管产生的漩涡

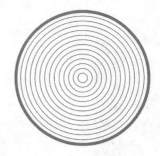

图 3-4-4-2　直推式封管产生的漩涡

的边角处。

（5）其他：每次输液前，应检查留置针穿刺处的皮肤，并对留置针接头处进行严格消毒，连接头皮针后妥善固定。

3. 静脉输血注意事项

（1）输血前应评估病人病情、血型、输血史及不良反应史、输血要求的紧急程度等。

（2）输血前病人需签署《输血治疗同意书》，无家属签字、无自主意识病人的紧急输血，应报医院职能部门或主管领导同意、备案，并记录于病历中。

（3）在取血和输血过程中，必须严格执行无菌原则及查对制度。在输血前和床旁输血时，一定要双人同时到病人床边分别核对输血信息，做好"三查八对"。

（4）若出现血液中有凝块；血浆呈乳糜状或暗灰色；血浆中有明显气泡、絮状物或粗大颗粒；没有摇动血袋时血浆层与红细胞层分界不清或交界处出现溶血；红细胞呈紫红色等情况，血液不得输注，并及时与血库联系。

（5）血液成分一经出库必须在 30 min 内输注，1 U 的全血或成分血应在 4 h 内输完；在常温治疗室内保存，不能用过热的水加温和剧烈震荡；血液内不应随意加入其他药物，以防血液凝集或溶解。

（6）输血前后及输注两袋血之间需要滴注少量生理盐水冲洗输血管道，以冲净血液，防止发生不良反应。

（7）严格掌握输血速度，起始速度宜慢，应观察 15 min 病人无不适后再根据病人的病情、年龄及血液制品成分调节滴速；对年老体弱、心功能不全、严重贫血的病人应谨慎，滴速宜慢。

（8）输血过程中要加强巡视，观察有无输血反应的发生。一旦出现输血反应，应立即停止输血，通知医生，按输血反应进行处理，并保留余血及输血装置以供检查分析。

（9）在输血前、输血 15 min、输血完毕 15 min 均应测量病人的生命体征并记录；交叉配血报告单上填写输血完毕时间，两名护士签名并放入病历中保存。

（10）输完的血袋置于黄色垃圾袋内，送回输血科，低温保存 24 h，以备病人发生输血反应时查明原因。

二、临床新进展

（一）留置针

临床常用的留置针有直式留置针（图 3-4-4-3）、Y 形封闭式留置针（图 3-4-4-4）。在应用输液时应根据各头皮针类型进行操作前准备，留置针需先连接输液器，排气后方可进行穿刺，待穿刺成功、滴液通畅后再拔出针芯，贴上透明敷贴（图 3-4-4-5）固定。

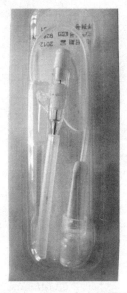

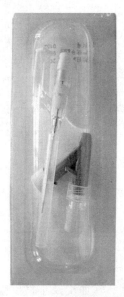

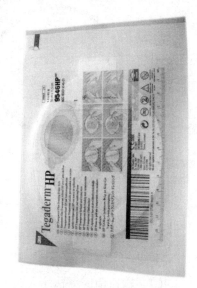

图 3-4-4-3   直式留置针   图 3-4-4-4   Y 形封闭式留置针   图 3-4-4-5   透明敷贴

（二）PICC

对于需中长期静脉输液治疗的病人，临床上常用经外周中心静脉置管输液法（peripherally inserted central catheter，PICC）进行输液。PICC 是从周围静脉导入且导管末端位于中心静脉的深静脉置管术，具有适应证广、操作简单、保留时间长、并发症少、创伤小等优点。

适应证：不同年龄的各种病人，中心静脉压的监测，完全胃肠外营养，静脉化疗、长期输液的病人，输入高渗性液体或刺激性药物的病人。

临床上护士需经专业训练，获得证书后方可为病人进行 PICC 穿刺操作，常见的 PICC 导管见 ℯ图 3-4-4-1、ℯ图 3-4-4-2。

📍 图 3-4-4-1   耐高压型 PICC 导管

📍 图 3-4-4-2   普通型 PICC 部件及附件

（三）输液港

植入式静脉输液港又称植入式中央静脉导管系统，它是一种可植入皮下，长期留置在体内的静脉输液装置，主要由供穿刺的注射座和静脉导管系统组成，在临床上既可用于输注各种药物、营养支持治疗、输血等，又可用于血样采集。

通过使用无损伤针穿刺输液港（ ℯ图 3-4-4-3）可建立输液通路，减少反复穿刺的痛苦和难度，同时输液港可将各种药物通过导管直接输送到中心静脉处（ ℯ图 3-4-4-4），依靠局部大流量、高流速的血液迅速稀释和播散药物，防止刺激性药物，尤其是化疗药物、营养支持类药物对静脉的损伤，是肿瘤病人静脉输液的永久性绿色通路。输液港操作也需由经专门培训、考证后的护士执行。

📍 图 3-4-4-3   植入式耐高压输液港部件图

图 3-4-4-4 输液港底座及管路示意图

（四）智能输血的闭环管理

目前，国内大型三甲医院大多对静脉输血进行智能输血"闭环"管理，它是将输血的操作规程进行流程再造，环环相扣，完成一环节方能进入下一环节，每一环节执行时间都同步记录到电子病历的护理记录中，从而实现"闭环"管理。具体环节如下。

1. 采样登记　护士从各科室电脑客户终端登录系统后，选择病区和病人，点击"采样登记"，扫描病人腕带二维码、试管条码、护士工牌二维码进行核对，核对成功，系统背景颜色变化，并自动记录执行人和执行时间。

2. 血袋接收　血袋送达科室时，可批量扫描所有血袋，再扫描接收者工牌、送血者工牌，系统自动录入并提示接收成功。

3. 输血确认　血液的确认需两名护士核对后，再扫描两人工牌号双人核对，系统提示输血确认成功。

4. 输血执行　血液输注前先扫描血袋条码，再扫描病人腕带，核对正确后再扫描两名护士工牌进行双人核对。完成后系统提示：核对正确，可以执行。

5. 输血过程巡视　输血过程中护士需进行巡视，先扫描血袋条码，点击"巡视"按钮，填写滴速，保存即可。如发生不良反应，系统内有不良反应症状记录界面，护士应及时登记。

6. 输血结束　输血结束后，护士扫描血袋条码，点击"输血结束"按钮，系统将提示输血结束。

通过静脉输血闭环管理能有效减少静脉输血差错的发生。

【自测反思】

一、单选题

1. 下列不属于输液目的的是（　　　）
　　A. 纠正水、电解质紊乱　　　　　B. 增加血容量
　　C. 输入药物　　　　　　　　　　D. 供给各种凝血因子
　　E. 利尿消肿

2. 早上 8 时开始为病人输液 1 000 ml，滴注速度 60 滴 / 分，滴注系数为 15 gtt/ml，病人询问输液的结束时间应是（　　　）
　　A. 12 时　　　　　　　　　　　B. 12 时 10 分
　　C. 12 时 30 分　　　　　　　　D. 13 时 10 分
　　E. 13 时 30 分

3. 输液过程中墨菲滴管内液面自行下降的原因可能是（　　　）
　　A. 病人肢体位置不当　　　　　　B. 墨菲滴管有裂隙
　　C. 针头处漏水　　　　　　　　　D. 输液管太粗，滴速太快
　　E. 输液瓶位置过高，压力太大

4. 某病人在输液中发生急性肺水肿，急救时吸氧需用 20% ~ 30% 乙醇湿化，其目的是（　　　）
　　A. 使病人呼吸道湿润　　　　　　B. 使痰液稀薄，易吐出

C. 消毒吸入的氧气   D. 降低肺泡表面张力

E. 降低肺泡内泡沫的表面张力

5. 护士小 A 在为输血前做准备工作，以下错误的做法是（   ）

A. 做血型鉴定和交叉配血试验   B. 需两人核对

C. 输血前先输入少量生理盐水   D. 取血禁剧烈震荡

E. 冬季库存血应先放于 42℃ 热水中加温

6. 输血前后及两袋血之间应加入的药物是（   ）

A. 5% 葡萄糖   B. 5% 葡萄糖盐水

C. 0.9% 氯化钠   D. 复方氯化钠

E. 碳酸氢钠

7. 病人王某，输血 15 min 后感觉头胀，四肢麻木，腰背部剧痛，脉细弱，血压下降，下列处理措施中错误的是（   ）

A. 热水袋敷腰部   B. 观察血压、尿量

C. 取血标本和余血送检   D. 减慢输血速度

E. 立即通知医生

8 ~ 10 题共用题干

护士巡视病房时，发现张先生的输液不滴，注射部位肿胀，主诉疼痛，无回血。

8. 此种情况可考虑为（   ）

A. 针头阻塞   B. 输液压力过低

C. 静脉痉挛   D. 针头脱出血管外

E. 针头斜面紧贴血管壁

9. 对此病人应采取的措施是（   ）

A. 用力挤压输液管，直至液体通畅   B. 拔出针头，另选血管重行穿刺

C. 抬高输液瓶位置   D. 变换肢体位置

E. 热敷注射部位上端血管

10. 因需长时间输液，要注意保护、合理使用血管，应优先选用（   ）

A. 头静脉   B. 贵要静脉

C. 肘正中静脉   D. 前臂静脉

E. 手背静脉

二、简答题

1. 接收血袋时护士应如何检查库存血的质量？

2. 简述使用静脉留置针进行输液的优点。

3. 李某，女，42 岁。胆石症术后第三天，体温 36.8℃，脉搏 62 次 / 分，刀口处无渗血渗液。当日上午 9 时，护士为其静脉滴注青霉素，约半小时后，病人突然寒战，继之高热，体温 40℃，脉搏 96 次 / 分，并伴有头痛、恶心、呕吐。请问：

（1）根据上述表现，判断此病人可能出现了哪种情况？

（2）上述反应产生的主要原因可能是什么？

（3）作为责任护士，你应如何护理病人？

（吴永琴）

单元五 穿脱隔离衣

【教学目标】

一、认知目标

1. 能说出隔离的目的及意义。

2. 能陈述隔离衣的清洁部位。

3. 能叙述消毒手或刷手的顺序和注意事项。

4. 能区别不同隔离工作区域的划分及其防护要求。

二、能力目标

1. 能根据临床情境正确进行手卫生。

2. 能正确完成穿、脱隔离衣，不污染。

3. 能正确进行消毒手或刷手。

4. 能按需悬挂隔离衣。

5. 能正确穿脱防护用品。

6. 能保护病人和医护人员安全。

三、情感态度和思政目标

1. 能认识到穿脱隔离衣和防护服的重要性。

2. 能养成自我防护习惯，树立标准预防观念。

3. 能养成良好的无菌意识和隔离意识，防止交叉感染。

【模拟情境练习】

📋 项目一 穿脱隔离衣

一、案例导入

钱多多，男，65 岁。因"乏力、食欲减退 3 天"以"急性甲型病毒性肝炎"门诊收住入院。病人 3 天前进食毛蚶后自觉乏力，逐渐加重，伴食欲减退，厌油，感恶心，无呕吐。今来我院查肝功能示：谷丙转氨酶 1 206 IU/L，总胆红素 51.1 μmol/L；HAVAg（+）。

你作为责任护士准备为该病人测量生命体征，在进入病房前请穿上隔离衣、戴手套进行自我防护。

视频 3-5-1-1 穿脱隔离衣完整操作

二、操作目的

保护工作人员和病人，防止病原微生物播散，避免交叉感染。

三、操作流程

```
操作前准备：自身、环境、用物准备
            │ 卷袖过肘
            ▼
    穿隔离衣▲
            │ 检查长短及有无破损；
            │ 一左二右三抖袖，四扣领子五整袖；
            │ 六拉左来七拉右，两边对齐向后抖；
            │ 左手压后右手折，带子系在腰前右
            ▼
    脱隔离衣▲
            │ 先解腰带前面束，再拉袖口塞紧袖；
            │ 三洗双手防飞溅，擦干手后解领扣；
            │ 先脱左袖后脱右；对齐领子挂上钩
            ▼
  整理用物，洗手，记录
```

注："▲"为质量评估关键点

四、精细动作解析

1. 穿隔离衣勿污染内面及工作服 做到：六拉左来七拉右，两边对齐向后抖；左手压后右手折，带子系在腰前右。即在腰下 5 cm 左右捏住两侧衣缝前拉，注意把腰带放在前面，防止腰带垂下污染里面的护士服；一手按住两侧的衣缝，另一手前拉一侧后襟，两手配合，直至捏住隔离衣边缘外侧，同法捏另一侧后襟边缘外侧。两手后拉对齐，向一侧折叠，一手按住，另一手取腰带，两侧腰带背后交叉，回到前侧面打一活结。

2. 正确消毒双手或刷手 脱隔离衣前，解开腰带在腰前打活结，先在肘关节以上塞紧衣袖，做好消毒双手的准备；再取手消液，按七步洗手法消毒双手；然后取手消液，从肘关节开始，由前臂向下揉搓至指尖消毒双手；消毒手时不可沾湿隔离衣，隔离衣也不可触及其他物品；最后再取手消液，按七步洗手法消毒双手，共计 2 min。

如有刷手条件，也可使用刷手法清洁双手。刷手范围为肘关节以下，从前臂至指尖，分别经前臂→手腕→手背→手掌→手指→指缝→指尖，由上至下，腕部环形刷洗；每只手刷洗半分钟，每只手刷洗两次，共 2 min；刷手过程中保持指尖朝下，不可溅湿隔离衣，腰带不可污染洗手池。

3. 脱下隔离衣并按需悬挂 双手在隔离衣内，对齐衣袖渐退渐脱，手平持，防止腰带下垂污染地面，脱袖过程中不可抖袖；对齐肩缝，按需折叠隔离衣，避免污染，悬挂备用。布类隔离衣若悬挂在半污染区，则内面朝外；若悬挂在污染区，则外面朝外。

4. 口罩、帽子按一次性用物处理 一次性口罩和帽子按医疗垃圾处理，扔至黄色垃圾桶，最后按七步洗手法洗手；若口罩使用时间未到 4 h，必要时还需继续使用，应污染面朝内折叠至专用口袋备用。

🎬 视频 3-5-1-2 穿脱隔离衣分解动作解析

五、护士用语

1. 穿隔离衣时护士用语

（1）三大准备："环境安静、整洁，光线适中，温湿度适宜；用物已备齐；我已做好自身准备，卷袖过肘。"

（2）检查隔离衣时："隔离衣长度合适，无破损，无潮湿。"

2. 脱隔离衣时护士用语

（1）解腰带："先解腰带前面束。"

（2）消毒手或洗手时："指尖朝下。"

（3）结束时："操作结束。"

六、技能考核

穿脱隔离衣操作步骤及评分标准见表 3-5-1-1。

表 3-5-1-1　穿脱隔离衣操作步骤及评分标准

项目		内容	分值	自评	互评
自身准备		服装鞋帽整洁$_1$，不戴耳环、手上饰物$_1$，剪指甲$_1$，洗手$_1$，戴口罩$_1$	5		
环境准备		环境安静、整洁，光线适中，温湿度适宜$_3$	3		
用物准备		挂衣架，隔离衣，衣夹，污物桶，手消液，或手刷，无菌皂液，弯盘，小毛巾（缺一项扣 1 分）$_5$	5		
操作过程	穿隔离衣	取下手表$_2$，卷袖过肘$_2$	4		
		取下隔离衣$_1$，检查长度及完好性$_2$	3		
		持衣领$_1$，翻转隔离衣$_1$，清洁面对己$_1$	3		
		穿袖：一左$_2$，二右$_2$，三抖袖$_2$	6		
		两手由前向后顺领边$_3$，扣领扣$_2$	5		
		整理衣袖$_2$，平整$_1$，美观$_1$	4		
		在腰部下 5 cm 处捏住两侧衣缝前拉$_1$，再前拉后襟一边捏住边缘$_2$，同法捏后襟另一边$_2$	5		
		两手后拉对齐衣襟$_2$，向一侧折叠$_2$，一手按住$_1$	5		
		另一手取腰带$_1$，两侧腰带背后交叉$_1$，回到前侧面打一活结$_2$	4		
		戴手套，进入病房操作$_2$	2		
	脱隔离衣	脱手套$_2$，松腰带，在身前打活结$_2$	4		
		上拉衣袖塞入工作衣袖子中$_2$，不污染$_1$	3		
		消毒手或刷手	以下二选一： 消毒手：取手消液，七步洗手法消毒双手$_2$；再取手消液，从肘关节开始，由前臂向下至指尖消毒双手$_2$，再按七步洗手法消毒双手$_2$；消毒手时不可沾湿隔离衣，隔离衣也不可触及其他物品$_2$	8		
			刷手：刷手范围：肘关节以下$_2$；方法：前臂至指尖，面面俱到$_2$；时间：共 2 min，每只手每次 0.5 min，各 2 次$_1$，洗手时手朝下$_1$、不溅湿隔离衣$_1$，腰带不污染洗手池$_1$	8		
		下拉部分衣袖保护肘部$_2$，解领扣$_1$	3		

续表

项目	内容	分值	自评	互评
	一手先拉另一袖内面$_2$，脱袖后包手再拉下另一袖$_2$	4		
	两手在袖内解腰带$_2$	2		
	对齐渐退渐脱$_2$	2		
	对肩缝折好$_2$，持衣领$_1$，根据需要悬挂备用$_1$，不污染$_2$	6		
	脱口罩$_1$，脱帽子$_1$，洗手$_2$	4		
综合评价	1. 评判性思维：相关理论知识及操作注意事项$_3$ 2. 操作要求：动作熟练、轻稳、正确，无违反隔离原则$_5$ 3. 操作时间：5 min$_2$	10		
总分		100		

主考人：＿＿＿＿　　　　　考试时间：＿＿年＿＿月＿＿日

（吴永琴）

项目二　穿脱防护服

一、案例导入

赵荣星，男，70 岁。儿子 1 周前从印度回国，作为境外输入新型冠状病毒肺炎感染者的密切接触者，赵先生已在医学隔离点集中安置隔离观察 7 d，今天出现低热、乏力、咳嗽、腹泻等症状，重测新型冠状病毒核酸检测呈阳性，且为德尔塔变异株，立即被运送至隔离定点医院继续隔离治疗。

你作为定点医院的护理工作者，准备遵医嘱为该病人进行输液操作。因冲在疫情防控一线，你肩负照顾病人的重任，为确保自身安全，并防止交叉感染，在输液操作前请你认真做好隔离，正确穿脱防护服。

视频 3-5-2-1　穿脱防护服完整操作

二、操作目的
保护医务人员和病人，避免感染和交叉感染。

三、操作流程

操作前准备：自身、环境、用物准备

↓ 戴医用防护口罩，进行口罩密合性测试（正压+负压测试），戴一次性工作帽

穿防护服▲

取衣：检查防护服有效期、大小、完整性、拉链等；
穿衣：自下而上穿戴（裤子-袖子-帽子-拉链）；
依次佩戴护目镜/防护面屏，戴手套，必要时穿防护靴/鞋套；
做抬手、抬脚、弯腰、下蹲等动作，检查防护用品是否严密合身

```
┌─────────────┐
│ 脱防护服▲   │
└──────┬──────┘
       │
       │    第一脱摘区
       │    手卫生，依次摘护目镜/防护面屏→防护服→鞋套→手套，手卫生；
       │    脱分体防护服：解开密封胶条→拉开拉链→脱帽子→脱上衣→脱下衣；
       │    脱连体防护服：解开密封胶条→拉开拉链→脱帽子→脱衣服；
       │    防护服由上向下边脱边卷，污染面朝内，置于医疗垃圾桶
       │    第二脱摘区
       │    手卫生，依次摘脱一次性工作帽→医用防护口罩→手卫生→戴医用外科口罩；
       │    以上每个动作间均需进行手卫生，脱摘过程中若污染手部，应随时进行手卫生
       │
┌──────┴──────┐
│ 洗手▲       │
└─────────────┘
```

注："▲"为质量评估关键点

四、精细解析

1. 正确佩戴医用防护口罩

（1）左手穿过两带托住口罩，检查口罩系带是否牢固。

（2）罩住口、鼻及下颌，鼻夹部向上紧贴面部。

（3）右手将下方系带拉过头顶，放在颈后耳下方。

（4）再将上方系带拉至头顶中部，戴好后调整系带。

（5）双手指尖对称放于金属鼻夹处，根据鼻梁的性状塑造鼻夹，双手不接触面部任何部位。

（6）口罩密闭性测试：双手完全盖住防护口罩，快速呼气两次进行正压测试，检查有无气体从口罩边缘泄露；快速吸气两次进行负压测试，检查有无气体从口罩边缘进入，如有，应调整口罩松紧度。

2. 正确佩戴护目镜或防护面屏　佩戴前检查物品有无破损，系带是否松懈，将护目镜置于眼部或头部合适部位，调节舒适度，并检查有无戴牢。遇可能被病人分泌物喷溅的诊疗护理工作前，应戴防护面屏。

3. 脱防护服　由上向下边脱边卷，污染面朝里。防护服的外面是污染面，脱防护服时，若为分体防护服，应先拉开拉链，上提帽子使帽子脱离头部，再脱上衣：即先脱袖子，再脱上衣，将污染面向内卷放入医疗垃圾桶；然后脱下衣：即由上向下边脱边卷，污染面向里，脱下后放入医疗垃圾桶。若为连体防护服，则将拉链拉到底，上提帽子使帽子脱离头部，再脱衣服：先脱袖子，再由上向下边脱边卷，污染面向里，全部脱下后卷成包裹状，置于医疗垃圾桶内。

五、技能考核

穿脱防护服的操作步骤及评分标准见表3-5-2-1。

表3-5-2-1　穿脱防护服的操作步骤及评分标准

项目	内容	分值	自评	互评
自身准备	穿好工作服、鞋，无带无扣₁；修剪指甲，去除个人用品（首饰、手表等）₁；长发需盘好头发，戴一次性工作帽₁；洗手₂	5		
环境准备	环境安静、整洁，光线适中，温湿度适宜₃	3		

续表

项目			内容	分值	自评	互评
用物准备			手消液，医用防护口罩，一次性工作帽，防护服，手套，护目镜或防护面屏$_3$，一次性医用外科口罩、靴/鞋套（必要时），防护用品均应符合国家相关标准，并在有效期内使用	3		
操作过程	穿防护服	1. 手卫生	按六步洗手法进行手卫生，时间≥15 s$_1$	1		
		2. 戴医用防护口罩	检查口罩是否合格、完整性、有效期等$_1$	1		
			鼻夹向上$_1$，一手托住口罩一手拉下方系带于颈后双耳下$_1$，再将上方系带于头顶中部$_1$，调整系带松紧$_1$	4		
			正确塑形：双手指尖从中间位置向内按压鼻夹$_1$，分别向两侧移动$_1$	2		
			口罩密合性测试：双手完全盖住口罩$_1$，正压（用力呼气，口罩鼓起）$_1$+负压测试（用力吸气，口罩下陷）$_1$	3		
		3. 戴工作帽	戴一次性工作帽、帽子需盖住头发$_2$	2		
		4. 穿防护服	检查：防护服有效期、大小、完整性、拉链等$_2$	2		
			穿防护服：将防护服帽子、衣袖抓在手中$_1$，避免触地$_2$；自下而上穿戴（裤子→袖子→帽子→拉链）$_3$，完全遮盖工作服和帽$_2$，拉上拉链$_1$和压平门襟$_1$	10		
		5. 戴护目镜/防护面屏	检查：完整性、有无破损等$_1$	1		
			佩戴：调整松紧$_1$，保持密闭$_1$	2		
		6. 戴手套	检查：手套型号、完整性、有效期、有无破损等$_1$	1		
			佩戴：手套包住防护服袖口$_2$，佩戴过程中不能有破损$_2$	4		
		7. 检查	做抬手、抬腿、弯腰、下蹲动作$_1$，防护用品是否严密合身$_1$，无暴露$_1$	3		
	脱防护服	第一脱摘区				
		1. 手卫生	按六步洗手法消毒手套，时间≥15 s$_1$	1		
		2. 脱摘护目镜或防护面屏	摘除时稍微低头，闭眼$_1$，拉后方松紧带自后向前脱下护目镜/防护面屏$_1$；勿接触镜面或屏面$_2$	4		
		3. 手卫生	按六步洗手法消毒手套，时间≥15 s$_1$	1		
		4. 脱防护服	撕脱门襟$_1$，将拉链拉到底$_1$	2		
			向上提拉帽子$_1$，使帽子脱离头部，勿脱落内层帽子$_1$	2		
			两手从肩部外捏住防护服轻柔缓慢地向下向外拉$_2$	2		

续表

项目		内容	分值	自评	互评
		防护服从内向外向下反卷$_3$，动作轻柔，翻卷脱下$_1$	4		
		连同手套$_2$、靴套脱下$_2$	4		
		防护服外表面未接触皮肤$_2$、未发生内卷$_2$	4		
	5. 手卫生	按六步洗手法进行手卫生，时间≥15 s$_1$	1		
	第二脱摘区				
	1. 手卫生	按六步洗手法进行手卫生，时间≥15 s$_1$	1		
	2. 脱帽子	低头，闭眼$_1$，从帽子顶部拎起脱下工作帽$_1$；勿触碰脸部等清洁部位$_1$	3		
	3. 手卫生	按六步洗手法进行手卫生，时间≥15 s$_1$	1		
	4. 摘医用防护口罩	脱摘时稍微低头，闭眼$_1$，双手示指勾住（下方）颈后系带，提过头部，一只手拉住系带$_1$；另一手脱上方系带，自后向前脱离面部$_1$	3		
		双手勿触及口罩外层$_2$，手避免触碰口$_1$	3		
	5. 手卫生	按六步洗手法进行手卫生，时间≥15 s$_1$	1		
	6. 戴一次性医用外科口罩	口罩颜色朝外$_1$，鼻夹向上$_1$	2		
		双手指尖放在鼻夹上从中间开始向两侧移动按压塑形$_1$	1		
总体评价		1. 评判性思维：相关理论知识及操作注意事项$_3$。 2. 操作要求：穿防护服全过程稳、准、轻、快$_3$；穿戴完毕应整洁无暴露$_2$；脱防护服操作规范，符合隔离原则，动作轻柔、娴熟$_3$。 3. 操作时间：13 min$_2$	13		
总分			100		

主考人：_____　　　　　　　　　　　　考试时间：____年____月____日

（徐小群，吴永琴）

【知识链接】

一、相关理论点

隔离是将传染病病人、高度易感人群安置在指定地点，暂时避免与周围人群接触，防止感染性疾病传播的重要措施。为避免交叉感染，保护病人和医务人员，护士应加强手卫生，根据情况使用一次性帽子、一次性外科口罩、N95口罩、手套、鞋套、护目镜、防护面屏、隔离衣、防护服等防护用品。

（一）隔离工作区域的划分及隔离要求

隔离工作区域可根据有无被病原微生物污染，分为清洁区、潜在污染区、污染区。医务人员和病人的进出应设双通道，在传染病诊治的病区中，清洁区与潜在污染区之间、潜在污染区与污染区之间还设有缓冲间，为医务人员的准备间。

1. 清洁区（cleaning area） 凡未被病原微生物污染的区域称为清洁区，未直接接触病人。传染病病人及其接触过的物品不得进入清洁区；接触病人后需消毒双手或刷手、脱去隔离衣及鞋方可进入清洁区。

清洁区包括更衣室、值班室及库房等医务人员专用的区域；病区以外的地区如食堂、药房、营养室或配膳室等。

2. 潜在污染区（potentially contaminated area） 有可能被病原微生物污染的区域称为潜在污染区，又称半污染区。病人或穿隔离衣的工作人员通过走廊时，不得接触墙壁、家具等物体；各类检验标本应有固定的存放盘和架，检验完的标本及容器等应严格按要求分别处理。

潜在污染区包括医生办公室、护士站、治疗室、化验室、病区的内走廊及出院卫生处置室等。

3. 污染区（contaminated area） 凡被病原微生物污染或被病人直接接触和间接接触的区域称为污染区。污染区的物品未经消毒不准带出；进入污染区时，必须穿隔离衣，戴口罩、帽子，必要时换隔离鞋；离开前脱隔离衣、鞋，并消毒双手。

污染区包括病人所在的病室、厕所、浴室、病区外走廊等。

（二）临床常用防护用品

1. 医用防护口罩 原则上在发热门诊、隔离留观病区（房）、隔离病区（房）和隔离重症监护病区（房）等区域，以及进行采集呼吸道标本、气管插管、气管切开、无创通气、吸痰等可能产生气溶胶的操作时使用医用防护口罩。一般 4 h 更换，污染或潮湿时随时更换。其他区域和在其他区域的诊疗操作，原则上不使用。

2. 帽子 进入污染区应根据需要戴多层帽子，包括两层一次性工作帽和一层连体防护服帽子。

3. 隔离衣和防护服 在潜在污染区工作，须穿着两层隔离衣裤及连体防护服一件；进入污染区应加穿一层隔离衣裤；必要时穿着连体防水生化防护服，特指接触气管切开的重症传染病病人。离开病室应用消毒液喷洒全身再脱下外层隔离衣置于指定污物桶内，其余衣物分别在指定区域脱下。

在严格落实标准预防的基础上，强化接触传播、飞沫传播和空气传播的感染防控，正确选择和使用防护服。预检分诊、发热门诊使用普通隔离衣，在隔离留观病区（房）、隔离病区（房）和隔离重症监护病区（房）使用防护服，禁止穿着防护服离开上述区域。其他区域和在其他区域的诊疗操作原则上不使用防护服。

4. 手套 在潜在污染区工作，必须戴两层医用乳胶手套；进入污染区或与病人接触应加戴一层手套。离开病室必要时应先浸泡消毒再脱下丢进指定污物桶内，如有破损应立即更换。

5. 隔离鞋套 在潜在污染区工作，穿着隔离鞋，外罩鞋套；进入污染区应更换长筒隔离靴，并外罩鞋套。离开病室时应先脱下鞋套丢入指定污物桶，隔离靴在消毒液中浸泡后于指定地点更换。

6. 护目镜及防护面屏　在隔离留观病区（房）、隔离病区（房）和隔离重症监护病区（房）等区域，以及采集呼吸道标本、气管插管、气管切开、无创通气、吸痰等可能出现血液、体液和分泌物等喷溅操作时使用护目镜。禁止戴着护目镜离开上述区域。如护目镜为可重复使用的，应当消毒后再用。在一次性护目镜供给不足的紧急情况下，经严格消毒后可重复使用。其他区域和在其他区域的诊疗操作原则上不使用护目镜。使用前应配有防雾剂使用以方便医护人员视物。当推测病人有体液或分泌物喷出的可能时，应加戴防护面屏。

（三）穿脱隔离衣注意事项

1. 隔离衣只能在规定区域内穿脱，穿前应检查隔离衣有无潮湿、破损，长短须能全部遮盖工作服。

2. 穿布类隔离衣时避免污染衣领、面部、帽子和清洁面，始终应保持衣领内外面均清洁。

3. 布类隔离衣每日更换，接触严密隔离者则需每次更换，接触不同病种病人时应更换隔离衣。若隔离衣污染或沾湿应随时更换，一次性隔离衣则一用一换。

4. 布类隔离衣若还需使用，挂在半污染区，清洁面向外；挂在污染区则污染面向外。

5. 熟记穿脱隔离衣操作口诀

穿隔离衣	脱隔离衣
一左二右三抖袖，四扣领子五整袖； 六拉左来七拉右，两边对齐向后抖； 左手压后右手折，带子系在腰前右。	先解腰带前面束，再拉袖口塞紧袖； 三洗双手防飞溅，擦干手后解领扣； 先脱左袖后脱右，对齐领子挂上钩。

二、临床新进展

（一）特殊急性呼吸道传染病疾病的隔离

特殊急性呼吸道传染性疾病，主要是指严重急性呼吸综合征（SARS）、人感染高致病性禽流感、甲型 H1N1 流感、新型冠状病毒肺炎等，均属于我国传染病分类中需严格管理的乙类传染病，由于此病人群普遍易感，对人民健康威胁较大，通常需采用甲类传染病的隔离措施。

1. 医护人员的准备

（1）做好防护培训：对进入病房的全体医务人员进行专门培训，要求必须熟悉并严格掌握各项防护措施，包括穿、脱防护用品流程和区域的划分。

（2）做好人员自身准备：护理急性呼吸道传播的传染病病人具有很强的危险性，医护人员或多或少地会存在心理压力，因此做好心理调节十分重要。对待该类病人应重视和有信心，并保证足够的休息和丰富的营养，以增强自身免疫力。

2. 隔离措施

（1）将病人安置于有效通风的隔离区域内，必要时安置于隔离负压病房。

（2）严格限制探视者，如需探视，探视者应正确穿戴个人防护用品，并遵守手卫生规定。

（3）减少转运，需要转运时应注意医务人员防护。

（4）限制病人活动范围，离开隔离病区或隔离区域时，病人应戴外科口罩。

（5）进入隔离区工作的医务人员须按程序做好个人防护，严格执行区域划分的流程，按规范穿戴好方可进入病区。此外，每日监测体温两次，体温超过 37.5℃及时就诊。

3. 公众个人防护措施 中宣部宣教局、国家卫生健康委员会宣传司 2020 年 9 月共同发布做好新型冠状病毒肺炎疫情常态化防控之"个人防护不放松"的措施，有效减少了新型冠状病毒肺炎疫情的扩散。①少聚集：少去人群密集的场所；②一米线：与他人保持一米社交距离；③戴口罩：乘坐公共交通工具或在人群密集的场所应按规定佩戴口罩；④健康码：公共场所主动出示健康码，配合体温监测；⑤查核酸：根据疫情防控需要，积极配合核酸检测，出现发热、咳嗽等症状，及时就医。

（二）接触性传染病的消毒及防护措施

1. 医务人员的防护 医务人员合理正确使用防护用具，规范穿脱隔离衣的流程，严格三区两入口的管理。

2. 病室消毒 消毒人员应经过正规培训，掌握各种消毒要求，穿脱防护服规范。每日对病室地面、物体表面、空气定时进行清洁消毒，工具专室专用。病室内、外走廊严格按三区划分进行消毒，各区域工具专用。病室仪器设备严格按说明书进行清洁消毒。

3. 污物处理 污物包括医疗污物和生活污物。所有需运送污物均采用"双袋双消法"包装，在二次扎口前向袋中喷洒消毒液，再由专人运送至指定区域焚烧。所有污物桶内均应有消毒液，每次更换污物袋后，立即向袋内倾倒消毒液。

医疗污物应防止锐器将包装袋划伤，医用防护用具品放入指定带盖污物桶。病人的生活污物应倒入带盖污物桶，排泄物使用带盖容器。便前、便后向容器内倒入含氯石灰，便后充分搅拌后放置 2 h，倾倒于便池中。注意及时倾倒、彻底搅拌、防止溅漏。

4. 终末处理 病人出院后，对病室所有用物进行消毒处理，空气消毒可用过氧乙酸密闭熏蒸或用紫外线照射。

【自测反思】

一、单选题

1. 脱隔离衣的正确步骤是（ ）

    A. 塞袖口、刷手、解领扣、解腰带、脱隔离衣

    B. 解腰带、塞袖口、刷手、解领扣、脱隔离衣

    C. 刷手、塞袖口、解领扣、解腰带、脱隔离衣

    D. 刷手、解腰带、解领扣、塞袖口、脱隔离衣

    E. 刷手、解领扣、塞袖口、解腰带、脱隔离衣

2. 以下属于传染病区中潜在污染区的是（ ）

    A. 治疗室，库房   B. 病人浴室，洗涤间

    C. 内走廊，化验室   D. 病室，厕所

    E. 配餐室，更衣室

3. 有关穿脱隔离衣的注意事项描述错误的是（ ）

    A. 穿隔离衣时须将内面工作服完全遮盖

    B. 穿隔离衣时避免接触清洁物品

    C. 穿隔离衣后只可在污染区活动

    D. 系领子时勿使衣袖触及衣领及工作帽

    E. 在内走廊挂隔离衣时，应注意污染面在外

二、简答题

1. 隔离衣的哪些部位是清洁区？
2. 隔离衣应多长时间更换？

（吴永琴）

第四章　维持有效呼吸技术

单元一　氧气吸入法

【教学目标】

一、认知目标

1. 能说出氧气疗法的概念和类型。
2. 能简述各种给氧法的优缺点以及各种面罩给氧法的区别。
3. 能说出氧气疗法的副作用及其预防方法。
4. 能根据给氧流量准确计算氧浓度。
5. 能叙述氧气疗法的注意事项。

二、能力目标

1. 能根据病情选择合适的给氧方法和氧流量。
2. 能装卸氧气流量表和搬运氧气瓶（俗称氧气筒）。
3. 能调节氧流量。
4. 能进行用氧的健康宣教。

三、情感态度和思政目标

1. 能认识到正确、及时实施氧气疗法的重要性。
2. 能关爱病人，在护理过程中积极巡视病人，安抚病人。
3. 能保证用氧安全，妥善做好健康宣教。

【模拟情境练习】

项目一　氧气瓶氧气吸入法

一、案例导入

李墨，女，38 岁。因"咳嗽、咳痰 1 个月，胸闷、气急 4 天"以"肺炎"收住入院。体检：体温 37 ℃，脉搏 100 次 /min，呼吸 28 次 / 分，血压 125/66 mmHg，血氧饱和度 90%。医嘱：给氧 3 L/min st。

作为责任护士，请你立即为该病人进行鼻导管给氧。

视频 4-1-1-1　氧气瓶氧气吸入法完整操作

二、操作目的

1. 纠正各种原因造成的缺氧状态，提高动脉血氧分压（PaO_2）和动脉血氧饱和度（SaO_2），增加动脉血氧含量（CaO_2）。

2. 促进组织的新陈代谢，维持机体生命活动。

三、操作流程

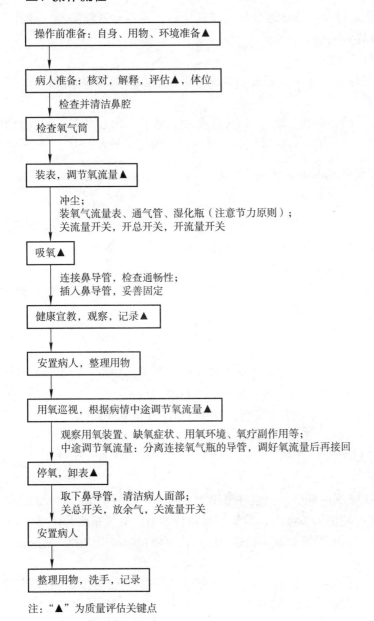

注："▲"为质量评估关键点

四、精细解析

1. 安装给氧装置

（1）依次安装氧气流量表、通气管、湿化瓶。安装时注意节力原则，安装完毕后的氧气流量表与地面垂直，以便正确调节氧流量。

（2）检查给氧装置有无漏气：先关流量开关，再开总开关，装置连接处未闻及"嘶嘶"的漏气声，则为给氧装置无漏气。

（3）调节氧气流量：开流量开关，根据医嘱调节氧流量。若流量浮标为锥体，氧流量数值平锥体最上方圆形平面所对刻度；若流量浮标为球形，氧流量数值平球形水平直径位置所对刻度。

2. 给氧

（1）检查鼻导管通畅性并湿润：鼻导管与氧气表连接后，将鼻导管前端浸入冷开水中，可见气泡冒出，则为鼻导管通畅。

（2）插入鼻导管并调节松紧度。

3. 中途调节氧流量　先分离氧气流量表端的吸氧管道，根据医嘱调节氧流量后，重新插回，做好用氧记录。

4. 停氧　用纱布包裹鼻导管前端拔出，同时擦净鼻腔。然后关闭总开关，调节流量开关放余气后关闭流量开关。最后依次拆除湿化瓶、通气管、氧气流量表。

视频 4-1-1-2　氧气瓶氧气吸入法分解动作解析

五、护士用语

1. 操作前解释

（1）核对病人信息："李大姐，请让我看一下您的手腕带。"

（2）评估病情："李大姐，您现在感觉怎么样？"

（3）解释操作目的："请不要紧张，我现在把您床头摇高再给您吸上氧气，这样能改善您的呼吸，缓解您的不适，请您配合我一下。"

2. 操作时指导

（1）安置体位："您这样躺着舒服吗？"

（2）评估并清洁鼻腔："您以前鼻腔做过什么手术或得过什么疾病吗？现在两侧鼻腔呼吸通畅吗？我先给您检查一下鼻腔。我再为您清洁一下鼻腔。"

（3）冲尘提示："接下来，我要开一下氧气瓶，声音有点响，请不要紧张。"

（4）指导吸氧："现在给您戴上氧气，这样的松紧度合适吗？请您尽量用鼻子吸气，用嘴巴呼气。您现在感觉怎么样？"

3. 操作后嘱咐

（1）用氧指导："如果在吸氧过程中，出现呼吸困难、胸闷等任何不适，请及时告诉我，好吗？氧流量是根据您的病情调节好的，请您不要自行调节。氧气瓶是易燃易爆品，请您和您的家人不要摇晃它，不要用带油的手触碰连接口，不要在病房里吸烟、使用打火机，这样说您都能明白吗？"

（2）再次核对，安置病人："请您再告诉我您的名字。您还有其他问题吗？这样躺着还舒适吗？床头铃给您放着，如有需要请及时叫我。您先好好休息，我稍后再来看您。"

4. 中途调节氧流量　"您现在觉得怎么样呢？别紧张，我现在根据医嘱给您调高氧流量，请您尽量用鼻子吸气，用嘴巴呼气。"

5. 停止吸氧　"您现在口唇红润了，呼吸也没那么快了，化验指标都正常了，说明您缺氧的症状已经改善。根据医嘱需要帮您把氧气停掉，请您配合。"

六、技能考核

氧气瓶氧气吸入法操作步骤及评分标准见表 4-1-1-1。

表 4-1-1-1　氧气瓶氧气吸入法操作步骤及评分标准

项目		内容	分值	自评	互评
自身准备		衣帽整洁$_1$，戴口罩$_1$，洗手$_2$	4		
环境准备		防火$_1$，防震$_1$，防热$_1$，防油$_1$	4		
用物准备		氧气流量表，湿化瓶（装有 1/3 或 1/2 的湿化液），通气管，纱布，弯盘，扳手，小药杯（内盛冷开水），橡胶排气管（视情况准备），氧气鼻导管，棉签，医嘱单，用氧记录单，手电筒（少一样扣 0.5 分）$_5$	5		
操作过程	病人准备	核对病人信息$_1$，解释操作目的$_1$	2		
		评估病人的一般情况$_1$，呼吸状态$_1$，主要症状$_1$，相关因素$_1$，心理状态$_1$	5		
		安置舒适体位$_2$	2		
		检查鼻腔并清洁$_2$	2		
	装表	检查氧气瓶"空""满"标志$_2$	2		
		冲尘$_2$	2		
		安装氧气表、通气管及湿化瓶$_3$	3		
		关流量开关$_2$，开总开关$_2$，开流量开关，调节流量$_2$	6		
	吸氧	连接鼻导管$_1$，检查管道通畅性并湿润$_2$	3		
		佩戴鼻导管$_1$，调节松紧度$_1$	2		
		健康宣教（管道通畅$_2$、用氧环境$_2$、病情观察$_2$、异常情况呼叫$_2$等）	8		
		记录$_1$，挂用氧记录单$_1$	2		
操作后处理		安置病人$_1$，整理床单位$_1$	2		
		洗手记录$_1$，整理用物$_1$	2		
调节流量	观察	用氧过程中注意观察缺氧症状有无改善$_2$，实验室指标有无改善$_2$，装置有无漏气、是否连接通畅$_2$，有无氧疗副作用出现$_2$	8		
	调节	根据病情调节氧流量$_4$	4		
		记录$_1$，挂用氧记录单$_1$	2		
停氧操作		核对$_1$，解释$_1$	2		
		用纱布包裹鼻导管前端拔出$_2$，同时擦净鼻腔$_1$	3		
		关总开关$_2$，调节流量开关放余气$_2$，关流量开关$_2$	6		
		卸氧气表装置$_2$	2		
		安置病人$_1$，整理床单位$_1$	2		
		整理用物$_1$，洗手，记录$_1$	2		

续表

项目	内容	分值	自评	互评
综合评价	1. 评判性思维：相关理论知识及操作注意事项 $_3$。 2. 操作要求：动作熟练、轻稳、正确，遵循节力原则 $_5$。 3. 人文关怀：关爱病人，与病人有效沟通，具备一定的整体护理能力 $_3$。 4. 操作时间：8 min $_2$。	13		
总分		100		

主考人：_____　　　　　　　　　　考试时间：___年___月___日

项目二　中心供氧装置氧气吸入法

一、案例导入

李然，女，55 岁。因反复咳嗽、咳痰 5 年余，气促 3 年，加重 7 天，以"慢性阻塞性肺疾病"收住入院。体检：体温 37 ℃，脉搏 98 次/分，呼吸 22 次/分，血压 123/69 mmHg，血氧饱和度 85%。辅助检查：动脉血氧分压 68 mmHg，动脉二氧化碳分压 47 mmHg。医嘱：给氧 2 L/min st。

作为责任护士，请你运用中心供氧装置立即为该病人进行给氧。

二、操作目的

1. 纠正各种原因造成的缺氧状态，提高动脉血氧分压（PaO_2）和动脉血氧饱和度（SaO_2），增加动脉血氧含量（CaO_2）。

2. 促进组织的新陈代谢，维持机体生命活动。

三、操作流程

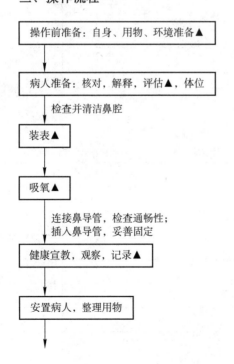

用氧巡视，中途调节氧流量（根据病情）▲

观察用氧装置、缺氧症状、用氧环境、氧疗副作用；
中途调节氧流量：分离连接氧气流量表的导管，调好氧流量再接回；
记录

停氧，卸表▲

核对，解释；
取下鼻导管，清洁

安置病人

整理用物，洗手，记录

注："▲"为质量评估关键点

四、护士用语

1. 操作前解释

（1）核对病人信息："李然阿姨，请您让我看一下您的手腕带。"

（2）评估病情："李然阿姨，您现在感觉怎么样？"

（3）解释操作目的："请不要紧张，我现在把您床头摇高再给您吸上氧气，这样能改善您的呼吸，缓解您的不适，请您配合我一下。"

2. 操作时指导

（1）安置体位："您这样躺着舒服吗？"

（2）评估并清洁鼻腔："您以前鼻腔做过什么手术或得过什么疾病吗？现在两侧鼻腔通畅吗？我先给您检查一下鼻腔。"

（3）指导吸氧："现在给您戴上氧气，这样的松紧度合适吗？请您尽量用鼻子吸气，用嘴巴呼气。您现在感觉怎么样？"

3. 操作后嘱咐

（1）用氧指导："如果在吸氧过程中，出现呼吸困难、胸闷等任何不适，请及时告诉我，好吗？氧流量是根据您的病情调节好的，请您不要自行调节。氧气是易燃易爆品，请您和您的家人不要在病房里吸烟、使用打火机，不要将氧气流量表拔下，这样说您都能明白吗？"

（2）再次核对，安置病人："请再告诉我您的名字。您还有其他问题吗？这样躺着还舒适吗？床头铃给您放着，如有需要请及时叫我。您先好好休息，我稍后再来看您。"

4. 中途调节氧流量 "您现在觉得怎么样呢？别紧张，我现在根据医嘱给您调节氧流量，请您尽量用鼻子吸气，用嘴巴呼气。"

5. 停止吸氧 "您现在口唇红润了，呼吸也没那么快了，化验指标都正常了，说明您缺氧的症状已经改善。根据医嘱需要帮您把氧气停掉，请您配合。"

五、技能考核

中心供氧装置氧气吸入法操作步骤及评分标准见表4-1-2-1。

表 4-1-2-1 中心供氧装置氧气吸入法操作步骤及评分标准

项目		内容	分值	自评	互评
自身准备		衣帽整洁$_1$，戴口罩$_1$，洗手$_2$	4		
环境准备		防火$_1$，防震$_1$，防热$_1$，防油$_1$	4		
用物准备		装好湿化液的氧气流量表，小药杯（内盛冷开水），氧气鼻导管，棉签，医嘱单，用氧记录单，手电筒（少一样扣0.5分）$_5$	5		
操作过程	病人准备	核对病人信息$_1$，解释操作目的$_1$	2		
		评估病人的一般情况$_1$、呼吸状态$_1$、主要症状$_1$、相关因素$_1$、心理状态$_1$	5		
		安置舒适体位$_3$	3		
		检查鼻腔并清洁$_4$	4		
	吸氧	安装氧气流量表$_3$	3		
		正确调节流量$_3$	3		
		连接鼻导管$_2$，检查管道通畅性并湿润$_2$	4		
		健康宣教：管道通畅$_3$、用氧环境$_3$、病情观察$_3$、异常情况呼叫等$_3$	12		
		记录$_1$，挂用氧记录单$_1$	2		
操作后处理		安置病人$_1$，整理床单位$_1$	2		
		洗手$_1$，整理用物$_1$	2		
调氧流量	观察	用氧过程中注意观察：缺氧症状有无改善$_3$，实验室指标$_2$，装置有无漏气、是否通畅$_3$，有无氧疗副作用出现$_3$	11		
	调节	根据病情调节氧流量$_4$	4		
		记录$_1$，挂用氧记录单$_1$	2		
停氧操作		核对$_1$，解释$_1$	2		
		用纱布包裹鼻导管前端拔出$_2$，同时擦净鼻腔$_2$	4		
		关闭氧流量开关$_3$，卸氧气表装置$_2$	5		
		安置病人$_1$，整理床单位$_1$	2		
		整理用物$_1$，洗手，记录$_1$	2		
综合评价		1. 评判性思维：相关理论知识及操作注意事项$_3$ 2. 操作要求：动作熟练、轻稳、正确，遵循节力原则$_5$ 3. 人文关怀：关爱病人，与病人有效沟通，具备一定的整体护理能力$_3$ 4. 操作时间：6 min$_2$	13		
总分			100		

主考人：_____　　　　　　　　　考试时间：___年___月___日

【知识链接】

一、相关理论点

氧气疗法是指通过吸入高于空气氧浓度的气体，提高动脉血氧分压和动脉血氧饱和度，增加动脉血氧含量，纠正各种原因造成的缺氧情况，维持生命活动的一种治疗方法。

（一）缺氧程度的判断

血气分析是判断缺氧及监测氧气疗法效果的客观指标，PaO_2 的正常值为 12.6 ～ 13.3 kPa（95 ～ 100 mmHg），SaO_2 的正常值为 95% ～ 100%。根据临床表现、PaO_2 和 SaO_2 的高低来确定缺氧程度（表 4-1-3-1）。

表 4-1-3-1　缺氧程度

程度	表现	氧疗指征
轻度低氧血症	PaO_2 > 6.67 kPa（50 mmHg），SaO_2 > 80%，无发绀，神志清	一般不需要，若呼吸困难者低流量低浓度给氧
中度低氧血症	PaO_2：4 ～ 6.67 kPa（30 ～ 50 mmHg），SaO_2：60% ～ 80%，有发绀、呼吸困难，神志正常或烦躁	需要氧疗
重度低氧血症	PaO_2 < 4 kPa（30 mmHg），SaO_2 < 60%，明显发绀，严重呼吸困难，有三凹征，昏迷或半昏迷	需要立即氧疗

（二）氧疗的方式

临床常用的氧疗方法有鼻导管给氧法、鼻塞法、面罩法。

1. **鼻导管给氧法**　常用双侧鼻导管给氧，导管前段插入双侧鼻腔约 1.5 cm，将导管固定稳妥即可。此法操作简单，病人舒适，临床较为常用（图 4-1-3-1）。

2. **鼻塞法**　鼻塞法给氧时将氧气导管前部的鼻塞塞入鼻腔即可。此法刺激性小，双侧鼻孔可交替使用，病人容易接受，临床上也较为常用（图 4-1-3-2）。

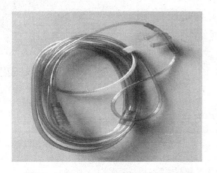

图 4-1-3-1　双侧鼻导管给氧法

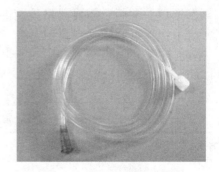

图 4-1-3-2　鼻塞氧气导管

3. **面罩法**　面罩法是将病人口鼻用有氧气输入的面罩罩住的一种给氧方法。临床上面罩有很多种，常见的有以下几种。

（1）简单氧气面罩（图 4-1-3-3）：简单氧气面罩没有活瓣和贮气囊，面罩上有气体排出的小孔。面罩需紧贴口鼻周围，利用松紧带固定于病人枕部。氧气浓度受吸入氧流量、病人潮气量、吸气流速及病人呼吸方式影响。一般需要 6 ~ 10 L/min 给氧，因为氧气流量过低时，使吸入氧气浓度下降，而呼出的二氧化碳在面罩内积聚，易导致二氧化碳重复吸入。若潮气量过大或者吸气流速过快会使氧气被空气稀释得越多，因此简单氧气面罩不适用于呼吸过快、低氧血症伴二氧化碳潴留等病人。

（2）无重复呼吸面罩（图 4-1-3-4）：无重复呼吸面罩带有贮氧袋，在面罩和贮氧袋之间有一个单向阀门，病人吸气时阀门打开，贮氧袋内气体进入面罩内；病人呼气时阀门关闭，呼出废气不能进入贮氧袋而通过面罩上的呼气孔排入空气。面罩上的呼气孔上也有单向阀门，病人呼气时阀门打开，呼出气体进入空气；病人吸气时阀门关闭，空气不能进入面罩。使用无重复呼吸面罩时，吸入的氧分数较高，常用于有严重低氧血症、呼吸状态极不稳定的 I 型呼吸衰竭和急性呼吸窘迫综合征（ARDS）病人。

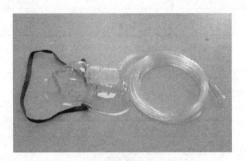

图 4-1-3-3　简单氧气面罩

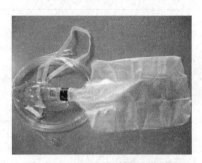

图 4-1-3-4　无重复呼吸面罩

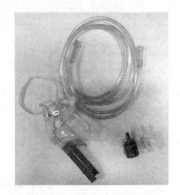

（3）文丘里面罩（Venturi 面罩）（图 4-1-3-5）：根据文丘里原理，高流速气体射流时产生负压，进而带入周围的空气，形成空气和氧气混合气流。吸入氧气的浓度与射流孔口径、空气流入口径及氧流量大小有关。在面罩的底部和氧气源之间有一个调节器，可以准确控制进入面罩的空气量，并通过调节氧流量精确控制空气和氧气混合的比例，能够提供稳定的氧气浓度。常用于需要严格控制的持续低浓度给氧的病人，对于慢性阻塞性肺疾病引起的呼吸衰竭病人尤为适用。

常见氧疗方式特点比较见表 4-1-3-2。

图 4-1-3-5　文丘里面罩

表 4-1-3-2　常见氧疗方式特点比较

给氧方式	流量（L/min）	优点	缺点	使用人群
鼻导管	1 ~ 5	简单、便捷 不影响进食和交流	吸入氧浓度不稳定 不耐受长时间或高流量给氧	低氧血症不伴有高碳酸血症病人
普通面罩	5 ~ 8	简单、经济 吸入氧浓度高于鼻导管	影响进食和交流 氧流量 < 5 L/min 会导致二氧化碳重复吸入	严重的低氧血症者，不适用于伴有高碳酸血症的低氧血症病人

续表

给氧方式	流量（L/min）	优点	缺点	使用人群
无重复呼吸面罩	6~15	提供高浓度氧供	影响进食和交流 氧流量不足时会增加吸气负荷	需高流量给氧的病人
文丘里面罩	3~15	吸入氧浓度较精确，不会造成二氧化碳潴留	需要专门的装置	低氧血症伴有高碳酸血症病人

（三）氧气疗法的注意事项

1. 注意用氧安全，切实做好"四防"，即防火、防震、防热、防油。

2. 常用的湿化液为灭菌蒸馏水，急性肺水肿病人给氧可用 20%~30% 乙醇湿化。

3. 使用氧气时，应先调好流量后再应用；中途调节氧流量，应先分离氧气导管与流量表的连接处，调好流量再接上；停氧时，应先拔出鼻导管，再关氧气开关，以免开关出错，使大量氧气进入呼吸道造成肺部组织损伤。

4. 用氧过程中，应加强监护，观察病人症状体征及相关实验室指标等，以判断用氧疗效，同时应注意预防和识别氧疗的不良反应。

5. 氧气瓶内氧气勿用尽，压力表至少要保留 0.5 MPa（5 kg/cm^2），以免灰尘进入筒内，再充气时易引起爆炸。

6. 持续吸氧者，应保持导管通畅，必要时进行更换。

二、临床新进展

经鼻高流量氧疗（high-flow nasal cannula oxygen therapy，HFNC）是一种通过鼻导管持续为病人提供可以调控，具有相对恒定吸氧浓度（21%~100%）、温度（31~37℃）和相对湿度的高流量（8~80 L/min）吸入氧气的治疗方式。经鼻导管高流量氧疗装置主要由空氧混合器、加温湿化器、呼吸管路、专用鼻导管组成（图4-1-3-6），HFNC提供的高流

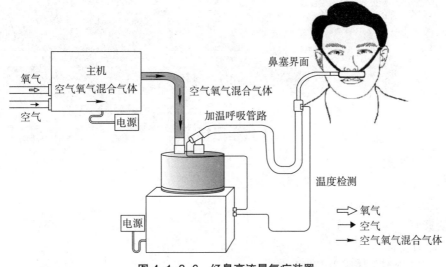

图 4-1-3-6　经鼻高流量氧疗装置

速气体能冲刷鼻咽部无效腔，减少 CO_2 的重复吸收，而且高流速气体能产生气道正压，类似于呼气末正压通气（PEEP）的作用，能有效改善氧合。此外，HFNC 能对输送的气体进行加温、加湿，可增加病人的舒适度和耐受力。

【自测反思】

一、单选题

1. 下列不属于缺氧主要临床表现的是（   ）
   A. 烦躁不安，脉搏加快   B. 喘息，鼻翼扇动
   C. 四肢末梢发绀   D. 神志模糊
   E. 血压下降

2. 若双侧鼻导管吸氧浓度为 37%，请问氧气流量表流量应调至（   ）
   A. 2 L/min   B. 3 L/min
   C. 4 L/min   D. 5 L/min
   E. 6 L/min

3. 护士在为某病人进行鼻导管给氧时，不正确的操作是（   ）
   A. 湿化瓶里装 1/2 满的灭菌蒸馏水
   B. 注意用氧安全，做好防火、防油、防热、防震
   C. 中途调节氧流量应分离与病人连接的鼻导管
   D. 氧气瓶内氧气勿用尽
   E. 用氧过程中加强巡视

4. 下列不属于用氧监测要点的是（   ）
   A. 缺氧症状   B. 实验室检查
   C. 氧气装置   D. 氧疗的副作用
   E. 床头抬高程度

二、简答题

1. 责任护士应如何为病人进行用氧安全的宣教？
2. 当病人长时间高浓度给氧，可能会出现哪些氧气疗法副作用？

（江仕爽）

单元二 吸 痰 法

【教学目标】

一、认知目标

1. 能说出成人、小儿吸痰所用的负压范围。
2. 能阐述吸痰的操作流程。
3. 能概括吸痰操作的注意事项。

二、能力目标

1. 能正确检查负压吸引装置性能。

2. 能把握吸痰管插入的深度、吸痰的手法及吸痰的时间。

3. 能按照无菌要求完成吸痰操作。

4. 能正确评价病人痰液的量、色、质。

三、情感态度和思政目标

1. 能认识到为病人实施吸痰的重要性。

2. 能养成爱伤观念，在吸痰过程中关爱、安慰病人。

3. 能形成无菌观念，避免交叉感染。

4. 能在吸痰的同时，做好自我防护。

【模拟情境练习】

📜 项目一 经人工气道吸痰

一、案例导入

李平，女，38 岁。一周前因车祸致颅脑外伤，急诊行开颅血肿清除 + 气管切开术。目前生命体征平稳，格拉斯哥评分 9 分，气管套管在位通畅，6 L/min 面罩给氧。现病人呼吸急促，可闻及痰鸣音，氧饱和度下降至 88%。

作为责任护士，请你为该病人经气管切开处吸痰。

🎥 视频 4-2-1-1　经人工气道吸痰完整操作

二、操作目的

1. 清除呼吸道分泌物，保持呼吸道通畅。

2. 促进呼吸功能，改善通气。

3. 预防并发症的发生。

三、操作流程

```
操作前准备：自身、用物、环境准备
        │
        ▼
病人准备：核对，解释，评估▲，体位
        │
        │  评估呼吸道分泌物的量、部位，病人意识情况，生命体征，氧饱和度等；
        │  根据病情翻身叩背
        ▼
吸痰前准备▲
        │
        │  吸痰前根据病情调高氧流量；
        │  检查负压吸引器性能
        ▼
吸痰▲
        │
        │  试吸；
        │  无负压插入吸痰管，间断吸痰，边吸边退，每次不超过15 s；
        │  吸痰过程中观察生命体征及痰液量、色和质
        ▼
吸痰后处理▲
        │
        │  评估吸痰效果
        ▼
```

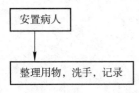

注:"▲"为质量评估关键点

四、精细解析

1. 检查电动吸引器性能并调节负压　检查负压吸引器各部件连接是否完好,贮液瓶内液体量是否小于 2/3;打开电动吸引器开关,反折管道末端,观察负压表刻度是否达到要求负压值,一般成人负压为 40~53.3 kPa,儿童 < 40 kPa。若未达到要求的负压,可通过负压调节旋钮进行调节。

2. 肺部听诊

(1)听诊部位:常用左右锁骨中线下、胸骨旁第 2 肋间、锁骨中线第 5~6 肋间(图 4-2-1-1),必要时听诊腋中线第 7~8 肋间及肩胛下角。

(2)听诊方法:双肺对称、自上而下听诊肺部呼吸音,上下、左右进行对比。听诊过程中注意保护病人隐私及保暖。

3. 吸痰

(1)连接吸痰管并试吸:保持右手无菌持吸痰管,另一手连接吸痰管,并用拇指控制吸引阀门,试吸一次性治疗碗中的无菌生理盐水。

(2)间断性吸痰过程:右手持吸痰管无负压插

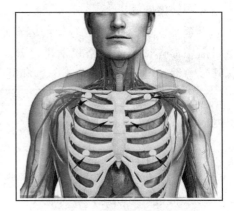

图 4-2-1-1　肺部听诊部位

入气管套管至适当深度,右手手指捻动旋转吸痰管,另一手间断松开侧孔,边吸边退,每次吸痰时间不得超过 15 s,以免造成缺氧。

视频 4-2-1-2　经人工气道吸痰分解动作解析

五、护士用语

1. 操作前解释

(1)核对病人信息:"李大姐,请让我看一下您的手腕带。"

(2)评估病情:"我听到您一直在咳嗽、有痰,呼吸比较急促,血氧饱和度也有点低,可能痰比较多。我为您肺部听诊一下。"

(3)解释操作目的:"您的痰有点多,难以自己咳出,我现在帮您把痰吸出来,这样会感到舒服一些,请您配合我。"

2. 操作时指导

(1)叩背指导:"我现在协助您翻身拍背。请您双手交叉放于胸前,双腿屈曲,听我的口令,向我这边翻身,1—2—3,翻。好的,我帮您拍下背,如果能咳,就自己尽量咳出来。"

(2)吸痰指导:"我先给您调高氧流量。接下来给您吸痰了,可能有点不舒服。我会尽量动作轻柔,快速吸痰的。如果您在吸痰的过程中,觉得自己呼吸困难、非常难受,请举手示意，我会立即停止。请您配合我，自己咳一下，好吗？请您坚持，马上就好了。"

3. 操作后嘱咐

（1）再次评估："我再为您进行肺部听诊，好吗？您的痰现在少了很多。您感觉怎么样？您的血氧饱和度也恢复正常了。我现在将氧流量调回来。"

（2）安置病人："您现在感觉怎么样？躺着舒适吗？还有其他问题吗？您先好好休息，我稍后再来看您。"

六、技能考核

经人工气道吸痰操作步骤及评分标准见表 4-2-1-1。

表 4-2-1-1 经人工气道吸痰操作步骤及评分标准

项目		内容	分值	自评	互评
自身准备		衣帽整洁$_1$，戴口罩$_1$，洗手$_1$	3		
环境准备		病房环境温湿度适宜$_1$，光线适中$_1$，半小时未进行清扫活动$_1$	3		
用物准备		电动吸引器，治疗盘，听诊器，无菌手套，无菌治疗碗，一次性吸痰管，无菌消毒镊一套，无菌罐内盛有数块纱布，无菌生理盐水 1 瓶，碘伏棉签，医嘱单$_5$	5		
操作过程	病人准备	核对病人信息$_1$，解释操作目的$_1$	2		
		根据病情为病人翻身叩背（若无须叩背，口述叩背手法）$_2$	2		
		肺部听诊$_3$（部位、方法），评估病人呼吸音、呼吸频率、痰液情况$_2$	5		
		根据病情将氧流量调高$_2$	2		
	吸痰前准备	检查负压吸引器的连接、性能、通畅性$_2$	2		
		调节负压$_2$，一般成人负压为 40～53.3 kPa，小儿 < 40 kPa	2		
		按照倾倒无菌溶液步骤将无菌生理盐水倒入一次性治疗碗中$_3$	3		
		检查、打开一次性吸痰管，暴露末端，放置妥当$_1$	1		
		戴上无菌手套$_2$，保持右手无菌并持吸痰管$_2$	4		
		另一手连接吸痰管，并用拇指控制吸引阀门$_1$	1		
		试吸治疗碗中无菌生理盐水，检查吸痰管通畅性$_2$	2		
	吸痰过程	手套内包装置于病人枕边$_1$，取下氧气面罩置于其上$_1$	2		
		将吸痰管无负压经气管套管插至气管内$_3$，深度适当$_2$	5		
		间断性吸痰$_4$，边上提边旋转吸引$_2$，时间不超过 15 s$_2$	8		
		吸痰过程中观察病人生命体征$_2$，血氧饱和度$_1$，痰液的量、色、质$_2$	5		
		若痰没吸完，根据需要给予面罩给氧 1～2 min$_2$	2		
		冲洗吸痰管$_2$	2		
		给氧片刻后取下面罩，再吸引一次，吸痰步骤同上$_8$	8		

续表

项目	内容	分值	自评	互评
操作后处理	吸痰结束后，将氧气面罩罩回，给予面罩给氧 3 ~ 5 min$_2$	2		
	分离吸痰管$_1$，脱手套$_2$，关闭吸引器$_1$	4		
	肺部听诊$_2$，评价病人的呼吸频率、呼吸音、血氧饱和度$_3$	5		
	调回氧气流量$_2$	2		
	安置病人$_1$，整理床单位$_1$	2		
	整理用物$_1$，洗手，记录$_2$	3		
综合评价	1. 评判性思维：相关理论知识及操作注意事项$_3$ 2. 操作要求：动作熟练、正确，注意无菌观念、自我防护$_5$ 3. 人文关怀：关爱病人，与病人有效沟通，具备一定的整体护理能力$_3$ 4. 操作时间：10 min$_2$	13		
总分		100		

主考人：_____   考试时间：____年____月____日

📋 项目二　经口或鼻吸痰

一、案例导入

李军，男，70 岁。吸烟 50 年，反复咳嗽、咳痰 25 年，2 天前开始发热，咳黄色黏痰，痰液不易咳出，喘息加重，门诊以"慢性支气管炎急性发作"收住入院。入院后医嘱予抗感染、祛痰镇咳、解痉平喘等治疗。此时病人呼吸急促，无力咳嗽，听诊可闻及痰鸣音，口唇发绀。

作为责任护士，请你遵医嘱为该病人立即进行经口或鼻吸痰。

二、操作目的

1. 清除呼吸道分泌物，保持呼吸道通畅。
2. 促进呼吸功能，改善通气。
3. 预防并发症的发生。

三、操作流程

```
┌─────────────────────────────────┐
│ 操作前准备：自身、用物、环境准备 │
└─────────────────────────────────┘
              │
              ▼
┌─────────────────────────────────┐
│ 病人准备：核对，解释，评估▲，体位 │
└─────────────────────────────────┘
              │   评估呼吸道分泌物的量、部位，病人意识情况，生命体征，氧饱和度等；
              │   根据病情翻身叩背
              ▼
┌─────────────────┐
│ 吸痰前准备▲     │
└─────────────────┘
              │   检查负压吸引器；
              │   检查口腔、鼻腔，取下活动义齿
              ▼
```

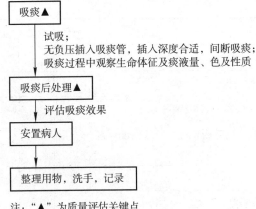

注："▲"为质量评估关键点

四、护士用语

1. 操作前解释

（1）核对病人信息："李大爷，请让我看一下您的手腕带。"

（2）评估病情："我听到您一直在咳嗽、喉咙有痰，呼吸比较急促，血氧饱和度也有点低，可能痰比较多。我为您肺部听诊一下。"

（3）解释操作目的："您的痰有点多，难以自己咳出，我现在帮您把痰吸出来，会感到舒服一些，请您配合我。"

2. 操作时指导

（1）叩背指导："我现在协助您翻身拍背。请您双手交叉放于胸前，双腿屈曲，听我的口令，向我这边翻身，1—2—3，翻。我帮您拍拍背。如果能咳，就自己尽量咳出来。"

（2）吸痰指导："我先给您调高氧流量。接下来给您吸痰了，可能有点不舒服。我会尽量动作轻柔，快速吸痰的。如果您在吸痰的过程中，觉得呼吸困难、非常难受，请举手示意，我会立即停止。请您配合我，自己咳一下，好吗？请您坚持，马上就好了。"

3. 操作后嘱咐

（1）再次评估："我再为您进行肺部听诊，好吗？你的痰现在少了很多。您感觉怎么样？您的血氧饱和度也恢复正常了。我现在将氧流量调回来。"

（2）安置病人："您现在感觉怎么样？躺着舒适吗？还有其他问题吗？您先好好休息，我稍后再来看您。"

五、技能考核

经口或鼻吸痰操作步骤及评分标准见表 4-2-2-1。

表 4-2-2-1　经口或鼻吸痰操作步骤及评分标准

项目	内容	分值	自评	互评
自身准备	衣帽整洁 $_1$，戴口罩 $_1$，洗手 $_1$	3		
环境准备	病房环境温湿度适宜，光线适中，半小时未进行清扫活动 $_3$	3		
用物准备	电动吸引器，治疗盘，听诊器，无菌手套，无菌治疗碗，一次性吸痰管，无菌消毒罐镊 1 副，无菌缸内盛有数块纱布，无菌生理盐水 1 瓶，碘伏棉签，治疗巾，口咽通气管（视情况准备），医嘱单 $_5$	5		

续表

项目		内容	分值	自评	互评
操作过程	病人准备	核对病人信息[1]，解释操作目的[1]	2		
		检查口腔、鼻腔情况[2]，取下活动性义齿[1]	3		
		根据病情为病人翻身叩背（若无须叩背，口述叩背手法）[2]	2		
		肺部听诊（部位、方法）[3]，评估病人的呼吸情况、痰液情况、意识情况等[2]	5		
		根据病情将氧流量调高[2]	2		
	吸痰前准备	检查负压吸引器的连接、性能、通畅性[2]	2		
		调节负压[2]，一般成人负压为 40～53.3 kPa，小儿 < 40 kPa	2		
		铺治疗巾[1]，必要时放置口咽通气管[2]	3		
		按照倾倒无菌溶液步骤将无菌生理盐水倒入一次性治疗碗中[3]	3		
		检查、打开一次性吸痰管，暴露末端，放置妥当[2]	2		
		戴上无菌手套[2]，保持右手无菌并持吸痰管[2]	4		
		另一手连接吸痰管，并用拇指控制吸引阀门[1]	1		
		试吸治疗碗中的无菌生理盐水，检查吸痰管的通畅性[2]	2		
	吸痰过程	将吸痰管无负压经口咽和（或）鼻咽插入，深度适当[2]	4		
		间断性吸痰[3]，边上提边旋转边吸引[2]，时间不超过 15 s[2]	7		
		吸痰过程中观察病人的生命体征、血氧饱和度[3]，痰液的量、色、性状[3]	6		
		冲洗吸痰管[2]	2		
		若痰没吸完，根据情况再吸引一次，吸痰步骤同上[8]	8		
操作后处理		分离吸痰管[1]，脱手套[2]，关闭吸引器[1]	4		
		肺部听诊[2]，评价病人的呼吸频率、呼吸音、血氧饱和度[3]	5		
		调回氧气流量[2]	2		
		安置病人[1]，整理床单位[1]	2		
		整理用物[1]，洗手，记录[2]	3		
综合评价		1. 评判性思维：相关理论知识及操作注意事项[3] 2. 操作要求：动作熟练、正确，注意无菌观念、自我防护[5] 3. 人文关怀：关爱病人，与病人有效沟通，具备一定的整体护理能力[3] 4. 操作时间：10 min[2]	13		
总分			100		

主考人：_____   考试时间：____年____月____日

【知识链接】

一、相关理论点

（一）吸痰的适应证

1. 听诊可闻及肺部粗湿啰音，病人无法进行自发的有效咳嗽或接受有创机械通气。

2. 气道内可听见、看到分泌物。

3. 病人出现血氧饱和度下降、血气分析指标恶化，考虑与气道分泌物增多有关。

4. 呼吸机监测面板上流量、压力波形排除呼吸机管路抖动和积水仍呈锯齿样改变。

5. 病人出现机械通气时潮气量下降或容积通气时吸气峰压增大，考虑与气道分泌物增多相关。

（二）吸痰管的选择

根据人工气道的型号选择适宜的吸痰管，成人和儿童的吸痰管外径要小于其使用人工气道内径的50%。吸痰管上的"F"是指吸痰管外径的周长，约等于3倍的外径（毫米）长度。成人一般选用10~16号的吸痰管。另外，宜使用有侧孔的吸痰管，不易被分泌物阻塞。

（三）吸痰注意事项

1. 若存在明显鼻中隔偏移、鼻骨骨折、颅底骨折病人禁止经鼻吸痰。

2. 根据病情吸痰前可暂时调高氧气流量，或按呼吸机纯氧键1~2 min。

3. 更换吸引部位时，应更换吸痰管。

4. 若有需要，应先进行经口咽和（或）鼻咽部吸引，再进行气道内吸引。

5. 吸痰过程中应密切观察病人的面色，呼吸，血氧饱和度，心率/心律及血压，痰液量、色、性状。

6. 若吸痰过程中出现氧饱和度下降或呼吸困难，应立即停止吸引并给予氧气吸入。

7. 吸痰结束后应记录吸引物的量、颜色、性状。

8. 痰液黏稠者，可视病情配合胸部叩击、雾化吸入等治疗以提高吸痰效果。

（四）密闭式吸痰

密闭式吸痰是一种在封闭的塑料薄膜中抽吸痰液的技术，适用于带有人工气道的机械通气病人。通过密闭式吸痰管（图4-2-3-1），吸引清除人工气道分泌物。密闭式吸痰与开放式吸痰相比，具有一定优势：①密闭式吸痰过程中无须断开呼吸机，保证持续的通气和氧合，而且能降低肺塌陷的发生率，尤其对于肺塌陷的高危病人（如急性呼吸窘迫综合征等）；②密闭式吸痰过程中气道分泌物不会喷溅，不会造成空气污染，而且能避免吸痰

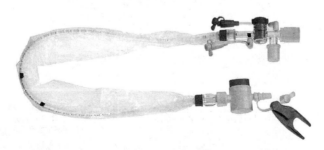

图 4-2-3-1　密闭式吸痰管

引起的交叉感染；③密闭式吸痰管表面有刻度，能确定吸痰深度，可减少气道黏膜的损伤。但是密闭式吸痰也具有一定的局限性，如密闭式吸痰管价格偏贵、因管外薄膜的限制影响吸痰效果、可能导致人工气道异位等。

二、临床新进展

气管插管是维持呼吸挽救生命而建立的一种人工气道，有效吸痰是保证气管插管病人呼吸道通畅、清除呼吸道分泌物最有效的方法之一。吸痰深度会对吸痰的效果产生一定影响。《美国呼吸护理协会（AARC）气管内吸痰指南》指出，深部吸痰是指吸痰导管插入气管至遇到阻力时再上提 0.5 ~ 2 cm 的深度。深部吸痰有利于吸引出气道深部分泌物，但在吸痰过程中会导致病人出现低氧血症、呛咳、气道黏膜损伤等不良反应。浅部吸痰是指吸痰管插入气管插管或者气管切开导管末端的深度。浅部吸痰虽然并发症较少，但是吸痰效果不理想，若病人痰多、痰液部位较深会导致吸痰次数增加，也会在一定程度上导致病人缺氧。因此临床工作人员需要根据具体情况，选择合理的吸痰深度。

【自测反思】

一、单选题

1. 王某，67 岁。因车祸导致颅底骨折及全身多处骨折。护士为其进行经人工气道吸痰时，操作不正确的是（　　）

    A. 吸痰前按呼吸机纯氧键 1 ~ 2 min

    B. 吸痰动作轻柔，防止呼吸道黏膜损伤

    C. 每次吸痰时间 < 15 s，以免造成缺氧

    D. 更换吸引部位时，应更换吸痰管

    E. 应先进行鼻咽部吸引，再进行气道内吸引

2. 李某，70 岁。因脑血管意外入院。咳嗽无力，肺部听诊粗湿啰音。护士为其进行吸痰时，操作不正确的是（　　）

    A. 调节负压 40 ~ 53.3 kPa　　　　　B. 插管前应检查吸痰管的通畅性

    C. 进食后可立即吸痰　　　　　　　D. 吸痰中观察病人的生命体征、氧饱和度

    E. 痰液黏稠者可配合胸部叩击、雾化吸入

3. 下列有关叩背叙述不当的是（　　）

    A. 病人取坐位或侧卧位　　　　　　B. 叩击的手呈背隆掌空状

    C. 从肺底自下而上，由内向外叩击　D. 不可在裸露的皮肤上叩击

    E. 适用于长期卧床、排痰无力的病人

4. 病人女性，52 岁。护士发现其痰液黏稠无法咳出，氧饱和度降至 83%。下列处理不适当的是（　　）

    A. 调高氧气流量　　　　　　　　　B. 指导有效咳嗽

    C. 经口吸痰　　　　　　　　　　　D. 叩击背部

    E. 继续观察

二、简答题

简述如何避免病人在吸痰时发生低氧血症。

（江仕爽）

单元三 雾 化 吸 入

【教学目标】

一、认知目标

1. 能说出超声雾化、氧气雾化吸入法的概念。

2. 能叙述各种雾化吸入法的目的、原理。

3. 能复述超声雾化、氧气雾化吸入法的注意事项。

4. 能比较不同雾化吸入法的异同。

二、能力目标

1. 能正确完成超声雾化、氧气雾化、压缩雾化吸入操作。

2. 能正确调节雾化流量及各部件开关。

3. 能指导病人进行深呼吸及有效咳嗽。

4. 能教给病人雾化方法和注意事项。

5. 能处理水温过高等突发情况。

6. 能正确消毒处理雾化器各部件。

三、情感态度和思政目标

1. 能认识到实施雾化吸入的重要性。

2. 能关爱病人,在护理工作中关注病人的用药安全和效果。

3. 能养成"三查八对"习惯,为病人雾化给药,避免发生差错。

【模拟情境练习】

项目一 超声波雾化吸入法

一、案例导入

万小轩,男,63 岁。以"慢性支气管炎"收治入院。2 天前因夜间空调温度调节过低致咽喉疼痛,咳嗽,咳痰,为白色脓痰,量多,明显喘息,医嘱:布地奈德(普米克令舒)1 mg + 生理盐水 30 ml,超声雾化吸入 bid。

作为责任护士,请你为该病人实施超声波雾化吸入法。

视频 4-3-1-1 超声雾化吸入法完整操作

二、操作目的

1. 湿化呼吸道。

2. 预防、控制呼吸道感染。

3. 改善通气功能。

4. 稀释痰液,祛痰,镇咳。

5. 治疗肺癌。

三、操作流程

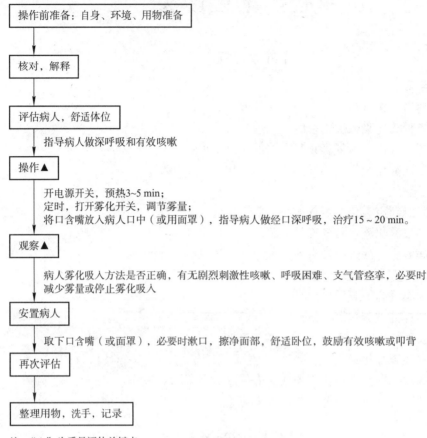

```
操作前准备：自身、环境、用物准备
        │
        ▼
核对，解释
        │
        ▼
评估病人，舒适体位
        │
        指导病人做深呼吸和有效咳嗽
        │
操作▲
        │
        开电源开关，预热3~5 min；
        定时，打开雾化开关，调节雾量；
        将口含嘴放入病人口中（或用面罩），指导病人做经口深呼吸，治疗15~20 min。
        │
观察▲
        │
        病人雾化吸入方法是否正确，有无剧烈刺激性咳嗽、呼吸困难、支气管痉挛，必要时
        减少雾量或停止雾化吸入
        │
安置病人
        │
        取下口含嘴（或面罩），必要时漱口，擦净面部，舒适卧位，鼓励有效咳嗽或叩背
        │
再次评估
        │
        ▼
整理用物，洗手，记录
```

注："▲"为质量评估关键点

四、精细解析

1. 仪器装配及药物准备　连接雾化罐主件与附件（图 4-3-1-1），加冷蒸馏水于水槽内，将药液用生理盐水稀释至 30 ml，加入雾化罐内，再将雾化罐放入水槽，盖紧水槽盖。重要步骤见图 4-3-1-2 至图 4-3-1-4。

2. 雾化吸入口含嘴使用方法　打开雾化开关调节雾量，将口含嘴放入病人口中（图 4-3-1-5），嘱病人经口深呼吸，用口吸气，鼻子呼气，观察有无不适。

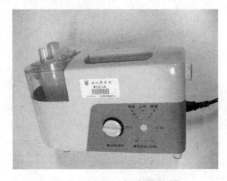

图 4-3-1-1　超声雾化器

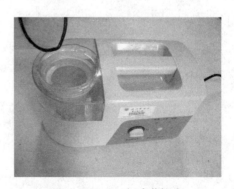

图 4-3-1-2　加冷蒸馏水

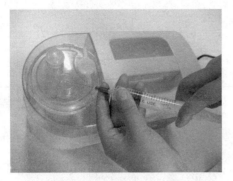
图 4-3-1-3　加入药液

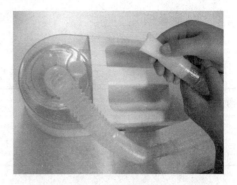
图 4-3-1-4　连接螺纹管与口含嘴

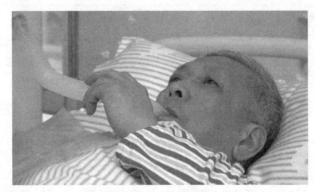
图 4-3-1-5　口含嘴使用法

五、护士用语

1. 操作前解释

（1）核对病人信息："万先生，请让我看一下您的手腕带。"

（2）解释操作目的："万先生，由于您咳嗽、咳痰得厉害，遵医嘱为您雾化吸入布地奈德，可以帮您止咳，您之前用过这种药吗？""超声雾化吸入是应用超声波把药液变成细微的气雾状，再经呼吸道吸入，达到治疗咽喉炎症的目的，以缓解您的不适症状，雾化吸入没有什么痛苦，请不要紧张，我现在为您进行治疗。"

2. 操作中指导

（1）舒适体位："我来协助您坐起来一些，这样便于雾化吸入。把被子盖好，不要着凉。"

（2）指导配合："现在把口含嘴放入口中，请您做深呼吸，用口吸气，鼻子呼气。"

（3）人文关怀："万先生，您感觉雾量大小合适吗？大概需要雾化吸入 20 min，过程中您如果有任何不适请及时按铃叫我，我会随时来看您。"

3. 操作后嘱咐

（1）操作结束："万先生，雾化吸入时间到了，我帮您取下口含嘴，好吗？"

（2）健康宣教："您感觉怎么样？治疗期间您要多喝水，饮食清淡些，谢谢您的配合。"

六、技能考核

超声波雾化吸入操作步骤及评分标准见表 4-3-1-1。

表 4-3-1-1 超声波雾化吸入操作步骤及评分标准

项目	内容	分值	自评	互评
自身准备	衣帽整洁 $_1$，洗手 $_2$，戴口罩 $_2$	5		
环境准备	温湿度适宜，光线适中，安静整洁 $_3$	3		
用物准备	超声波雾化吸入器一套，水温计，弯盘，药物，治疗碗，50 ml，5 ml 注射器各一，消毒棉签，治疗盘，无菌治疗巾，漱口用物（少一样扣 0.5 分） $_5$	5		
病人准备	核对病人信息、解释操作目的 $_3$，评估病人呼吸道情况 $_3$，舒适体位 $_2$，铺巾 $_2$	10		
操作过程	仪器装配：检查各部件性能完好 $_3$，衔接正确 $_4$，水槽内加水，浸没透声膜 $_3$，雾化罐加药正确 $_4$	14		
	接通电源，预热 3 min $_3$，调节雾化时间 $_3$、雾化量大小 $_3$	9		
	口含嘴或面罩放置部位正确 $_4$	4		
	再次查对 $_2$，指导病人用口吸气，用鼻呼气 $_3$	5		
	掌握吸入时间 $_2$，注意水温 $_2$	4		
	取下口含嘴 $_2$，撤巾 $_2$，正确关闭雾化开关 $_2$ 和电源开关 $_2$	8		
	必要时漱口，擦干病人面部 $_3$	3		
	核对 $_2$，健康教育或协助叩背 $_3$，安置病人，整理床单位 $_2$	7		
操作后处理	整理用物 $_2$，正确消毒各部件 $_4$	6		
	洗手，记录 $_4$	4		
综合评价	1. 评判性思维：相关理论知识及操作注意事项 $_3$ 2. 操作要求：动作节力 $_1$、熟练 $_2$、轻稳 $_1$、正确 $_1$ 3. 人文关怀：关爱病人，与病人有效沟通，具备整体护理能力 $_3$ 4. 操作时间：15 min $_2$	13		
总分		100		

主考人：_____ 考试时间：____年____月____日

项目二 气流驱动式雾化吸入法

一、案例导入

孙玉华，女，78 岁。因"咳嗽、咳痰 10 年，胸闷 5 年"，以"肺心病"收住入院。平时常服止咳化痰药，上述症状时重时轻。1 周前感冒后，咳嗽、咳痰症状加重，痰呈黄色脓痰，不易咳出，稍活动后胸闷、气急明显。体检：体温 36.5℃，脉搏 80 次 / 分，呼吸 20 次 / 分，血压 135/80 mmHg。动脉血气分析：PaO_2 50 mmHg，$PaCO_2$ 88 mmHg。今医嘱予：布地奈德 1 mg + 生理盐水 5 ml 雾化吸入 bid。

作为责任护士，请你用氧气雾化吸入器或压缩雾化吸入器为该病人进行雾化吸入疗法。

📹 视频 4-3-2-1 氧气雾化吸入完整操作

📹 视频 4-3-2-2 压缩雾化吸入完整操作

二、操作目的

1. 湿化气道。
2. 预防和控制呼吸道感染。
3. 改善通气功能。
4. 稀释痰液，祛痰，镇咳。

三、操作流程

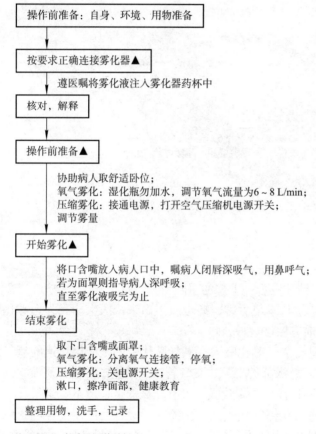

操作前准备：自身、环境、用物准备

按要求正确连接雾化器▲

遵医嘱将雾化液注入雾化器药杯中

核对，解释

操作前准备▲

协助病人取舒适卧位；
氧气雾化：湿化瓶勿加水，调节氧气流量为6～8 L/min；
压缩雾化：接通电源，打开空气压缩机电源开关；
调节雾量

开始雾化▲

将口含嘴放入病人口中，嘱病人闭唇深吸气，用鼻呼气；
若为面罩则指导病人深呼吸；
直至雾化液吸完为止

结束雾化

取下口含嘴或面罩；
氧气雾化：分离氧气连接管，停氧；
压缩雾化：关电源开关；
漱口，擦净面部，健康教育

整理用物，洗手，记录

注："▲"为质量评估关键点

四、精细动作解析

1. 正确安装氧气雾化器 检查氧气雾化器有效期、密闭性，遵医嘱正确加入药液，氧气湿化瓶内不加水，将雾化器与氧气表相连，调节流量为6～8 L/min（图4-3-2-1），待面罩或口含嘴处出现雾状后，为病人戴好面罩，或含住口含嘴，指导病人经口深呼吸，即用口吸气，用鼻呼气。

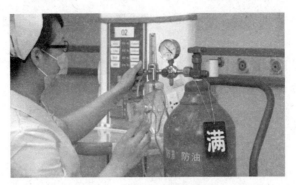

图 4-3-2-1　安装氧气雾化器

2. 停氧气雾化吸入方法　雾化 15～20 min，取下面罩（图 4-3-2-2）或口含嘴，先关氧气总开关，再开大流量开关放余气，最后关流量开关。卸下雾化器，协助病人漱口并擦净面部，用物消毒处理。

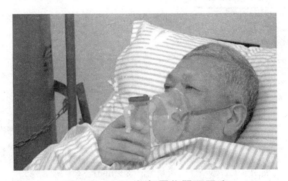

图 4-3-2-2　氧气雾化器面罩法

五、护士用语

1. 操作前解释

（1）核对病人信息："孙奶奶，请让我看一下您的手腕带。"

（2）解释操作目的："孙奶奶，您咳嗽得厉害，痰也咳不出来，医生让我为您雾化吸入布地奈德，可以帮您止咳，您之前有用过这种药吗？"

氧气雾化吸入："我马上为您进行氧气雾化吸入。氧气雾化吸入是应用高速的氧气流把药液变成细微的气雾状，可以进入您深部的气管、支气管，帮助止咳、稀释痰液，同时还可以为您输入氧气，以缓解您的不适症状，雾化吸入没有什么痛苦，请不要紧张。"

压缩雾化吸入："我马上为您进行压缩雾化吸入。压缩雾化吸入是应用高速的压缩空气流把药液变成细微的气雾状，可以进入您深部的气管、支气管，帮助止咳、稀释痰液，缓解您的不适症状，雾化吸入没有什么痛苦，请您不要紧张。"

2. 操作中指导

（1）舒适体位："我来协助您坐起来，这样便于雾化吸入。把被子盖好，不要再着凉。"

（2）指导配合："现在把口含嘴放入口中／我帮您戴上面罩，请您做深呼吸，用口吸气，鼻子呼气。"

氧气雾化吸入时需增加以下指导内容："因为雾化的同时会吸入氧气，请您和家人注意用氧安全，病房内不要有明火，不能抽烟，谢谢配合。"

（3）人文关怀："孙奶奶，您感觉雾量大小合适吗？请尽量深呼吸。这样大概需要雾化吸入 15～20 min，过程中您如果有任何不适请及时按铃叫我，我会随时来看您。"

3. 操作后嘱咐

（1）操作结束："雾化吸入时间到了，我帮您取下口含嘴／氧气面罩，好吗？"

（2）健康宣教："您感觉怎么样？治疗期间您要多喝水，饮食清淡些，谢谢您的配合。"

六、技能考核

氧气／压缩雾化吸入操作步骤及评分标准见表 4-3-2-1。

表 4-3-2-1　氧气／压缩雾化吸入操作步骤及评分标准

项目	内容	分值	自评	互评
自身准备	衣帽整洁$_1$，洗手$_2$，戴口罩$_2$	5		
环境准备	温湿度适宜，光线适中，安静整洁$_3$	3		
用物准备	氧气／压缩雾化吸入器一套，弯盘，纱布，5 ml 注射器，漱口用物，治疗盘，氧气装置，污物桶（少一样扣 0.5 分）$_5$	5		
病人准备	核对信息、解释操作目的$_3$，评估呼吸道情况$_2$，舒适体位$_2$	7		
操作过程	正确安装氧气表／压缩雾化器，连接用物$_5$，正确加入药液$_5$	10		
	湿化瓶内不加水$_5$，调节氧气／压缩空气流量 6～8 L/min$_5$	10		
	口含嘴或面罩放置方法正确$_5$	5		
	再次查对$_3$，指导病人使用氧气／压缩雾化器，用口吸气，用鼻呼气$_5$	8		
	取下雾化器$_4$，关闭流量开关$_4$	8		
	擦干病人面部$_3$，漱口$_3$，核对$_3$	9		
	健康教育$_3$，安置病人$_3$，整理床单位$_3$	9		
操作后处理	正确清理雾化部件$_3$	3		
	洗手$_2$，记录$_3$	5		
综合评价	1. 评判性思维：相关理论知识及操作注意事项$_3$ 2. 操作要求：动作节力$_1$、熟练$_2$、轻稳$_1$、正确$_1$ 3. 人文关怀：关爱病人，与病人有效沟通，具备整体护理能力$_3$ 4. 操作时间：15 min$_2$	13		
总分		100		

主考人：_____　　　　　　　　考试时间：____年____月____日

【知识链接】

一、相关理论点

（一）概念及原理

1. 概念

（1）超声雾化吸入法：是应用超声波声能，将药液变成细微的气雾，再由呼吸道吸入的方法。其雾量大小可以调节，雾滴小而均匀，药液可随深而慢地吸气到达终末细支气管和肺泡。

（2）氧气雾化吸入法：是借助高速氧气气流，使药液形成雾状，随吸气进入呼吸道的方法。

（3）压缩雾化吸入法：是借助一台带低压泵并以空气为动力的射流装置，雾化器将药物通过毛细管喷射雾化，随吸气进入呼吸道的方法。

2. 作用原理 超声波发生器通电后输出高频电能，通过水槽底部晶体换能器转换为超声波声能，声能震动并透过雾化罐底部的透声膜作用于罐内药液，使药液表面张力破坏而成为细微雾滴，通过导管随病人的深吸气进入呼吸道。

氧气雾化法是利用高速氧气流通过毛细管口，在管口产生负压，将药液由相邻的管口吸出，所吸出的药液又被毛细管口高速的氧气流撞击成细小的雾滴，呈气雾状喷出，随病人吸气进入呼吸道而达到治疗目的。

压缩雾化吸入法的原理与氧气雾化吸入法相同，只不过利用的是高速空气流，相对于其他雾化吸入，空气压缩雾化吸入有以下优点。

（1）雾滴分子小，52% 在 5 μm 以下，平均 4.8 μm，80% 的药雾可被吸入。

（2）有气体作动力，不需要病人用力吸气，药液即可到达细支气管和深部肺组织，从而有效地消除深部气道和肺组织的炎症和水肿，解除支气管痉挛，改善通气，还有助于解决因痰液堵塞而造成的肺不张。

（3）空气压缩泵的动力非常稳定，相当于氧流量 6 ~ 8 L/min 时氧气形成的动力。

（4）操作简便，适合婴幼儿到老年人各年龄段使用，尤其适合家用。

（5）在安全性方面明显优于氧气驱动雾化吸入。

（6）尤其适用于 Ⅱ 型呼吸衰竭、二氧化碳潴留不适宜用氧气雾化吸入的病人。

（二）目的及适应证

临床上各种雾化吸入法常用于防治呼吸道感染、湿化呼吸道和改善通气功能等，适用于以下疾病。

1. 治疗呼吸道感染，消除炎症，减轻呼吸道黏膜水肿，稀释痰液，帮助祛痰。常用于咽喉炎、支气管扩张、肺炎、肺脓肿、肺结核等病人。

2. 改善通气功能，解除支气管痉挛，保持呼吸道通畅。常用于支气管哮喘病人。

3. 湿化呼吸道。常用于呼吸道湿化不足、痰液黏稠、气道不畅者，也作为气管切开术后常规治疗手段。

4. 预防呼吸道感染。常用于胸部手术前后的病人。

5. 治疗肺癌。间歇吸入抗癌药物可治疗肺癌。

（三）超声雾化吸入法注意事项

1. 使用前检查雾化器各部件是否完好，有无松动、脱落等异常情况。水槽和雾化罐内切忌加温水或热水，水槽内应保持足够水量，无水时不可开机，以免损坏机器。

2. 水槽底部的晶体换能器和雾化罐底部的透声膜薄而脆，易破碎，操作及清洗中应注意避免损坏。

3. 一般每次定时 15 ~ 20 min。

4. 在使用过程中，如发现水槽内水温超过 60℃，应更换冷蒸馏水，换水时关机。

5. 若要连续使用，须间隔 30 min 再启用。

6. 治疗过程中如需加药，不必关机，直接从盖上小孔添加即可；若要加水入水槽，则必须关机操作。

7. 操作后，应将口含嘴洗净、晾干备用；螺纹管消毒备用；放出水槽内的水，擦干水槽。

（四）氧气雾化吸入法注意事项

1. 正确使用供氧装置　注意用氧安全，室内避免火源，做到防火、防热、防震、防油。

2. 氧气湿化瓶内勿加水　以免液体进入雾化器内使药液稀释影响疗效。

3. 雾化前半小时尽量不进食　以免气雾刺激引起呕吐。

4. 观察及协助排痰　注意观察病人痰液排出情况，如痰液仍未咳出，可予以拍背、吸痰协助排痰。

5. 雾化后　清洁病人面部并协助漱口。

（五）压缩雾化吸入法注意事项

1. 使用前检查　电压是否符合要求，压缩机放于平稳处。

2. 观察病人的病情变化　如有不适可休息片刻或平静呼吸。

3. 观察及协助排痰　注意观察病人痰液排出情况，如痰液仍未咳出，可予以拍背、吸痰协助排痰。

4. 定期检查　压缩机空气过滤内芯，并定期清洗喷雾器，保持喷嘴通畅。

二、临床新进展

（一）临床与常用的雾化吸入器

临床上常用的雾化吸入器有口含式（图4-3-3-1）和面罩式（图4-3-3-2）。口含式雾化器是直接经口腔进入，下达呼吸道，药物损耗比较小，药物的作用也比较好；面罩式雾化器则是通过鼻腔或口腔吸入，但更多是通过鼻腔进入，药物的使用率比口含式吸入低一些。

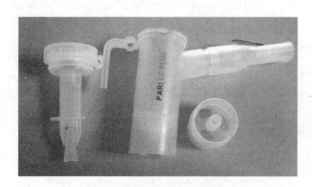

图 4-3-3-1　口含式雾化器

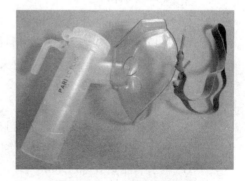

图 4-3-3-2　面罩式雾化器

因此，正常情况下，选择口含式雾化器较为合适。但某些特殊情况下，如对于婴儿、儿童、老年人等特殊病人而言，或病人因体力、智力、理解能力差，无法配合雾化治疗时，建议使用面罩式雾化器。

（二）手压式雾化吸入法

手压式雾化吸入法是用拇指按压雾化器顶部，使药液喷出形成雾滴，作用于口、咽部、气管、支气管黏膜而被吸收的治疗方法。主要通过吸入拟肾上腺素类药、氨茶碱或沙丁胺醇等支气管解痉药，改善病人的通气功能，适用于支气管哮喘、喘息性支气管炎的对症治疗。手压式雾化器见图4-3-3-3。

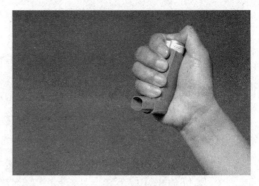

图 4-3-3-3　手压式雾化吸入器

手压式雾化吸入法操作非常简便，步骤如下：①核对病人及药物信息，宣教使用方法；②摇匀药液；③闭唇；④吸气时喷药；⑤尽可能长时间屏气；⑥呼气；⑦再次核对；⑧整理用物，洗手记录。

视频 4-3-3-1　手压式雾化吸入法完整操作

【自测反思】

一、单选题

1. 下列有关超声雾化吸入法的目的，叙述错误的是（　　　）
   A. 预防感染　　　　　　　　　B. 解除痉挛
   C. 消除炎症　　　　　　　　　D. 稀释痰液
   E. 缓解缺氧

2. 氧气雾化吸入法原理是利用（　　　）
   A. 负压作用　　　　　　　　　B. 虹吸作用
   C. 空吸作用　　　　　　　　　D. 高速气流作用
   E. 正压作用

3. 超声波雾化吸入的操作，下列正确的是（　　　）
   A. 水槽内加热水 250 ml　　　B. 雾化罐内倒入药液 30 ~ 50 ml
   C. 接通电源后打开电源开关，再开雾化开关，最后调整定时开关
   D. 将口含嘴放入病人口中，指导病人用口呼吸
   E. 治疗毕，先关电源开关，再关雾化开关

4. 患儿，6岁，咳嗽、咳痰3天，医嘱予氧气雾化吸入治疗。下列操作错误的是（　　　）
   A. 氧气雾化吸入器与氧气装置连接紧密，不漏气
   B. 氧气湿化瓶内装 1/2 满冷蒸馏水
   C. 调节氧流量 6 ~ 8 L/min
   D. 口含嘴放入患儿口中，嘱其紧闭口唇深吸气
   E. 吸入完毕，先取下雾化器再关氧气开关

二、简答题

1. 简述超声雾化吸入法常用药物及其作用。
2. 雾化吸入完毕，护士应如何体现人文关怀？如何进行健康宣教？

（吴永琴）

第五章 营养护理技术

单元 鼻 饲

【教学目标】

一、认知目标

1. 能说出鼻饲操作的适应证和禁忌证。

2. 能说出鼻饲时的注意事项。

3. 能比较清醒病人和昏迷病人插管的不同点。

二、能力目标

1. 能熟练验证胃管是否在胃内。

2. 能准确完成不同病情病人的鼻饲操作，做到动作轻稳、熟练，减少病人插管、鼻饲和拔管时的不适感。

3. 能正确处理插管过程中遇恶心、呛咳和阻力等异常情况。

4. 能正确完成肠内营养输注泵连接和操作。

三、情感态度和思政目标

1. 操作中能同理病人插管时的不舒适感，始终保持爱伤观念。

2. 操作中注意保持良好的护患沟通，能随时观察病人反应和倾听病人主诉。

3. 操作时始终保持耐心、和蔼的态度。

【模拟情境练习】

项目一 鼻饲

一、案例导入

病人李墨，女，45岁。全身麻醉下行口腔颌面部手术。术后12 h，体检：体温38.8℃，脉搏121次/分，呼吸38次/分，血压20.13/11.6kPa（151/87 mmHg）。现医嘱予鼻饲流质饮食，请为其实施鼻饲。

视频 5-1-1-1 鼻饲完整操作

二、操作目的

将食物或药物灌入病人胃内，以满足营养和治疗的需要。

三、操作流程

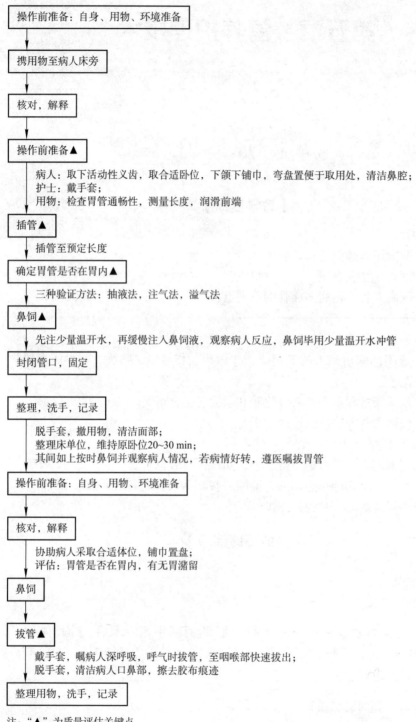

注："▲"为质量评估关键点

四、精细解析

双人检查胃管是否在胃内的方法如下。

（1）抽液法：连接注射器于胃管末端，可抽出胃液，证明胃管在胃内，见图5-1-1-1。

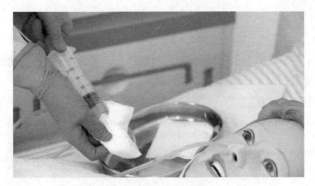

图 5-1-1-1 抽液法

（2）注气法：置听诊器于病人胃区，快速经胃管向胃内注入 10 ml 空气，能听到气过水声，证明胃管在胃内，见图 5-1-1-2。

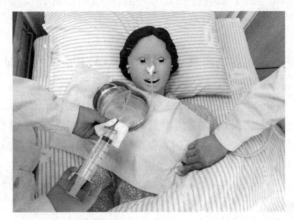

图 5-1-1-2 注气法

（3）溢气法：将胃管末端置于盛水的治疗碗内，无气泡逸出，证明胃管在胃内，见图 5-1-1-3。

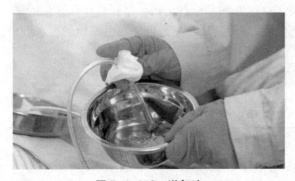

图 5-1-1-3 溢气法

若以上三种方法均无法判断胃管是否在胃内，需通过 X 线证明胃管在胃内。

视频 5-1-1-2 鼻饲分解动作解析

五、护患沟通

1. 操作前解释

（1）核对病人信息："您好！我是您的责任护士，请问您是哪一床？叫什么名字？请让我看一下您的手腕带"。

（2）解释操作目的："因为您刚做完口腔手术不能经口进食，为了维持营养和治疗的需要，要给您插一根胃管，就是将一根管子从您的一侧鼻孔插到胃里，这样说您能明白吗？"

（3）询问禁忌证："您之前做过鼻腔的手术吗？插管的过程中会有不舒服，请您尽量配合我好吗？"

（4）询问有无义齿："您有活动性假牙吗？"

（5）清洁鼻腔："好的。现在为您清洁一下鼻腔。"

（6）调整卧位："接下来帮您把床头摇高，有助于顺利插管。您现在躺着还舒适吗？"

（7）拔管时的解释："由于您现在可以自己吃东西了，现在要帮您把胃管拔除，请您配合我好吗？"

2. 操作中指导

（1）插胃管："好的，现在准备插管了，请您放轻松……尽量配合我做吞咽的动作。好的，现在吞，很好，再坚持一下，马上就好了。"

（2）固定胃管："好的，现在胃管已经给您插好了，我给您固定好。"

（3）鼻饲过程中的健康宣教："现在给您打营养液，如果在这过程中，您有腹痛、腹胀、恶心、呕吐等任何不舒服，请您及时告诉我好吗？请您平时不要往这根管子内打入任何东西。"

（4）拔管时指导："接下来为您拔个管，拔管的过程中会有点不舒服，请您尽量配合我做深呼吸的动作好吗？"

3. 操作后嘱咐

（1）鼻饲后健康宣教："那请您保持这个卧位 30 min，有助于消化。现在我把胃管固定在您肩膀这里啊，请您平时活动的时候不要牵拉、扭曲、折叠它，这根管子对您来说非常重要，请您平时不要自己把它拔出来。这样说您都能明白吗？"

（2）"您现在感觉怎么样？躺着还舒适吗？您还有什么其他问题吗？床头铃给您放这，有任何需要请您及时告诉我好吗？那您先好好休息，我稍后再来看您。"

六、技能考核

鼻饲法操作步骤及评分标准见表 5-1-1-1。

表 5-1-1-1　鼻饲法操作步骤及评分标准

项目	内容	分值	自评	互评
自身准备	衣帽整洁 $_1$，洗手 $_2$，戴口罩 $_2$	5		
用物准备	治疗盘，治疗巾，50 ml 注射器，治疗碗（温开水），无菌罐（鼻饲液），大、小弯盘（弯盘内放胃管、纱布、压舌板），液状石蜡，松节油，棉签，胶布，别针，听诊器，手电筒（缺一样扣 0.5 分）$_5$	5		

项目		内容	分值	自评	互评
病人准备		核对₁，解释₁，询问有无活动性义齿，有活动性义齿者应取下放在冷水杯中₁	3		
		检查鼻腔₂、选择清洁鼻腔₁	3		
		摇高床头，取坐位或半卧位₂	2		
		翻下被子暴露剑突₂，下颌下铺治疗巾₁，弯盘置便于取用处₁	4		
操作过程	插管准备	备胶布₁	1		
		检查注射器，打开备用₁，戴手套₁	2		
		检查胃管是否通畅₁	1		
		润滑胃管前端₂	2		
		测量胃管长度₃（两种方法均可），做好标记₁，不污染₁	5		
	插管	插管：到咽喉嘱病人做吞咽动作₂（会处理插管过程中的各种意外情况） 对于昏迷病人，则需协助去枕、头后仰，插入15 cm时将病人头部托起，使下颌靠近胸骨柄₃	5		
		插至预定长度，胶布初步固定于鼻翼处₂	2		
		双人验证胃管在胃内（三种方法）₆	6		
		塞紧管口，将胃管固定于面颊并做好标识₂，双人签名₁	3		
	鼻饲	注少量温开水₂，再注入鼻饲液或药物₂，最后以少量温开水冲洗胃管₂	6		
		撤去治疗巾、弯盘，将胃管固定于肩部衣服上₂	2		
		脱手套，整理床单位₁	1		
		整理用物₁，洗手₁，记录₁	3		
	拔管	核对₁，解释₁	2		
		摇高床头，取半卧位₂	2		
		颌下铺治疗巾₁，置弯盘₁，戴手套₁	3		
		再次鼻饲时应先检查胃管在胃内₃	3		
		鼻饲毕，塞紧管口₁，拔出胃管（嘱病人深呼吸₁，呼气时拔管₁，至咽喉部快速拔出₂）	5		
		胃管放于弯盘内，擦净病人面部₁，擦去胶布痕迹₁	2		
操作后处理		将用物移开病人视线₁，脱手套₁，合理安置病人₁，嘱病人保持原卧位20～30 min₁	4		
		整理用物₁，洗手₁，记录₁	3		

续表

项目	内容	分值	自评	互评
综合评价	1. 评判性思维：掌握相关理论知识及操作注意事项$_3$。 2. 操作要求：动作节力$_2$、轻稳$_2$、熟练$_3$。 3. 人文关怀：关爱病人，与病人有效沟通，具备一定的整体护理能力$_3$。 4. 其他要求：时间 12 min$_2$	15		
总分		100		

主考人：_____   考试时间：____年____月____日

项目二　使用营养输注泵

一、案例导入

王秀何，女，68 岁。因"车祸致昏迷 1 h"就诊。体检：体温 37℃，脉搏 96 次 / 分，呼吸 28 次 / 分，血压 19.5/11 kPa（146/82 mmHg）。头皮多处挫伤痕。CT 提示"左颞部硬膜外血肿"，立即行颅内血肿清除术，术后送 ICU 进一步治疗。术后 4 天病人神智清，为保证病人营养素的摄入，请使用营养输注泵对其实施营养支持。

视频 5-1-2-1　营养泵完整操作

二、操作目的

通过营养输注泵将食物或药物持续泵入病人胃内，以满足营养和治疗的需要。

三、操作流程

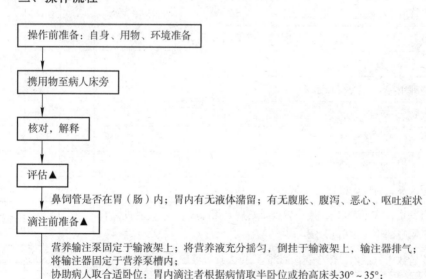

操作前准备：自身、用物、环境准备

携用物至病人床旁

核对，解释

评估▲

鼻饲管是否在胃（肠）内；胃内有无液体潴留；有无腹胀、腹泻、恶心、呕吐症状

滴注前准备▲

营养输注泵固定于输液架上；将营养液充分摇匀，倒挂于输液架上，输注器排气；将输注器固定于营养泵槽内；
协助病人取合适卧位：胃内滴注者根据病情取半卧位或抬高床头30°～35°；
用少量温开水冲洗鼻饲管

滴注▲

按键调节滴注速度，打开调节器，按开始键开始滴注

```
┌─────────────────┐
│ 滴注完毕后处理▲ │
└─────────────────┘
        │  用少量温开水冲洗鼻饲管；
        ▼  妥善处理鼻饲管管口
┌─────────────────┐
│ 整理用物，洗手，记录 │
└─────────────────┘
```

注："▲"为质量评估关键点

四、精细解析

1. 输注器排气　倒置并挤压墨菲滴管，待滴管内液平面达 1/2～2/3 时，放下墨菲滴管，打开调节夹，待输注器内液体缓慢到达接口处，见图 5-1-2-1。

2. 营养泵的操作　开电源，打开营养泵门，将墨菲滴管卡在卡槽内，橡胶软管绕在滚轮上，向上拉使圆垫卡在卡槽内，关上营养泵门。

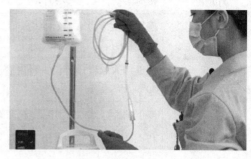

图 5-1-2-1　输注器排气

按键说明：按设置键选择速度选项，遵医嘱调节速度。按设置键选择输液总量，按启动键启动，按暂停键暂停。如需快进，快速按两次快进键。如遇报警按报警键，总量键显示输入病人体内的营养。

🎬◀ 视频 5-1-2-2　营养泵分解动作解析

五、护患沟通

1. 操作前解释

（1）核对病人信息："王阿姨，请让我看一下您的手腕带。"

（2）解释操作目的："您现在感觉怎么样？躺着还舒适吗？由于您的胃刚做过手术，不能自己进食，接下来要通过管子将营养液滴进您胃里，为您提供营养。这样说您能明白吗？"

2. 操作中指导

（1）协助病人取合适卧位："现在帮您把床头摇高，有助消化。您这样躺着还舒适吗？"

（2）冲洗胃管："接下来给您用 20 ml 温开水冲一下管。"

（3）健康宣教："那您现在感觉怎么样？躺着还舒适吗？这个速度是根据您的病情调节的，请您不要自行调节。如果出现了腹痛、腹胀、恶心、呕吐等任何不适，请您及时告诉我好吗？好的，那您先好好休息，我稍后再来看您。"

3. 操作后嘱咐　拔管后宣教："胃管已经为您拔出来了，现在感觉怎么样？如果您有腹痛、腹胀、恶心、呕吐等任何不适，请及时告诉我好吗？那您先好好休息，我稍后再来看您。"

六、技能考核

营养泵操作步骤及评分标准见表 5-1-2-1。

表 5-1-2-1 营养泵操作步骤及评分标准

项目		内容	分值	自评	互评
用物准备		治疗盘，营养输注泵，营养液，输注器，开瓶器，网套，输液架，50 ml 注射器，治疗碗（温开水），棉签，听诊器（少一样扣 0.5 分）$_5$	5		
自身准备		衣帽整洁$_2$，洗手$_2$，戴口罩$_1$	5		
环境准备		按无菌操作要求准备环境$_1$，台面用半湿抹布擦净，洗手$_2$	3		
病人准备		携用物至床旁$_1$，核对病人信息$_1$、核对执行单和营养液$_2$，解释操作目的$_1$	5		
		协助病人取合适卧位：胃内滴注者根据病情取半卧位或抬高床头 30°~35°$_2$	2		
操作过程	连接营养泵	取下别针$_1$，铺治疗巾$_1$，核对置入胃管的长度$_3$	5		
		检查注射器通畅性备用$_1$，戴手套$_1$	2		
		取纱布$_1$，评估鼻饲管是否在胃（肠）内$_5$	6		
		用少量温开水冲洗鼻饲管$_2$	2		
		输注器排气$_3$，将输注器固定于营养泵槽内$_3$	6		
		根据医嘱，按键调节滴注速度$_5$	5		
		连接输注器与鼻饲管$_2$	2		
		打开调节器$_2$，按开始键开始滴注$_2$，标记标签$_2$	6		
		健康宣教$_5$	5		
		整理用物$_1$，洗手$_1$，记录$_1$	3		
	拔除营养泵	听到报警音，按键取消报警$_1$，核对$_1$、解释$_1$，戴手套$_1$	4		
		分离输注器和鼻饲管$_2$，关闭鼻饲管开口$_2$	4		
		取下营养液袋，及时按 STOP 键$_2$，断开电源$_2$	4		
		用少量温开水冲洗鼻饲管$_4$	4		
操作后处理		观察病人胃肠道反应$_2$、健康宣教$_2$	4		
		整理床单位和用物$_1$，洗手$_1$，记录$_1$	3		
综合评价		1. 评判性思维：掌握相关理论知识及操作注意事项$_3$ 2. 操作要求：动作节力$_2$、轻稳$_2$、熟练$_3$ 3. 人文关怀：关爱病人，与病人有效沟通，具备一定的整体护理能力$_3$ 4. 其他要求：时间 10 min$_2$	15		
总分			100		

主考人：_____   考试时间：___年___月___日

【知识链接】

一、相关理论点

（一）鼻饲的适应证

不能自主进食者（如昏迷病人）、不能经口进食者（如口腔疾患及口腔手术后病人、不能张口的病人，吞咽和咀嚼困难的病人）、拒绝进食的病人（如精神疾患病人）、早产儿和病情危重的病人。

（二）插胃管的注意事项

1. 插管前应做到与病人和家属的有效沟通，如向其解释该操作的目的和安全性，缓解病人的心理压力，积极配合插管。

2. 插管前需测量胃管长度，测量方法有两种：①前额发际至胸骨剑突；②鼻尖经耳垂至胸骨剑突处。

3. 插管动作应轻稳，特别是在通过食管三个狭窄处时，以免损伤食管黏膜。

4. 为神志清楚的病人插管时，最好采取半坐卧位或坐位，无法坐起者取右侧卧位；插入 15 cm 时嘱病人配合做吞咽动作，顺势将胃管向前推进。

5. 对舌后坠的病人，插胃管时须使用舌钳，以保证插管顺利。

6. 对反复重插胃管的病人，不要强行再插，应间隔 4 h 后重插，防止因反复插管导致喉头水肿、通道变窄，更增加插管难度。

7. 插管中异常情况的处理：如遇病人出现剧烈恶心、呕吐，应暂停插入，嘱病人深呼吸；如病人出现剧烈咳嗽、呼吸困难、发绀等表现，提示胃管误入气管，应立即拔出，待病人休息后重插；如果插入遇阻力，应观察胃管是否盘曲在口咽部，或胃管后退少许，再缓慢插入。

（三）鼻饲期间护理要求

1. 一般护理

（1）每次鼻饲前应评估以下内容：①确认胃管在胃内方可鼻饲，可通过看胃管外露部分的刻度、回抽胃液、听气过水声等方法来判断；②了解胃排空情况，若抽吸胃内残余液体量 > 100 ml，提示有胃潴留，应告知医生查找原因，遵医嘱采取延长鼻饲间隔时间、行胃负压引流或使用胃动力药等方法；③评估病人有无腹胀、腹泻、恶心、呕吐等症状，如有以上情况，应暂停鼻饲并联系医生。

（2）每次鼻饲量不超过 200 ml，间隔时间不短于 2 h，温度 38~40℃。避免灌入速度过快，避免鼻饲液过冷或过热。鼻饲过程中，避免灌入空气，以免造成腹胀。

（3）为防止管道堵塞，应在鼻饲前后用 20~30 ml 温开水冲管。在使用肠内营养输注泵进行持续输注期间，每隔 4 h 常规用温开水冲管，输注管 24 h 更换 1 次。

（4）须经胃管使用药物时，应将药片研碎，溶解后再灌入。若灌入新鲜果汁，应与奶液分别灌入，以防产生凝块。

（5）每次鼻饲完应确保胃管妥善固定，在胃管外露部分做好标记，每次鼻饲前检查胃管位置，并进行班班交接。

（6）长期鼻饲者，应每天进行 2~3 次口腔护理，同时观察口腔黏膜状态，根据病期需要选择合适的漱口液。置管鼻腔每日滴液状石蜡，以减轻胃管与鼻黏膜的摩擦，防止其干燥、溃烂。

（7）鼻饲用物应严格清洗消毒，每日更换用物1次；鼻饲饮食应当日配制并在4℃冰箱内存放，限24 h内用完。未开启的营养制剂须室温下保存。

（8）长期鼻饲者，要定期更换胃管。普通胃管每周更换1次，硅胶胃管每月更换1次，聚氨酯胃管留置时间可长达2个月。更换胃管时，应于晚上最后一次喂食后拔出，次晨再由另一鼻孔插入。

2. 常见并发症护理

（1）腹泻：是最常见的并发症，通常发生于鼻饲开始及使用高渗性饮食或因大量使用广谱抗生素引起肠道菌群失调所致。如果病人出现大便次数增多、不成形或水样便，要减慢鼻饲的速度，适当减少鼻饲量，严重腹泻无法控制时可暂停喂食。注意保持肛周皮肤的清洁干燥。对于高渗性饮食所致腹泻，可采用逐步适应的方法，配合抗痉挛和收敛药物可控制腹泻。因大量使用广谱抗生素使肠道菌群失调并发肠道真菌感染而引起腹泻者，除停用有关的抗生素外，可应用制霉菌素、酮康唑和克霉唑等。

（2）恶心、呕吐：常因鼻饲的速度过快或过量使胃容量急剧增加而引起。每次鼻饲前先抽吸胃内容物，以了解胃是否已排空。鼻饲时速度宜缓慢，每次鼻饲在20～30 min完成。鼻饲量视病人耐受能力以逐次递增的方法输入，一般初始量每日约1 000 ml，逐步过渡到常量2 000～2 500 ml，分6～8次平均输注。鼻饲后应观察数分钟，若无呕吐方可离开。最好的方法是采用输注泵24 h匀速输入。

（3）食物反流与误吸：常因胃内食物潴留引起。误吸是较严重的鼻饲并发症之一，好发于年老体弱或昏迷病人。为了预防反流和误吸，可采取以下措施：卧床病人鼻饲时应抬高头30°～45°，病情允许者可采用半卧位。鼻饲时首先确定胃管在胃内以及胃内无潴留方可喂食。鼻饲的速度不宜过快，一次量不宜过多。延长胃管插入长度，即传统插管长度再加胃管最远端侧孔距尖端的长度，使胃管前端到达幽门处，可减少胃内食物反流。鼻饲后维持原卧位20～30 min，禁止翻身和吸痰等操作。当病人出现呛咳、呼吸困难时，应立即停止鼻饲，取右侧卧位，吸出气道内吸入物，并抽吸胃内容物，防止进一步反流。

（4）便秘：鼻饲者常为长期卧床病人，加上鼻饲物质比较精细，因此常会发生便秘。可通过腹部按摩、增加食物纤维素含量、使用缓泻药等方法，防止和减少该并发症的发生。

（四）营养泵输注的注意事项

1. 每次输注营养液前均需检查胃管是否在胃内，并将输注器正确排气，固定于营养泵槽内。

2. 输注营养液前后均需用温开水冲洗胃管。

3. 输注时容量由少到多，浓度由稀到浓，速度由慢到快。可在输注管近端放置加温器对营养液加温，控制温度在38～40℃。

4. 肠内营养泵可能出现以下问题。①管道堵塞：多因营养液黏附管壁所致，应在持续滴注时每2～4 h用37℃左右的生理盐水或温开水冲洗管道。②营养泵报警：其原因除管道堵塞外，还可能是滴管内液面过高或过低、液体滴空、电源问题等，应及时排除引起营养泵报警的原因，以保证输注畅通。

二、临床新进展

（一）管饲饮食的途径与方式

1. 鼻胃（肠）管　包括从鼻腔进入小肠内的鼻十二指肠管和从鼻进入空肠的鼻空肠

管。对于需要短期（最多6~8周）管饲喂养者首选此方法。

2. 胃（空肠）造瘘管 胃造瘘管饲法指通过胃造口术将喂养管道从腹壁直接置入胃内行管饲饮食，可应用于需更长期喂养（>6~8周）的病人，并且比鼻胃管更美观。

空肠造瘘管饲法指通过空肠造口术将喂养管道从腹壁直接置入空肠内行管饲饮食，适用于胃功能障碍者和胃内管饲有误吸危险者。

（二）鼻饲导管相关产品介绍

1. 硅胶鼻胃（肠）管（接头带盖） 该导管具有良好的柔韧性和弹性，可降低病人在留置时的痛苦。管壁上有清晰、精确的数值刻度，有利于掌握插管长度。管体透明，可方便直观地观察到内部液体流动的状况。接头处带盖设计，可减少异物及细菌进入管体（图5-1-3-1）。

2. 聚氨酯鼻胃（肠）管（带导丝） 该产品具有软、细的优点，内有金属导丝导引，插管刺激性好小且成功率高；具有X线透视显影，能准确定位导管位置；管口接头处带盖，可减少细菌污染的机会；耐腐蚀性更强，留置时间较硅胶管更长，在临床上有较好的应用前景（图5-1-3-2）。

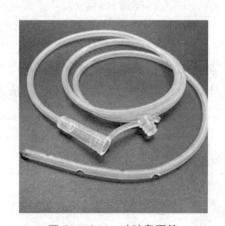

图 5-1-3-1　硅胶鼻胃管

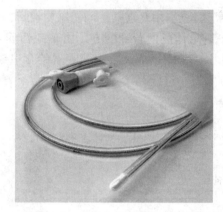

图 5-1-3-2　聚氨酯鼻胃管（带导丝）

3. 螺旋型鼻肠管 该产品适合于短期十二指肠、空肠喂养的首选。适用于肠道功能基本正常而胃功能受损或误吸风险增高的病人。螺旋型设计的作用是插管时不需内镜引导而是借助胃动力自发通过幽门进入小肠，并起锚定作用，减少管道易位。

4. 一次性使用胃管包 该产品内有一次性胃管、注射器、治疗巾、外科手套、镊子、石蜡棉球、托盘，能有效提高工作效率，杜绝交叉感染。

（三）肠内营养制剂介绍

1. 匀浆制剂 匀浆饮食是根据病情随时修改营养素的糊状浓流体饮食，可经鼻饲、胃或空肠置管滴入，或以灌注的方式给予的经肠营养剂。包括商品制剂和自制制剂。前者如立适康（匀浆膳）

2. 大分子聚合物肠内营养配方 以全蛋白质、脂肪和糖等大分子为主要成分的营养制剂。适合于有完整胃或胃肠功能基本正常但不能正常进食的病人。如能全力、能全素、安素、瑞素、瑞高、立适康（普通型）等。

（1）整蛋白纤维型肠内营养混悬液（TPF）（商品名：能全力）：该产品是肠内营养

治疗首选、标准制剂。营养成分全面均衡，适合绝大部分病人使用。含有六种膳食纤维组合，全面解决肠道问题：保护肠黏膜屏障；改善肠道内环境；延缓糖吸收，减少血糖波动；促进胃肠道动力，减轻腹胀；降低腹泻和便秘发生。可经管饲（推荐用营养泵泵入，也可注射器注入）或口服。营养泵泵入时，滴速和剂量应根据病人情况和医嘱而定（图 5-1-3-3）。

（2）整蛋白型肠内营养剂（商品名：能全素） 该产品为粉剂，营养全面均衡，高效吸收利用，显著改善营养指标，调节机体免疫功能。主要适用于是厌食、机械性胃肠道功能紊乱、危重疾病、营养不良病人的手术前喂养、净化胃肠道。配制方法：在容器内注入 700 ml 预先煮沸过的水，加入能全素 1 罐，搅拌溶解，再加入沸水至 2 000 ml，调匀即可。可经管饲或直接饮用。配制好的溶液应置于冰箱冷藏室内（不能超过 24 h），使用时将溶液加温，但不能煮沸（图 5-1-3-4）。

3. 预消化肠内营养配方 含有 1 种或 1 种以上的部分消化的大分子营养素。适用于胃肠道消化功能不全的病人，如吸收不良综合征、肠瘘、小肠切除术后、胰腺炎、肠黏膜萎缩等。主要产品如百普素、百普力（图 5-1-3-5）、立适康（短肽型）。

4. 特殊肠内营养配方 为代谢应激和特殊的器官功能障碍而设计的。如肝衰竭用要素膳、肾衰竭用要素膳、创伤用要素膳、糖尿病要素膳等。

5. 单体肠内营养配方 由单一营养素组成的肠内营养配方称为单体肠内营养配方。临床上，常用以增加某一营养素的含量或对肠内营养配方进行个体化设计。包括蛋白质配方（如立适康乳清蛋白粉）、脂肪配方、糖类配方（如麦芽糊精）、维生素及矿物质配方等。

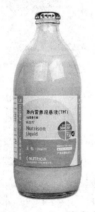
图 5-1-3-3 能全力

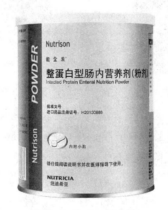
图 5-1-3-4 能全素

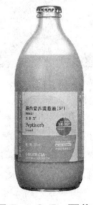
图 5-1-3-5 百普力

（四）鼻饲管固定的改进

在临床实际工作中，护理人员发现鼻饲管传统用胶布固定于鼻翼和面颊的方法存在以下缺陷。

1. 常因病人打喷嚏、剧烈咳嗽等起不到良好的固定效果，或因意识不清者自行拔除而导致留置失败。

2. 每次鼻饲时，为将鼻饲管末端抬高，贴在面颊部的胶布需反复取下，鼻饲完毕后重新粘贴。如此频繁更换胶布，不仅造成浪费，还增加护士的工作量。

3. 由于鼻饲管一般需长期留置，而有些病人由于胶布过敏而导致皮肤发红甚至破溃，增加病人的痛苦。

4. 面部多处用胶布固定，也影响病人面部形象。因此，现有一些针对鼻饲管固定方法的改良方法，如先用胶布将胃管近鼻孔处缠绕 1 周，然后用绷带在胶布处交叉打结后再经耳后于下颌处打结固定；或直接用系带打一个活结套在鼻饲管近鼻翼前，系带绕枕后打结固定。该方法解决了上述问题，可减轻病人的痛苦，而且用胶布缠绕 1 周可以准确记录鼻饲管的长度，方便护士观察病情。

（五）肠内营养输注泵

众多临床实践和试验证明，采用肠内营养输注泵持续泵入的方法取代传统的推注鼻饲法对病人进行肠内营养，不仅可减少腹胀、腹泻的发生，促进营养素吸收，还可明显降低反流、误吸等并发症的发生率，并且能更有效地控制血糖，从而提高肠内营养治疗的效果，缩短病程。对危重症病人（如短肠综合征、部分肠梗阻、肠瘘、急性胰腺炎等）、重大手术后病人、血糖波动较大的病人、行家庭肠内营养支持的病人均可推荐使用营养泵。

营养输注泵是通过微电脑控制，将定压型泵与特制的输注器及鼻饲导管配套使用，向肠内、胃内输送营养液及各种液体。其优点是模仿胃的蠕动节律，持续、匀速地向肠内或胃内输送营养液。临床上主要使用的几款营养输注泵见图 5-1-3-6 ~ 图 5-1-3-8。

输注时容量由少到多，浓度由稀到浓，速度由慢到快。如果室温较低，可在输注管近鼻饲管端处放置输液加温器对营养液加温，控制温度在 38 ~ 40℃。

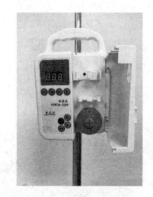
图 5-1-3-6 肠内营养泵 1

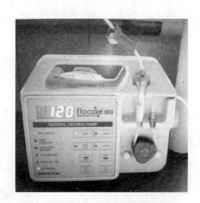
图 5-1-3-7 肠内营养泵 2

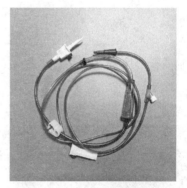
图 5-1-3-8 肠内营养输注器

【自测反思】

一、单选题

1. 鼻饲完毕应指导病人维持原卧位（   ）

    A. 5 ~ 10 min   B. 10 ~ 15 min

    C. 15 ~ 20 min   D. 20 ~ 30 min

    E. 30 ~ 40 min

2. 鼻饲液的适宜温度是（   ）

    A. 32 ~ 34℃   B. 34 ~ 36℃

C. 36 ~ 38℃   D. 38 ~ 40℃

E. 39 ~ 41℃

3. 以下禁忌进行鼻饲的病人是（   ）

A. 昏迷病人   B. 行口腔手术的病人

C. 破伤风病人   D. 人工冬眠的病人

E. 食管静脉曲张的病人

二、简答题

1. 护士甲为一位昏迷病人插胃管，当插入至预定长度后，她用抽胃液的方法来判断插管是否成功，但是没有抽到胃液。据此结果能否断定胃管没有在胃内？若不能，请分析原因。

2. 护士乙为一位颌面部良性肿瘤手术后的病人插胃管，当插入至预定长度后，她将胃管末端放入水中，结果观察到少量气泡冒出，她认为胃管肯定是误插入气管了，就快速拔出来重插。你同意她的做法吗？若不同意，你认为应该如何处理？

（高晨晨）

第六章　排泄护理技术

单元一　导　尿

【教学目标】

一、认知目标

1. 能说出一次性导尿及留置导尿的目的和差异。

2. 能描述男性和女性导尿的区别。

二、能力目标

1. 能完成一次性导尿和留置导尿，做到动作流畅、轻柔，严格无菌，不污染。

2. 能为留置导尿病人进行恰当的健康教育。

三、情感态度和思政目标

1. 能养成爱伤观念，在护理工作中始终注意保护病人隐私并保暖。

2. 能培养无菌意识，避免污染。

3. 能在为病人导尿的过程中保持耐心、和蔼的态度。

【模拟情境练习】

项目一　一次性导尿

● 女病人

一、案例导入

产妇李红，32 岁。经阴道分娩一男婴，体重 3 880 g。产后 6 h 始终未排尿，主诉下腹部剧烈胀痛，有尿意但无法顺利排出。查体：耻骨联合上高度膨隆，可触及一囊性包块，叩诊呈实音，有压痛。

作为责任护士，请你遵医嘱为该产妇进行一次性导尿。

二、操作目的

1. 为尿潴留病人引流尿液，解除痛苦。

2. 协助临床诊断：如尿细菌培养，测量膀胱容量、压力，检查残余尿液，进行膀胱或尿道造影等。

3. 为膀胱肿瘤病人进行膀胱化疗。

三、操作流程

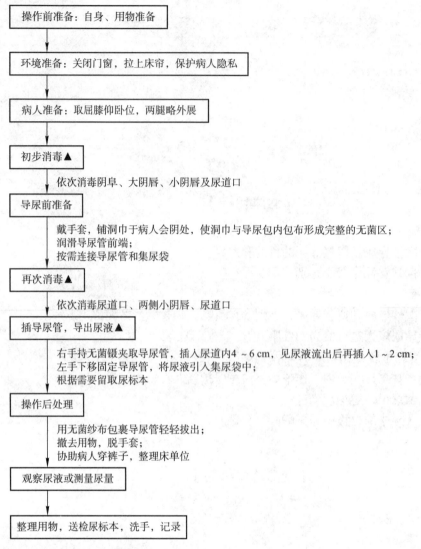

操作前准备：自身、用物准备

环境准备：关闭门窗，拉上床帘，保护病人隐私

病人准备：取屈膝仰卧位，两腿略外展

初步消毒▲
依次消毒阴阜、大阴唇、小阴唇及尿道口

导尿前准备
戴手套，铺洞巾于病人会阴处，使洞巾与导尿包内包布形成完整的无菌区；
润滑导尿管前端；
按需连接导尿管和集尿袋

再次消毒▲
依次消毒尿道口、两侧小阴唇、尿道口

插导尿管，导出尿液▲
右手持无菌镊夹取导尿管，插入尿道内4～6cm，见尿液流出后再插入1～2cm；
左手下移固定导尿管，将尿液引入集尿袋中；
根据需要留取尿标本

操作后处理
用无菌纱布包裹导尿管轻轻拔出；
撤去用物，脱手套；
协助病人穿裤子，整理床单位

观察尿液或测量尿量

整理用物，送检尿标本，洗手，记录

注："▲"为质量评估关键点

四、精细解析

1. 会阴部消毒 导尿时需对会阴部进行两次消毒，消毒时注意一颗棉球只可使用1次，避免重复消毒，还需嘱病人勿动肢体以防无菌区域被污染。两次消毒顺序如下。

（1）初步消毒：总体原则是由外向内，自上而下。护士左手戴无菌手套，右手持无菌镊夹取碘伏棉球，依次消毒阴阜、对侧大阴唇、近侧大阴唇；左手分开大阴唇后，再消毒对侧小阴唇、近侧小阴唇、尿道口，并下拉至肛门。

（2）再次消毒：消毒原则是内—外—内。护士左手分开并固定小阴唇，右手持无菌镊夹取碘伏棉球，依次消毒尿道口、对侧小阴唇、近侧小阴唇，最后在尿道口停留片刻以加强消毒尿道口。

2. 打开导尿包 初步消毒后，将导尿包内包放在病人两腿之间，按无菌技术操作要求，先打开对侧，再打开近侧，护士双手不得碰触包布内面，尽量减少在无菌区上方跨越。

3. 铺洞巾　再次消毒前，护士需按无菌技术操作要求戴好无菌手套，取出洞巾铺在病人会阴处并覆盖肛门。铺洞巾时应注意手法，护士双手应避免在无菌区域上方跨越。铺好的洞巾应注意避免肛门暴露，还需确保洞巾与导尿包内包布之间形成连续无菌区，使两者之间无间隙，以扩大无菌区域，便于无菌操作（图 6-1-1-1）。

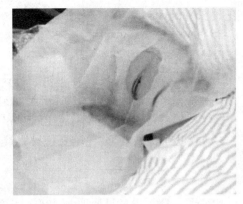

图 6-1-1-1　女病人铺洞巾

4. 插入及固定导尿管　护士左手持续分开并固定小阴唇，右手持无菌镊夹取导尿管对准尿道口轻轻插入尿道 4 ~ 6 cm，见尿后再插入 1 ~ 2 cm（图 6-1-1-2），插管过程中嘱病人张口呼吸；成功置管后，护士右手继续夹持导尿管，左手松开小阴唇并下移固定导尿管（图 6-1-1-3）。

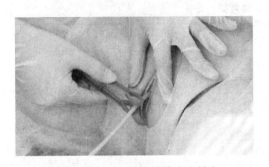

图 6-1-1-2　插导尿管（女性）

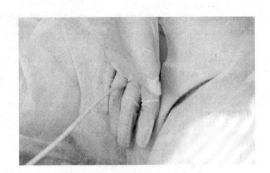

图 6-1-1-3　固定导尿管

五、护士用语

1. 操作前准备

（1）环境准备："病房及治疗室干净整洁，温湿度适宜，光线适中，适合操作。"

（2）检查导尿包时："一次性使用导尿包，有效期内，包装完好无破损，型号规格符合要求。"

（3）检查无菌卵圆钳："无菌卵圆钳，有效期内，灭菌指示胶带已变色，符合无菌要求，可以使用。"

2. 操作前解释

（1）核对病人信息："李女士，请让我看一下您的手腕带。"

（2）解释操作目的，询问会阴部清洗情况："李女士，因为您存在排尿困难、下腹部胀痛的情况，现在给您插一根导尿管帮助您将尿液引流出来，过程中可能会有些不适，请您尽量放松，配合我好吗？请您先清洗一下会阴。"

3. 操作中指导

（1）病室环境准备："关门窗，拉床帘，调节室温至 22 ~ 24℃。"

（2）帮病人取合适体位，臀下垫治疗巾："李女士，现在给您脱一下裤子。请您屁股抬一下，再请您双腿屈曲、双膝外展。您这样会冷吗？现在给您垫治疗巾，请您抬一下屁股。"

（3）操作中人文关怀："现在准备给您消毒了，稍微有点凉；请您手不要动以免污染消毒过的部位。"

（4）插导尿管："李红，是吗？现在准备给您插导尿管了，过程中会有些不舒服，请您放轻松，来，深呼吸……马上就要插好了！"

（5）尿液观察："病人引流出 650 ml 黄色澄清尿液。"

（6）拔导尿管："现在给您把导尿管拔掉，请您放松，张口呼吸。"

4. 操作后嘱咐

（1）健康宣教："李女士，尿液已经给您导出来了，您现在感觉怎么样？为防止尿液再次潴留，您可以尝试听听流水声或用温水冲洗会阴部，按摩、热敷下腹部以诱导排尿。您如有其他任何不适，请及时按铃叫我。您先休息，我过会儿再来看您。"

六、技能考核

一次性导尿操作步骤及评分标准（女性）见表 6-1-1-1。

表 6-1-1-1　一次性导尿操作步骤及评分标准（女性）

项目	内容	分值	自评	互评
自身准备	衣鞋帽整洁，戴口罩₁；不戴耳环，手上饰物₁；仪表大方，举止端庄，语言柔和恰当₁；剪指甲₁；洗手₁	5		
用物准备	一次性导尿包₁，垫臀巾₁，无菌卵圆钳₁，便盆₁，污物桶₁	5		
环境准备	关门窗₁，拉床帘₁，调节室温₁	3		
病人准备	核对病人信息₂，做好解释，使病人了解操作目的及过程₂	4		
	询问会阴清洗与否₁，不能自理者帮助清洗₁	2		
	脱对侧裤腿₁，盖近侧腿上₁，暴露双大腿内侧 1/3₁，协助病人取屈膝仰卧位₁，双膝外展₁	5		
	一次性治疗巾垫臀下₂	2		
操作过程	于治疗车上打开导尿包₁，戴左手手套₁，右手取出初步消毒物品置于两腿之间并将原包布盖回₁，将碘伏棉球倒入小弯盘₁	4		
	叮嘱病人勿动₁，右手夹棉球，依次消毒阴阜₁、大阴唇₁，左手分开大阴唇₁，消毒小阴唇₁、尿道口₁，脱手套₁，处理用物₁	8		
	导尿包置病人两腿间，按无菌要求打开₃	3		
	使用无菌卵圆钳夹取无菌手套₁，按无菌要求戴手套₂，铺洞巾₂，将碘伏棉球倒入小弯盘₁	6		
	夹取液状石蜡棉球润滑导尿管前端₂	2		
	根据需要检查集尿袋₁，连接导尿管及集尿袋₁	2		
	左手分开小阴唇并固定₂	2		
	消毒尿道口₁、小阴唇₁、尿道口₁	3		
	换大弯盘于会阴部₁，嘱病人张口呼吸₁，用无菌镊夹取导尿管插入尿道 4~6 cm₂；见尿再插入 1~2 cm₂；左手固定导尿管₂	8		

续表

项目	内容	分值	自评	互评
	观察尿液量、色、性质$_2$，关注病人反应并询问其感受$_2$	4		
	根据需要留取尿标本：如尿培养时需留取中段尿液$_2$	2		
	导尿毕，纱布包裹导尿管并轻轻拔出$_2$；撤洞巾$_1$，擦外阴$_1$；整理导尿包$_1$，脱手套$_1$	6		
	撤一次性治疗巾置于推车下层$_1$	1		
	协助病人穿好裤子$_1$，安置体位$_1$，整理床单位$_1$	3		
	做好宣教$_2$	2		
操作后处理	拉开床帘，打开门窗$_1$	1		
	洗手$_1$，标本送检$_1$，记录$_2$	4		
综合评价	1. 评判性思维：相关理论知识及操作注意事项$_3$ 2. 操作要求：动作熟练、轻稳、正确、规范；有较强的爱伤观念、无菌观念$_5$ 3. 人文关怀：关爱病人，与病人有效沟通，具备一定的整体护理能力$_3$ 4. 其他要求：时间 12 min$_2$	13		
总分		100		

主考人：＿＿＿＿＿　　　　　　　　　　　　　　考试时间：＿＿年＿＿月＿＿日

● 男病人

一、案例导入

李墨，男，32 岁。外伤后出现尿频、尿痛等症状，现已 6 h 未排尿，诉下腹胀痛，排尿困难。查体：耻骨联合上高度膨隆，可触及一囊性包块，叩诊呈实音，有压痛。

作为责任护士，请你遵医嘱为该病人进行一次性导尿。

二、操作目的

1. 为尿潴留病人引流尿液，解除痛苦。

2. 协助临床诊断：如尿细菌培养，测量膀胱容量、压力，检查残余尿液，进行膀胱或尿道造影等。

3. 为膀胱肿瘤病人进行膀胱化疗。

三、操作流程

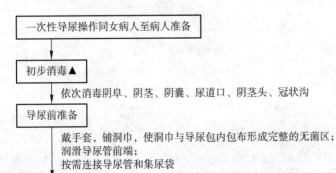

一次性导尿操作同女病人至病人准备

初步消毒▲
依次消毒阴阜、阴茎、阴囊、尿道口、阴茎头、冠状沟

导尿前准备
戴手套，铺洞巾，使洞巾与导尿包内包布形成完整的无菌区；
润滑导尿管前端；
按需连接导尿管和集尿袋

```
┌──────────┐
│ 再次消毒▲ │
└──────────┘
     │  左手持无菌纱布后推包皮，右手持无菌镊夹碘伏棉球，向外向后旋转擦拭尿道口、
     │  阴茎头、冠状沟
     ▼
┌────────────────┐
│ 插导尿管、导出尿液▲ │
└────────────────┘
     │  提起阴茎，使之与腹壁成60°，右手用镊子夹持导尿管对准尿道口，轻轻插入20～22 cm，
     │  见尿后再插入1～2 cm；
     │  根据需要留取尿标本
     ▼
┌──────────────┐
│ 后同女病人一次性导尿 │
└──────────────┘
```

注："▲"为质量评估关键点

四、精细解析

1. 会阴部消毒　导尿时需对会阴部进行两次消毒，消毒时注意一颗棉球只可用一次，避免重复消毒，还需嘱病人勿动肢体以防无菌区域污染。两次消毒顺序如下。

（1）初步消毒：护士左手戴手套，右手持无菌镊夹取碘伏棉球，先消毒阴阜，然后自阴茎根部至尿道口方向消毒阴茎对侧、背侧、近侧；左手取无菌纱布包裹并提起阴茎后，自尿道口至阴茎根部方向消毒阴茎腹侧，阴囊；左手再将阴茎包皮向后推，暴露尿道口后，自尿道口向外向后旋转擦拭尿道口、阴茎头、冠状沟。

（2）再次消毒：护士左手取无菌纱布包裹阴茎将包皮向后推，暴露尿道口后，右手持无菌镊夹取碘伏棉球再次旋转擦拭尿道口、阴茎头、冠状沟3次。

2. 铺洞巾　男病人导尿时铺洞巾的手法与女病人相同。铺好的洞巾应注意避免肛门和阴囊暴露，还需确保洞巾与导尿包内包布之间形成连续无菌区（图6-1-1-4），两者之间无间隙，以扩大无菌区域，便于无菌操作。

3. 插入导尿管　男病人尿道有3个生理性狭窄和2个生理性弯曲，在插导尿管时应注意动作轻柔。此外，护士需左手持纱布固定并提起阴茎，使之与腹壁成60°（图6-1-1-5），进而使耻骨前弯消失，右手持无菌镊夹取导尿管对准尿道口轻轻插入尿道20～22 cm，见尿后再插入1～2 cm，过程中嘱病人张口呼吸。

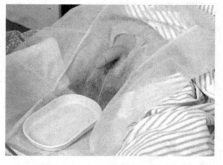

图 6-1-1-4　男病人铺洞巾

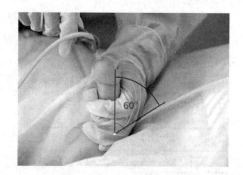

图 6-1-1-5 男病人插导尿管

五、护患沟通

同女病人一次性导尿。

六、技能考核

一次性导尿操作步骤及评分标准（男性）见表 6-1-1-2。

表 6-1-1-2 一次性导尿操作步骤及评分标准（男性）

项目	内容	分值	自评	互评
自身准备	衣鞋帽整洁，戴口罩₁；不戴耳环，手上饰物₁；仪表大方，举止端庄，语言柔和恰当₁；剪指甲₁；洗手₁	5		
用物准备	一次性导尿包₁，一次性垫臀巾₁，无菌卵圆钳₁，便盆₁，污物桶₁	5		
环境准备	关门窗₁，拉床帘₁，调节室温₁	3		
病人准备	核对病人信息₂，做好解释，使病人了解操作的目的及过程₂	4		
	询问会阴清洗与否₁，不能自理者帮助清洗₁	2		
	脱对侧裤腿₁，盖近侧腿上₁，暴露双大腿内侧 1/3₁，协助病人取屈膝仰卧位₁，双膝外展₁	5		
	一次性治疗巾垫臀下₂	2		
操作过程	治疗车上打开导尿包₁；戴左手手套，右手取出初步消毒物品置于两腿之间并将原包布盖回₁；将碘伏棉球倒入小弯盘₁	4		
	叮嘱病人勿动₁，右手夹取棉球，依次消毒阴阜、阴茎对侧、背侧、近侧₂，左手用纱布包住提起阴茎后消毒阴茎腹侧、阴囊₂，后推包皮向外向后旋转擦拭尿道口、阴茎头、冠状沟₂；脱手套，处理用物₁	8		
	导尿包置病人两腿间，按无菌要求打开₃	3		
	使用无菌卵圆钳夹取无菌手套₁，戴手套₂，铺洞巾₂，将碘伏棉球倒入小弯盘₁	6		
	夹取液状石蜡棉球润滑导尿管前端₂	2		
	根据需要检查集尿袋₁，连接导尿管及集尿袋₁	2		
	用纱布包裹阴茎，将包皮向后推₂	2		
	消毒尿道口、阴茎头、冠状沟 3 次₃	3		
	换大弯盘于会阴部₁，嘱病人张口呼吸₁，使阴茎与腹壁成 60°₂，用无菌镊夹取导尿管插入尿道 20~22 cm₂，见尿再插入 1~2 cm₂	8		
	观察尿液量、色、性质₂，关注病人反应并询问其感受₂	4		
	根据需要留取尿标本：如尿培养时需留取中段尿液₂	2		
	导尿毕，纱布包裹导尿管并轻轻拔出₂；撤洞巾₁，擦外阴₁；整理导尿包₁，脱手套₁	6		
	撤一次性治疗巾置于推车下层₁	1		
	协助病人穿好裤子₁，安置体位₁，整理床单位₁	3		
	做好宣教₂	2		
操作后处理	拉开床帘，打开门窗₁	1		
	洗手₁，标本送检₁，记录₂	4		

续表

项目	内容	分值	自评	互评
综合评价	1. 评判性思维：相关理论知识及操作注意事项 ₃ 2. 操作要求：动作熟练、轻稳、正确、规范；有较强的爱伤观念、无菌观念 ₅ 3. 人文关怀：关爱病人，与病人有效沟通，具备一定的整体护理能力 ₃ 4. 其他要求：时间 12 min₂	13		
总分		100		

主考人：_____　　　　　　　　　　　　　　考试时间：____年____月____日

项目二　留置导尿

● 女病人

一、案例导入

李默，女，65 岁。1 个月前体检发现子宫内膜癌，为求手术治疗收住入院。医生拟定于今日上午 8 时，在全身麻醉下为病人行子宫切除术。

作为责任护士，请你为该病人做好术前准备，进行留置导尿。

📹 视频 6-1-2-1　女病人留置导尿完整操作

二、操作目的

1. 为危重、休克病人正确记录每小时尿量、测量尿比重，以便于观察病情变化。

2. 为盆腔手术病人排空膀胱，使膀胱保持空虚状态，避免术中误伤。

3. 为某些泌尿系统疾病病人手术后留置导尿，可便于引流和冲洗，减少手术切口张力，促进愈合。

4. 为尿失禁或会阴部有伤口的病人引流尿液，保持会阴部清洁干燥。

5. 为尿失禁病人行膀胱功能训练。

三、操作流程

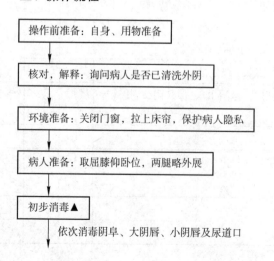

操作前准备：自身、用物准备

↓

核对，解释：询问病人是否已清洗外阴

↓

环境准备：关闭门窗，拉上床帘，保护病人隐私

↓

病人准备：取屈膝仰卧位，两腿略外展

↓

初步消毒▲

依次消毒阴阜、大阴唇、小阴唇及尿道口

```
┌─────────────┐
│  导尿前准备   │
└─────────────┘
      │  戴手套，铺洞巾；
      │  检查导尿管气囊，润滑导尿管前端；▲
      │  连接导尿管和集尿袋
┌─────────────┐
│   插导尿管    │
└─────────────┘
      │  右手持无菌镊夹取导尿管，插入尿道内4～6 cm，见尿液流出后再插入7～10 cm。
┌─────────────┐
│  内固定导尿管▲ │
└─────────────┘
      │  将10 ml生理盐水注入导尿管气囊端，轻拉导尿管有阻力即可；
      │  根据需要留取尿标本
┌─────────────┐
│   操作后处理   │
└─────────────┘
      │  撤去用物，脱手套；
      │  挂集尿袋于床旁，使用胶布固定导尿管于大腿内侧；
      │  做好导尿管标识；
      │  协助病人穿裤子，整理床单位，健康宣教
┌─────────────┐
│  处理污物并洗手 │
└─────────────┘
      │
┌──────────────────────────┐
│  观察尿液，必要时送检尿标本，洗手，记录   │
└──────────────────────────┘
      │
┌─────────────┐
│   拔导尿管    │
└─────────────┘
      │  夹管至病人出现尿意，此为最佳拔管时机；
      │  核对，解释，戴手套；
      │  用注射器缓慢抽出气囊内所有液体，纱布包裹轻轻外拉拔出导尿管
┌──────────────────────────┐
│  观察病人自行排尿情况，洗手，记录       │
└──────────────────────────┘
```

注："▲"为质量评估关键点

四、精细解析

女病人留置导尿时，会阴部消毒、打开导尿包及铺洞巾手法同女病人的一次性导尿。此外，留置导尿时还需注意以下方面。

1. 检查和润滑导尿管　为留置导尿病人进行再次消毒前，护士需重点检查导尿管气囊是否完好。方法：将有 10 ml 生理盐水的注射器与导尿管气囊端连接并将液体全部注入气囊，分离注射器后检查气囊是否匀称，有无漏气、漏液；检查完毕，缓慢抽回气囊内的全部液体。

检查完好的导尿管需使用液状石蜡棉球润滑前端，以确保导尿管顺利插入尿道（图 6-1-2-1）。

2. 插入及固定导尿管　护士左手持续分开并固定小阴唇，右手持无菌镊夹取导尿管对准尿道口轻轻插入尿道 4～6 cm，见尿后再插入 7～10 cm，操作过程中嘱病人张口呼吸。成功置管后，护士右手继续夹持导尿管，左手松开小阴唇并下移，用中指

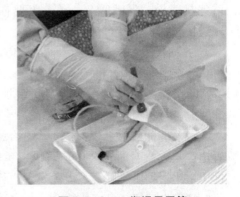

图 6-1-2-1　润滑导尿管

和环指根部夹住导尿管，右手持注射器将 10 ml 生理盐水注入导尿管气囊内，分离注射器后，轻拉导尿管有阻力感，证明导尿管已固定于膀胱内，注意不能过度牵拉，以防膨胀的气囊卡在尿道口，压迫膀胱壁或尿道，导致黏膜损伤。

3. 固定集尿袋　导尿管留置完成后，需将集尿袋挂于床旁，过程中应注意避免集尿袋提得过高导致尿液逆流引发尿路感染。也可先将导尿管夹闭，待集尿袋挂至床旁后再松开导尿管开关。

📹 视频 6-1-2-2　留置导尿（女）分解动作解析

五、护士用语

1. 操作前准备

（1）环境准备："病房及治疗室干净整洁，温湿度适宜，光线适中，适合操作。"

（2）检查导尿包时："一次性使用导尿包，有效期内，包装完好无破损，型号规格符合要求。"

（3）检查无菌卵圆钳："无菌卵圆钳，有效期内，灭菌指示胶带已变色，符合无菌要求，可以使用。"

（4）检查其他用物时："一次性垫臀巾、胶布、导尿管标识均已备齐，符合操作要求。"

2. 操作前解释

（1）核对病人信息："李女士，请让我看一下您的手腕带。"

（2）解释操作目的，询问会阴部清洗情况："李女士，因为您等会儿要做盆腔手术，为了防止术中误伤膀胱，接下来要给您留置一根导尿管，过程中可能会有一点不适，请您配合我好吗？请问您清洗过外阴吗？"

3. 操作中指导

（1）病室环境准备："关门窗，拉床帘，调节室温至 22～24℃。"

（2）协助病人取合适体位，臀下垫治疗巾："李女士，现在给您脱一下裤子。请您屁股抬一下，再请您双腿屈曲外展。您这样会冷吗？现在给您垫治疗巾，请您再抬一下屁股。"

（3）操作中人文关怀："现在准备给您消毒了，稍微有点凉；请您手不要动以免污染消毒过的部位。"

（4）插导尿管："李默，是吗？现在准备给您插导尿管了，过程中会有些不舒服，请您放轻松，深呼吸……马上就要插好了……导尿管已经给您插好了，现在给您挂好尿袋！"

（5）尿液观察："病人引流出 150 ml 黄色澄清尿液。"

4. 操作后嘱咐

（1）操作后处理："请您抬起屁股，撤一下治疗巾；我现在给您固定导尿管。请您抬起屁股，为您穿上裤子。"

（2）健康宣教："导尿管已经给您插好了，请您注意：活动时不要牵拉到管道以致管道脱出，翻身时不要压迫管道以免堵塞；另外，管道不可提得过高，不要超过这个高度（手比划到耻骨联合）以免发生逆行性感染。我这样讲您能明白吗？您这样躺着还舒服吗？请您先好好休息，我待会儿再来看您。"

六、技能考核

留置导尿管（女）操作步骤及评分标准见表 6-1-2-1。

表 6-1-2-1　留置导尿操作步骤及评分标准（女）

项目	内容	分值	自评	互评
自身准备	衣鞋帽整洁，戴口罩 $_1$；不戴耳环，手上饰物 $_1$；仪表大方，举止端庄，语言柔和恰当 $_1$；剪指甲 $_1$；洗手 $_1$	5		
用物准备	一次性导尿包 $_1$，一次性垫臀巾 $_1$，无菌卵圆钳 $_1$，便盆 $_{0.5}$，污物桶 $_{0.5}$，胶布 $_{0.5}$，导尿管标识 $_{0.5}$	5		
环境准备	关门窗 $_1$，拉床帘 $_1$，调节室温 $_1$	3		
病人准备	核对病人信息 $_2$，做好解释，使病人了解操作的目的及过程 $_2$	4		
	询问会阴清洗与否 $_1$，不能自理者帮助清洗 $_1$	2		
	撕胶布 $_1$	1		
	脱对侧裤腿 $_1$，盖近侧腿上 $_1$，暴露双大腿内侧 1/3 $_1$，协助病人取屈膝仰卧位 $_1$、双膝外展 $_1$	5		
	一次性治疗巾垫臀下 $_1$	1		
操作过程	于治疗车上打开导尿包 $_1$，戴左手手套 $_1$，右手取出初步消毒物品置于两腿之间并将原包布盖回 $_1$，将碘伏棉球倒入小弯盘 $_1$	4		
	叮嘱病人勿动 $_1$，右手夹取棉球，依次消毒阴阜 $_1$、大阴唇 $_1$，左手分开大阴唇 $_1$，消毒小阴唇 $_1$、尿道口 $_1$，脱手套，处理用物 $_1$	7		
	导尿包置病人两腿间，按无菌要求打开 $_2$	2		
	使用无菌卵圆钳夹取无菌手套 $_1$，按无菌要求戴手套 $_2$，铺洞巾 $_2$，将碘伏棉球倒入小弯盘 $_1$	6		
	检查导尿管气囊是否完好，有无漏气漏液 $_2$	2		
	夹取液状石蜡棉球润滑导尿管前端 $_2$	2		
	检查集尿袋 $_1$，连接导尿管及集尿袋 $_1$	2		
	左手分开小阴唇并固定 $_2$	2		
	消毒小阴唇 $_2$、尿道口 $_1$	3		
	换大弯盘于会阴部 $_1$，嘱病人张口呼吸 $_1$，用无菌镊夹取导尿管插入尿道 4~6 cm $_2$，见尿再插入 7~10 cm $_2$，左手固定导尿管 $_1$	7		
	往导尿管气囊内注入生理盐水 $_1$，轻轻外拉确认固定良好 $_1$，关闭引流管开关 $_1$	3		
	撤洞巾 $_1$，擦外阴 $_1$，整理导尿包 $_1$，脱手套 $_1$	4		
	挂好尿袋 $_1$；观察尿液的量、色、性质 $_1$，打开引流管开关 $_1$	4		
	撤一次性治疗巾置于推车下层 $_1$	1		
	固定导尿管于大腿内侧 $_1$，于气囊端贴好标识 $_1$	2		
	协助病人穿好裤子 $_1$，安置体位 $_1$，整理床单位 $_1$	3		
	必要时夹管 $_1$，宣教 $_2$	3		

续表

项目	内容	分值	自评	互评
操作后处理	拉开窗帘，打开门窗 $_1$	1		
	整理用物，洗手 $_1$，标本送检（必要时）$_1$，记录 $_1$	3		
综合评价	1. 评判性思维：相关理论知识及操作注意事项 $_3$ 2. 操作要求：动作熟练、轻稳、正确、规范，有较强的爱伤观念、无菌观念 $_5$ 3. 人文关怀：关爱病人，与病人有效沟通，具备一定的整体护理能力 $_3$ 4. 其他要求：时间 12 min$_2$	13		
总分		100		

主考人：_____　　　　　　　　　　　　　　考试时间：____年____月____日

● **男病人**

一、案例导入

李墨，男，68 岁。因夜尿增多、排尿困难进行性加重 5 个月收住入院。经 B 超检查显示前列腺增大如鸽子蛋大小，约 5.1 cm×4.4 cm×4.0 cm，诊断为前列腺增生，拟行"前列腺切除术"。

作为责任护士，请为该病人进行留置导尿。

🎦 视频 6-1-2-3　男病人留置导尿完整操作

二、操作目的

同女病人留置导尿。

三、操作流程

```
┌─────────────────────────────┐
│ 留置导尿操作至病人准备同女病人 │
└─────────────────────────────┘
              │
              ▼
┌──────────────────────────────────────────────┐
│ 初步消毒：依次消毒阴阜、阴茎、阴囊、尿道口、阴茎头、冠状沟▲ │
└──────────────────────────────────────────────┘
              │
              ▼
┌────────────┐
│ 导尿前准备  │   戴手套，铺洞巾；
└────────────┘   检查导尿管气囊，润滑导尿管前端；▲
              │  连接导尿管和集尿袋
              ▼
┌────────────┐
│ 再次消毒    │   左手持无菌纱布后推包皮，右手持无菌镊夹取碘伏棉球向外向后旋转擦拭尿道口、阴茎头、
└────────────┘   冠状沟3次▲
              │
              ▼
┌────────────┐
│ 插导尿管    │   左手继续持无菌纱布提起阴茎，使之与腹壁成60°；
└────────────┘   右手用镊子夹持导尿管对准尿道口，轻轻插入20~22 cm，见尿液流出后再插入7~10 cm▲
              │
              ▼
┌────────────────┐
│ 后同女病人留置导尿 │
└────────────────┘
```

注："▲"为质量评估关键点

四、精细解析

男病人留置导尿时，会阴部消毒及铺洞巾手法同男病人的一次性导尿；检查和润滑导尿管、固定集尿袋的方法同女病人留置导尿。此外，男病人留置导尿时还需注意插入及固定导尿管的手法：护士需左手持纱布固定并提起阴茎，使之与腹壁成60°，进而使耻骨前弯消失，右手持无菌镊夹取导尿管对准尿道口轻轻插入尿道 20~22 cm，见尿后再插入 7~10 cm，过程中嘱病人张口呼吸。成功置管后，将注射器内 10 ml 的生理盐水注入导尿管气囊内，分离注射器，轻拉导尿管有阻力感，证明导尿管已固定于膀胱内，注意不能过度牵拉，以防膨胀的气囊卡在尿道口，压迫膀胱壁或尿道，导致黏膜损伤。

视频 6-1-2-4 留置导尿（男）分解动作解析

五、护患沟通

参照女病人留置导尿。

六、技能考核

留置导尿（男）操作步骤及评分标准见表 6-1-2-2。

表 6-1-2-2 留置导尿操作步骤及评分标准（男）

项目	内容	分值	自评	互评
自身准备	衣鞋帽整洁，戴口罩₁；不戴耳环，手上饰物₁；仪表大方，举止端庄，语言柔和恰当₁；剪指甲₁；洗手₁	5		
用物准备	一次性导尿包₁，一次性垫臀巾₁，无菌卵圆钳₁，便盆₀.₅，污物桶₀.₅，胶布₀.₅，导尿管标识₀.₅	5		
环境准备	关门窗₁，拉床帘₁，调节室温₁	3		
病人准备	核对病人信息₂，做好解释工作，病人了解操作的目的及过程₂	4		
	询问：外阴清洗与否₁，不能自理者帮助清洗₁	2		
	撕胶布₁	1		
	脱对侧裤腿₁，盖近侧腿上₁，暴露双大腿内侧 1/3₁，协助病人取屈膝仰卧位₁、双膝外展₁	5		
	一次性治疗巾垫臀下₁	1		
操作过程	于治疗车上打开导尿包₁，戴左手手套₁，右手取出初步消毒物品置两腿之间并将原包布盖回₁，将碘伏棉球倒入小弯盘₁	4		
	叮嘱病人勿动₁，右手夹取棉球，依次消毒阴阜、阴茎对侧、背侧、近侧₂，左手用纱布包住提起阴茎后消毒阴茎腹侧₁，阴囊₁，后推包皮向外向后旋转擦拭尿道口、阴茎头、冠状沟₂；脱手套，处理用物₁	8		
	导尿包置病人两腿间，按无菌要求打开₂	2		
	使用无菌卵圆钳夹取无菌手套₁，按无菌要求戴手套₂，铺洞巾₂，将碘伏棉球倒入小弯盘₁	6		
	检查导尿管气囊是否完好，有无漏气漏液₁	1		

续表

项目	内容	分值	自评	互评
	夹取液状石蜡棉球润滑导尿管前端$_1$	1		
	检查集尿袋$_1$，连接导尿管及集尿袋$_1$	2		
	用纱布包裹阴茎，将包皮向后推$_2$	2		
	消毒尿道口、阴茎头、冠状沟3次$_3$	3		
	换大弯盘于会阴部$_1$，嘱病人张口呼吸$_1$，使阴茎与腹壁成60°$_2$，用无菌镊夹取导尿管插入尿道20～22 cm$_2$，见尿再插入7～10 cm$_2$	8		
	往导尿管气囊内注入生理盐水$_1$，轻轻外拉确认固定良好$_1$，关闭引流管开关$_1$	3		
	撤洞巾$_1$，擦外阴$_1$，整理导尿包$_1$，脱手套$_1$	4		
	挂好尿袋$_1$，观察尿液的量、色、性质$_2$，打开引流管开关$_1$	4		
	撤一次性治疗巾置于推车下层$_1$	1		
	固定尿管于大腿内侧$_1$，于气囊端贴好标识$_1$	2		
	协助病人穿好裤子$_1$，安置体位$_1$，整理床单位$_1$	3		
	必要时夹管$_1$，宣教$_2$	3		
操作后处理	拉开窗帘，打开门窗$_1$	1		
	整理用物，洗手$_1$，标本送检（必要时）$_1$，记录$_1$	3		
综合评价	1. 评判性思维：相关理论知识及操作注意事项$_3$ 2. 操作要求：动作熟练、轻稳、正确、规范，有较强的爱伤观念、无菌观念$_5$ 3. 人文关怀：关爱病人，与病人有效沟通，具备一定的整体护理能力$_3$ 4. 其他要求：时间12 min$_2$	13		
总分		100		

主考人：_____　　　　　　　　　　考试时间：____年____月____日

【知识链接】

一、相关理论点

（一）男、女尿道特点

1. 女性　女性尿道是一条独立的肌性管道，长4～5 cm，其特点为粗、短、直，富有扩张性。此外，尿道外口位于阴蒂后方、阴道口前方，与阴道口、肛门毗邻，易发生尿路感染。

2. 男性　成年男性尿道长18～20 cm，全程有3个狭窄和两个弯曲。3个狭窄分别为尿道内口、膜部和尿道外口。两个弯曲分别为耻骨下弯（位于膜部和海绵体部起始段，凹面向上）和耻骨前弯（位于阴茎根与体之间，凹面向下）。耻骨下弯不可变化，但耻骨前弯可在阴茎向上提起时消失。因此，临床上为男病人导尿或尿道扩张时，需先上提阴茎与腹壁成60°，使耻骨前弯消失以利于插管。

（二）排尿的护理

1. 排尿护理的意义　机体在新陈代谢的过程中所产生的废物（如尿素、尿酸、无机盐等）、过剩的水分、有毒物质及药物，需经过血液循环，通过泌尿系统以尿液的形式排出体外，进而维持机体的水、电解质及酸碱平衡，维持人体内环境的相对稳定。排尿功能异常可影响个体身心健康，反之当机体存在身心健康问题时也可影响人体正常的排尿活动和形态。因此，护理人员应在工作中密切观察病人的排尿状况，了解其身心需要，并提供适当的护理措施，促进其康复。

2. 留置导尿病人的护理

（1）预防尿路感染

1）病情允许的情况下，指导病人每日摄入足量的水分（≥2 000 ml/d），并进行适当活动，可减少尿路感染的机会，也可防止尿路结石形成。

2）集尿袋的高度不可超过膀胱水平，以防尿液反流引起逆行性感染。

3）集尿袋应每日更换1次，并及时排空；一般导尿管每周更换1次，硅胶导尿管可酌情延长更换周期。

4）每日进行会阴护理1～2次，保持尿道口清洁。

（2）保持引流通畅：指导病人翻身、活动时避免导尿管扭曲折叠、受压或堵塞，保持引流通畅。

（3）密切观察尿液：留置导尿期间应注意倾听病人主诉，并观察尿液的量、颜色、性状，如若发现尿液混浊、有沉淀或结晶，应及时报告医生处理。每周检查尿常规1次。

（4）必要时夹管：若要训练膀胱反射功能，可间歇性夹管，每3～4 h开放1次，以训练病人的膀胱容量，促进其膀胱功能的恢复。

（三）导尿的注意事项

1. 严格执行查对制度并遵循无菌技术操作原则。

2. 操作中注意保护病人的隐私，给予保暖，并关注病人的身心反应。

3. 女病人初次消毒的顺序为自上而下，由外向内，每颗棉球只用1次，避免接触肛门。再次消毒的顺序为自上而下，由内向外再向内。

4. 为男病人插导尿管时应将阴茎提起与腹壁成60°角，使耻骨前弯消失后再轻轻插入。遇尿道三个狭窄处应嘱病人张口呼吸，动作轻柔，切忌用力过猛而损伤尿道黏膜。

5. 对于膀胱高度膨胀又极度虚弱的病人，一次性放尿不可超过1 000 ml，以防出现虚脱或血尿。

6. 女病人插管应仔细辨认尿道与阴道，若导尿管误入阴道，应更换导尿管后重新插管。

7. 双腔气囊导尿管进行气囊注水前，应确定气囊未卡在尿道内口，以防局部损伤。

二、临床新进展

（一）防逆流型集尿袋

导尿管相关性尿路感染是临床上常见的医院感染之一，而集尿袋中的尿液逆流是引发导尿管相关性尿路感染的危险因素。普通集尿袋（图6-1-3-1）在提得过高或水平放置时均可致使袋中尿液逆流，增加尿路感染的风险，因此临床上对尿失禁、昏迷、长期卧床、危重等需要长期留置尿管的病人，可选用防逆流型集尿袋（图6-1-3-2）。该袋内设有防逆流阀装置，可确保尿液单向留置于集尿袋中，能有效防止逆流。

（二）子母式集尿袋（精密储尿器）

休克或危重病人留置导尿的主要目的是准确记录每小时出入量，以观察病情变化并及时调整维持体液平衡。普通集尿袋的袋体软，易变形，并不能准确计算每小时尿量。因此，针对需要精密计算每小时尿量的病人，常可选择子母式集尿袋（图 6-1-3-3），又称为精密储尿器，该集尿袋是在前方附带一塑料材质、质地较硬、不易变形的容器，可帮助储存并准确计量尿液。

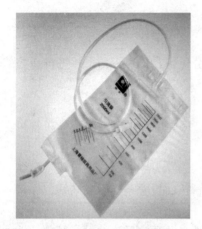
图 6-1-3-1　普通集尿袋

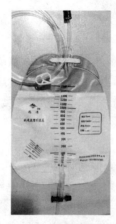
图 6-1-3-2　防逆流型集尿袋

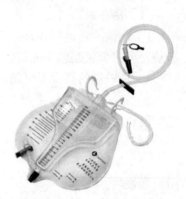
图 6-1-3-3　子母式集尿袋

【自测反思】

一、单选题

1. 导尿术中，为病人进行初步消毒的原则是（　　　）

　　A. 由上至下，由外向内　　　　　　B. 由上至下，由内向外

　　C. 由下至上，由内向外　　　　　　D. 由下至上，由外向内

　　E. 根据病人的要求进行消毒

2. 王某，女，56 岁。拟于明日行子宫切除术，该病人术前留置导尿最主要的目的是：（　　　）

　　A. 解除尿潴留　　　　　　　　　　B. 保持床单位清洁干燥

　　C. 避免术中误伤膀胱　　　　　　　D. 便于术后引流和冲洗

　　E. 训练膀胱功能

二、简答题

1. 男性尿道有何特点？为何在为男病人插导尿管时应将阴茎提起与腹壁成一定角度？

2. 为女病人导尿时，再次消毒应分别遵循怎样的顺序？

3. 请简述如何预防留置导尿病人发生尿路感染。

（陈颖颖）

单元二 灌 肠

【教学目标】

一、认知目标

1. 能说出各种灌肠法的目的和差异。
2. 能阐述各种灌肠液的正确配制方法。

二、能力目标

1. 能规范地为不同病人实施灌肠操作，做到动作流畅、轻柔。
2. 能为灌肠后病人进行恰当的健康教育。
3. 能及时处理灌肠中出现的各种突发情况。

三、情感态度和思政目标

1. 能养成爱伤观念，在护理工作中始终注意保护病人隐私并保暖。
2. 能在为病人灌肠的过程中保持耐心、和蔼的态度。

【模拟情境练习】

📜 项目一 大量不保留灌肠

一、案例导入

李默，男，45 岁。高温环境下工作 4 h 后感全身乏力、头晕、头痛，出汗减少。体检：面色潮红，体温 40℃，脉搏 110 次 / 分，呼吸 24 次 / 分，血压 115/80 mmHg。诊断为"轻度中暑"。医嘱予 4℃冰生理盐水 500 ml 大量不保留灌肠。

作为责任护士，请你执行医嘱。

📹 视频 6-2-1-1 大量不保留灌肠完整操作

二、操作目的

1. 为病人解除便秘、肠胀气
2. 肠道手术或肠道检查前清洁肠道，防止感染。
3. 稀释并清除肠道内的有害物质，减轻中毒。
4. 灌入低温液体，为高热病人降温。

三、操作流程

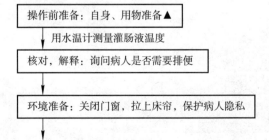

操作前准备：自身、用物准备▲

用水温计测量灌肠液温度

核对，解释：询问病人是否需要排便

环境准备：关闭门窗，拉上床帘，保护病人隐私

```
┌─────────────────────────────────────────┐
│ 病人准备：取左侧卧位，臀部移至床沿▲        │
└─────────────────────────────────────────┘
      │ 垫巾
      ▼
┌──────────┐
│ 灌肠▲    │
└──────────┘
      将灌肠袋挂于输液架上，调节袋内液面高于肛门40～60 cm；
      戴手套，润滑肛管，排气；
      插管：将肛管插入肛门7～10 cm；
      固定肛管，灌液；
      观察灌肠袋内液面有无下降，病人有无腹胀、腹痛及便意，是否存在剧烈腹痛、面色
      苍白、大汗淋漓等情况
      │
      ▼
┌──────────────────────┐
│ 拔管，撤用物，宣教▲     │
└──────────────────────┘
      嘱病人尽可能平卧保留5～10 min，降温者需保留30 min
      │
      ▼
┌──────────────┐
│ 协助病人排便  │
└──────────────┘
      │
      ▼
┌──────────────────────┐
│ 整理用物，洗手，记录    │
└──────────────────────┘
```

注："▲"为质量评估关键点

四、精细解析

1. 测量并确保灌肠液温度合适　大量不保留灌肠的目的不同，灌肠液温度也有所不同。一般情况下灌肠液温度为 39～41℃，降温时 28～32℃，中暑则为 4℃。为保证灌肠效果和病人安全，在准备灌肠液时必须先测量灌肠液温度（图 6-2-1-1），确保溶液温度合适。

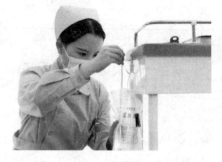

图 6-2-1-1　测量灌肠液温度

2. 协助病人取合适体位　大量不保留灌肠时需协助病人取左侧卧位，这样可以使位于人体腹腔左侧的降结肠和乙状结肠处于低位，利用重力作用使灌肠液顺利进入降结肠和乙状结肠，从而增强灌肠效果；另外，护士需指导病人将臀部尽量挪至床沿，以方便操作，做到节力。

3. 调节适宜的灌肠液面高度　灌肠袋挂于输液架后，需调节输液架高度。一般情况下，应调整至灌肠袋内液面高于病人肛门 40～60 cm（图 6-2-1-2）。若挂得过高，灌肠液流入病人体内的速度会过快，压力过大，不易在体内保留，进而影响灌肠效果。

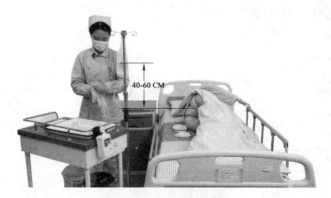

图 6-2-1-2　灌肠液高度

4. 润滑肛管及排气 为确保肛管顺利插入病人体内，在插管前需使用液状石蜡润滑肛管前端；此外，为防止空气进入直肠，还需打开灌肠袋调节器开关，排尽管内气体，再行插管。

5. 插管及固定肛管 插管时，护士一手用纸巾分开臀裂暴露肛门，另一手将肛管轻轻插入病人体内 7～10 cm，同时嘱病人深呼吸；插管完成后，灌液过程中需注意用手固定肛管以免肛管脱出。

视频 6-2-1-2 大量不保留灌肠分解动作解析

五、护士用语

1. 操作前准备

（1）环境准备："病房及治疗室干净整洁，温湿度适宜，光线适中，适合操作。"

（2）检查一次性使用灌肠袋时："一次性使用灌肠袋在有效期内，无漏气，刻度清晰，无破损。"

（3）准备灌肠液："氯化钠注射液在有效期内，瓶口无松动，瓶身、瓶底无裂缝，溶液澄清，无絮状物……倒入灌肠液 500 ml……温度为 4℃"

2. 操作前解释

（1）核对病人信息："李默，请让我看一下您的手腕带。"

（2）解释操作目的，询问会阴部清洗情况："李先生，您中暑了，体温有点高，我马上用冰盐水给您灌肠降温，过程中可能会有不适，请您配合我一下好吗？请问您现在需要上厕所吗？那我协助您翻个身。"

3. 操作中指导

（1）病室环境准备："关门窗，拉床帘，调节室温至 22～24℃。"

（2）取病人合适体位，臀下垫治疗巾："现在请您双手放在胸前，双腿屈曲，身体往我这边挪，再向左边翻身，手可以抓住床档。李先生，现在帮您脱裤子。屁股稍微抬一下，给您铺上治疗巾以免污染床单。"

（3）操作中人文关怀："您觉得冷吗？被子给您盖一下。"

（4）插肛管："李默，现在为您插管了，请您放轻松，张口呼吸。"

（5）灌肠过程中观察："现在开始灌冰盐水了，您感觉怎么样？若过程中出现不适请及时告诉我，我会为您处理的。"

（6）拔肛管："液体已经灌好了，现在帮您把管子拔出来。"

4. 操作后嘱咐

（1）操作后处理："李默，现在帮您穿裤子。您可以躺平了。"

（2）健康宣教："李默，液体已经给您灌好了，尽量要在体内保留 30 min（若目的为清洁肠道则保留 5～10 min），这样效果会更好；另外，上完厕所 30 min 后，我再来给您测一下体温，请不要离开房间。您现在还有什么需要帮助的吗？床头铃就在这里，有任何需要帮助的请您及时按床头铃叫我，那您先休息，我过会儿再来看您。"

六、技能考核

大量不保留灌肠操作步骤及评分标准见表 6-2-1-1。

表6-2-1-1 大量不保留灌肠操作步骤及评分标准

项目	内容	分值	自评	互评
自身准备	衣鞋帽整洁，戴口罩$_1$；不戴耳环、手上饰物$_1$；仪表大方，举止端庄，语言柔和恰当$_1$；剪指甲$_1$；洗手$_1$	5		
用物准备	一次性使用灌肠袋，灌肠液（按医嘱备），水温计，弯盘，液状石蜡，棉签，一次性治疗巾，纸巾，便盆，一次性薄膜手套，输液架，治疗车，污物桶$_5$	5		
	测量灌肠液温度$_2$	2		
环境准备	关门窗$_1$，拉床帘$_1$，调节室温$_1$	3		
病人准备	核对病人信息$_2$，做好解释，使病人了解操作目的及过程$_2$	4		
	询问是否需要上厕所$_2$	2		
	取合适体位$_2$，脱裤至膝部$_2$，移臀至床沿$_2$	6		
	一次性治疗巾垫臀下$_2$	2		
操作过程	弯盘放于近肛门处$_1$，卫生纸放一旁$_1$，盖好盖被$_2$	4		
	挂灌肠袋，调节液面距肛门垂直距离40~60 cm$_3$，戴一次性薄膜手套或橡胶手套$_1$	4		
	润滑肛管$_2$，排尽管内空气$_2$	4		
	分开臀裂$_1$，暴露肛门$_2$，嘱病人张口呼吸$_2$	5		
	将肛管轻轻插入直肠7~10 cm$_3$	3		
	固定肛管$_2$，打开开关$_1$	3		
	观察溶液流入情况$_2$、病人面色及反应$_2$，正确处理病人的反应（粪便堵塞、有便意、肠痉挛）$_6$	10		
	溶液于5~10 min灌毕$_2$，关闭肛管$_2$	4		
	用卫生纸包住肛管轻轻拔出$_2$，擦净肛门$_2$	4		
	取下灌肠袋$_1$，脱手套$_1$，移走弯盘、治疗巾$_1$	3		
	协助病人穿裤子$_1$，取舒适卧位$_1$，整理床单位$_1$，嘱保留5~10 min（如为降温灌肠需保留30 min）$_4$	7		
操作后处理	协助病人排便$_1$，观察粪便情况$_1$	2		
	洗手$_1$，记录灌肠溶液品种和量、灌肠效果及有无异常情况$_4$	5		
综合评价	1. 评判性思维：相关理论知识及操作注意事项$_3$ 2. 操作要求：动作熟练、轻稳、正确、规范；有较强的爱伤观念$_5$ 3. 人文关怀：关爱病人，与病人有效沟通，具备一定的整体护理能力$_3$ 4. 其他要求：时间5 min$_2$	13		
总分		100		

主考人：_____ 考试时间：___年___月___日

项目二　小量不保留灌肠

一、案例导入

王默，男，72 岁。因反复上腹痛 20 年，加重 2 个月，以"十二指肠球部溃疡活动期，肝脾肿大"经门诊入院。现病人上腹正中隐痛，呈间歇性；已近 4 天未解大便，考虑其年老，且体弱消瘦，医嘱予甘油 50 ml+ 温开水 50 ml 小量不保留灌肠。

作为责任护士，请你执行该医嘱。

二、操作目的

1. 为腹部或盆腔术后病人、危重病人、年老体弱者、小儿等软化粪便、解除便秘。

2. 排除肠道内气体，解除腹胀。

三、操作流程

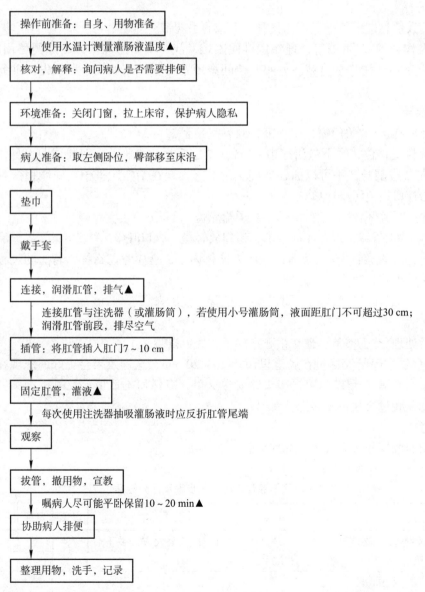

操作前准备：自身、用物准备

　　使用水温计测量灌肠液温度▲

核对，解释：询问病人是否需要排便

环境准备：关闭门窗，拉上床帘，保护病人隐私

病人准备：取左侧卧位，臀部移至床沿

垫巾

戴手套

连接，润滑肛管，排气▲

　　连接肛管与注洗器（或灌肠筒），若使用小号灌肠筒，液面距肛门不可超过30 cm；润滑肛管前段，排尽空气

插管：将肛管插入肛门7～10 cm

固定肛管，灌液▲

　　每次使用注洗器抽吸灌肠液时应反折肛管尾端

观察

拔管，撤用物，宣教

　　嘱病人尽可能平卧保留10～20 min▲

协助病人排便

整理用物，洗手，记录

注："▲"为质量评估关键点

四、精细解析

1. 调节适宜灌肠液面高度　如使用小号灌肠筒或灌肠袋为病人进行小量不保留灌肠，应注意调节灌肠筒内液面与肛门垂直距离不超过 30 cm，以免导致灌入速度过快，造成肠黏膜刺激，病人不易耐受。

2. 避免空气注入肠道内　为避免灌肠时空气进入肠道内，需将注洗器与肛管连接，排尽空气后再插管；当注洗器内溶液注完，需重新抽吸时，应先反折肛管末端再分离肛管和注洗器，抽完溶液重新连接后，再行灌注。

五、护士用语

1. 操作前准备

（1）环境准备："病房及治疗室干净、整洁，温、湿度适宜，光线适中，适合操作。"

（2）测量灌肠液温度："38℃。"

2. 操作前解释

（1）核对病人信息"王爷爷，请让我看一下您的手腕带。"

（2）解释操作目的："王爷爷，现在您排便困难，我马上给您灌肠，解除便秘用的，过程中可能会有不适，请您配合我，好吗？请问您现在需要上厕所吗？那我先协助您翻个身。"

3. 操作中指导

（1）病室环境准备："关门窗，拉床帘，调节室温至 22～24℃。"

（2）病人取合适体位，臀下垫治疗巾："现在请您双手放在胸前，双腿屈曲，身体往我这边挪，再向左边翻身，手可以抓住床档。王爷爷，现在给您脱裤子。屁股稍微抬一下，给您铺上治疗巾以免污染床单。"

（3）操作中人文关怀："您觉得冷吗？被子给您盖一下。"

（4）插肛管："王爷爷，现在要插管了，请您放轻松，张口呼吸"。

（5）灌肠过程中观察："现在液体已经灌入您体内了，您感觉怎么样？若灌的过程中出现不适请及时告诉我，我会为您处理。"

（6）拔肛管："液体已经灌好了，现在给您把管子拔出来。"

4. 操作后嘱咐

（1）操作后处理："王爷爷，现在帮您穿裤子。您可以躺平了。"

（2）健康宣教："灌肠液尽量在肠道里保留 10～20 min，这样效果会更好，您现在感觉怎么样？还有什么需要帮助的吗？床头铃就在这里，有任何不适请您及时按床头铃叫我，那您先休息，我过会儿再来看您。"

六、技能考核

小量不保留灌肠操作步骤及评分标准见表 6-2-2-1。

表 6-2-2-1　小量不保留灌肠操作步骤及评分标准

项目	内容	分值	自评	互评
自身准备	衣鞋帽整洁，戴口罩₁；不戴耳环、手上饰物₁；仪表大方，举止端庄，语言柔和恰当₁；剪指甲₁；洗手₁	5		

续表

项目	内容	分值	自评	互评
用物准备	小号灌肠筒（或注洗器、灌肠袋），灌肠液（按医嘱备），水温计，弯盘，液状石蜡，棉签，一次性治疗巾，纸巾，便盆，一次性薄膜手套，输液架，治疗车，污物桶$_5$	5		
	测量灌肠液温度$_2$	2		
环境准备	关门窗$_1$，拉床帘$_1$，调节室温$_1$	3		
病人准备	核对病人信息$_2$，做好解释，使病人了解操作目的及过程$_2$	4		
	询问是否需要上厕所$_2$	2		
	取合适体位$_2$，脱裤至膝部$_2$，移臀至床沿$_2$	6		
	一次性治疗巾垫臀下$_2$	2		
操作过程	弯盘放于近肛门处$_1$，卫生纸放一旁$_1$，盖好盖被$_2$	4		
	连接肛管和注洗器（或挂灌肠袋/筒，调节液面距肛门垂直距离30 cm）$_3$，戴一次性薄膜手套$_1$	4		
	润滑肛管$_2$，排尽管内空气$_2$	4		
	分开臀裂$_1$，暴露肛门$_2$，嘱病人张口呼吸$_2$	5		
	将肛管轻轻插入直肠 7～10 cm$_3$	3		
	固定肛管$_2$，打开开关$_1$	3		
	观察溶液流入情况$_2$、病人面色及反应$_2$；正确处理病人的反应（粪便堵塞、有便意、肠痉挛）$_6$	10		
	关闭肛管$_2$	2		
	用卫生纸包住肛管轻轻拔出$_2$，擦净肛门$_2$	4		
	取下灌肠袋/筒$_2$，脱手套$_1$，移走弯盘、治疗巾$_1$	4		
	协助病人穿裤$_1$，取舒适卧位$_1$，整理床单位$_1$，嘱保留 10～20 min$_3$	6		
操作后处理	协助病人排便$_2$，观察粪便情况$_2$	4		
	洗手$_1$，记录灌肠溶液品种和量、灌肠效果及有无异常情况$_4$	5		
综合评价	1. 评判性思维：相关理论知识及操作注意事项$_3$ 2. 操作要求：动作熟练、轻稳、正确、规范，有较强的爱伤观念$_5$ 3. 人文关怀：关爱病人，与病人有效沟通，具备一定的整体护理能力$_3$ 4. 其他要求：时间 5 min$_2$	13		
总分		100		

主考人：_____　　　　　　　　　　考试时间：___年___月___日

📖 项目三　保留灌肠

一、案例导入

李默，女，35岁。主诉下腹痛、腰酸下坠、白带增多，体检双侧附件增粗，或有炎症包块，触痛明显。体检：体温 38.8 ℃，脉搏 90 次/分，呼吸 20 次/分，血压

115/80 mmHg。诊断为"慢性盆腔炎"。医嘱中药方剂保留灌肠。

作为责任护士，请执行医嘱。

视频 6-2-3-1　保留灌肠完整操作

二、操作目的
将药物灌入直肠或结肠内，通过肠黏膜吸收达到镇静催眠或治疗肠道感染的目的。

三、操作流程

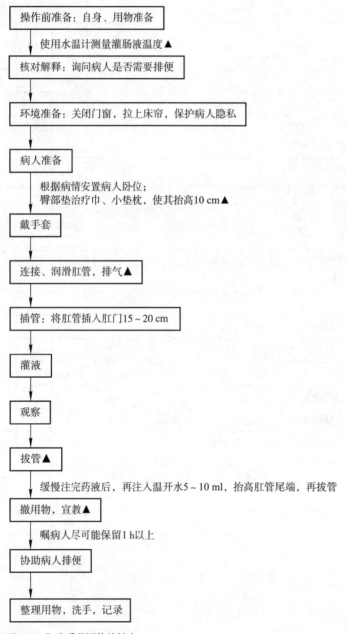

操作前准备：自身、用物准备

使用水温计测量灌肠液温度▲

核对解释：询问病人是否需要排便

环境准备：关闭门窗，拉上床帘，保护病人隐私

病人准备

根据病情安置病人卧位；
臀部垫治疗巾、小垫枕，使其抬高10 cm▲

戴手套

连接、润滑肛管，排气▲

插管：将肛管插入肛门15～20 cm

灌液

观察

拔管▲

缓慢注完药液后，再注入温开水5～10 ml，抬高肛管尾端，再拔管

撤用物，宣教▲

嘱病人尽可能保留1 h以上

协助病人排便

整理用物，洗手，记录

注："▲"为质量评估关键点

四、精细解析

1. 协助病人取适宜体位 为提高保留灌肠的效果，不同疾病的病人需取不同的体位：慢性细菌性痢疾病人，病变部位在直肠或乙状结肠，应取病人为左侧卧位；阿米巴痢疾病人，多为回盲部病变，宜取右侧卧位。

2. 抬高臀部 为防止药液在灌入时溢出，需在病人臀下放一小垫枕，抬高臀部约 10 cm（图 6-2-3-1）。

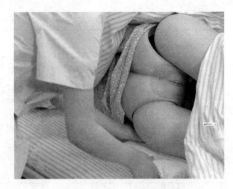

图 6-2-3-1 抬高臀部

3. 拔管 药液注入完毕，拔管前需再注入温开水 5 ~ 10 ml，并抬高肛管，确保药液全部注入病人体内，提高疗效。

五、护患沟通

1. 操作前准备

（1）环境准备：病房及治疗室干净、整洁，温、湿度适宜，光线适中，适合操作。

（2）测量灌肠液温度："38℃。"

2. 操作前解释

（1）核对病人信息："李默，请让我看一下您的手腕带。"

（2）解释操作目的："李默，因为您现在有感染，医嘱开出要给您用中药方剂做保留灌肠，是控制感染用的，过程中可能会有不适，请您配合我好吗？请问您现在需要上厕所吗？那我先协助您翻个身。"

3. 操作中指导

（1）病室环境准备："关门窗，拉床帘，调节室温至 22 ~ 24℃。"

（2）取病人合适体位，臀下垫治疗巾："现在请您双手放在胸前，双腿屈曲，身体往我这边靠，向左边翻身，手可以抓住床档。李默，现在给您脱裤子。屁股稍微抬一下，给您垫个枕头……再铺上治疗巾以免污染床单。"

（3）操作中人文关怀："您觉得冷吗？被子给您盖一下。"

（4）插肛管："李默，现在准备插管了，请您放轻松，张口呼吸。"

（5）灌肠过程中观察："现在液体在慢慢流入您体内了，请您放轻松。您现在感觉怎么样？"

（6）拔肛管："已经灌好了，现在给您把管子拔出来。"

4. 操作后嘱咐

（1）操作后处理："李默，现在帮您穿裤子。您可以躺平了。"

（2）健康宣教："灌肠液尽量在肠道里保留 1 h 以上，这样效果会更好，您现在感觉怎么样？还有什么需要帮助的吗？床头铃就在这里，有任何不适请您及时按床头铃叫我，那您先休息，我过会儿再来看您。"

六、技能考核

保留灌肠操作步骤及评分标准见表 6-2-3-1。

表 6-2-3-1 保留灌肠操作步骤及评分标准

项目	内容	分值	自评	互评
自身准备	衣鞋帽整洁，戴口罩₁；不戴耳环、手上饰物₁；仪表大方，举止端庄，语言柔和恰当₁；剪指甲₁；洗手₁	5		
用物准备	注洗器，灌肠液（按医嘱备），温开水，肛管（20号以下），止血钳，水温计，弯盘，液状石蜡，棉签，一次性治疗巾，纸巾，便盆，一次性薄膜手套，输液架，治疗车，污物桶₅	5		
	测量灌肠液温度₂	2		
环境准备	关门窗₁，拉床帘₁，调节室温₁	3		
操作过程	核对病人信息₂，做好解释工作，使病人了解操作的目的及过程₂	4		
	询问是否需要上厕所₂	2		
	取合适体位₂，脱裤至膝部₁，移臀至床沿₁	4		
	臀下垫小枕₂，铺一次性治疗巾₂	4		
	戴一次性薄膜手套₁，润滑肛管₂	3		
	弯盘放于近肛门处₁，卫生纸放一旁₁，盖好盖被₂	4		
	使用注洗器抽灌肠液₂，连接肛管和注洗器₂	4		
	排尽管内空气₃	3		
	分开臀裂₁，暴露肛门₂，嘱病人张口呼吸₂	5		
	将肛管轻轻插入直肠 15～20 cm₃	3		
	缓慢注入药液₂，再次抽吸药液分离肛管与注洗器时需注意反折肛管末端₁	3		
	观察溶液流入情况₁、病人面色及反应₂；正确处理病人的反应（粪便堵塞、有便意、肠痉挛）₆	9		
	药液注入完毕，再注入温开水 5～10 ml₂，抬高肛管尾端₂	4		
	分离注洗器与肛管，夹闭肛管末端₂	2		
	用卫生纸包住肛管轻轻拔出₂，擦净肛门₂	4		
	脱手套₁，移走弯盘、治疗巾₁	2		
	协助病人穿裤子₁，取舒适卧位₁，整理床单位₁，嘱保留 1 h 以上₂	5		
操作后处理	协助病人排便₁，观察效果₂	3		
	洗手₁，记录灌肠溶液品种和量、灌肠效果及有无异常情况₃	4		
综合评价	1. 评判性思维：相关理论知识及操作注意事项₃ 2. 操作要求：动作熟练、轻稳、正确、规范；有较强的爱伤观念₅ 3. 人文关怀：关爱病人，与病人有效沟通，具备一定的整体护理能力₃ 4. 其他要求：时间 5 min₂	13		
总分		100		

主考人：_____　　　　　　　　　　　　　　　　考试时间：___年___月___日

【知识链接】

一、相关理论点

（一）排便护理的意义

食物经过胃及小肠消化吸收后，未被吸收的食物残渣需通过大肠，以粪便的形式排出体外。通常粪便的性质与形状可反映消化系统的功能情况，因此，护士需仔细观察病人的排便活动及粪便情况，及早发现各种消化道异常情况，采取适宜的治疗、护理措施，以维护病人正常的消化系统功能。

（二）灌肠溶液的种类

1. 大量不保留灌肠　常用的灌肠溶液为 0.1%～0.2% 肥皂液或生理盐水。成人每次用量为 500～1 000 ml，小儿 200～500 ml。溶液温度一般为 39～41℃，降温时用 28～32℃，中暑用 4℃。

肝性脑病病人禁用肥皂液灌肠，以减少氨的产生和吸收；充血性心力衰竭及水钠潴留病人禁用生理盐水灌肠，以免加重病情。

2. 小量不保留灌肠　常用的溶液有："1、2、3"溶液（30 ml 50% 硫酸镁溶液 + 60 ml 甘油 + 90 ml 温开水）；甘油 50 ml 配入等量温开水；各种植物油 120～180 ml。灌肠溶液温度为 38℃。

3. 保留灌肠　灌肠溶液可遵医嘱准备：镇静、催眠可使用 10% 水合氯醛；抗肠道感染可使用 2% 小檗碱、0.5%～1% 新霉素或其他抗生素溶液。灌肠溶液量不超过 200 ml，溶液温度 38℃。

（三）各种灌肠法的注意事项

1. 大量不保留灌肠

（1）妊娠、急腹症、消化道出血、严重心血管疾病病人禁忌灌肠。

（2）为伤寒病人灌肠时，灌肠袋内液面不得高于肛门 30 cm，量不得超过 500 ml。

（3）灌肠过程中，观察病人有无腹胀、腹痛，若有便意，嘱病人深呼吸以减轻不适，并适当放低灌肠袋或行腹部按摩。若病人出现面色苍白、大汗淋漓、心慌气急、剧烈腹痛等情况，应立即停止灌肠并及时通知医生，采取急救措施。

（4）若为降温灌肠，要求灌肠液在病人体内保留 30 min，排便 30 min 后再测量体温并记录。

（5）灌肠结果记录方法：若病人灌肠后未排便，可记录为 0/E；若灌肠后排便 1 次，可记录为 1/E。

2. 小量不保留灌肠

（1）灌肠时肛管插入的深度为 7～10 cm，溶液注入速度应慢、压力要低。

（2）每次抽吸灌肠液时应反折肛管尾段，防止空气进入肠道，以免引起腹胀。

3. 保留灌肠

（1）实施保留灌肠的时间以晚上睡前为宜，灌肠前应嘱病人排便，肠道排空有利于药液的吸收。

（2）病人体位应根据病情选择：慢性细菌性痢疾病人因病变多位于直肠或乙状结肠，故取左侧卧位；阿米巴痢疾病人病变多位于回盲部，取右侧卧位可提高疗效。

（3）灌肠时肛管插入 15～20 cm，液量不得过多，应低压力、慢灌入，以减少刺激并利于药液的保留。

（4）肛门、直肠、结肠手术后及大便失禁的病人不宜行保留灌肠。

二、临床新进展

（一）口服溶液清洁肠道法

临床上，除用灌肠法清洁肠道外，还可通过口服电解质溶液清洁肠道。常用的溶液有复方聚乙二醇电解质散（图6-2-4-1）等，当溶液口服进入肠道后可增加肠道内体液量，软化粪便，同时刺激肠道蠕动，促进排便，从而达到清洁肠道的目的。

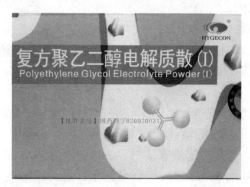

图 6-2-4-1　复方聚乙二醇电解质散

（二）吸痰管代替肛管进行保留灌肠

为减少保留灌肠液体进入对人体的刺激，并进入更深的肠道内，临床上有头端接用吸痰管代替肛管进行保留灌肠。

【自测反思】

一、单选题

1. 中暑病人实施大量不保留灌肠时采用的溶液是（　　　）

　　A. 4℃生理盐水　　　　　　　　B. 8℃生理盐水

　　C. 10℃生理盐水　　　　　　　　D. 12℃生理盐水

　　E. 15℃生理盐水

2. 以肥皂水为灌肠液的浓度为（　　　）

　　A. 0.1% ~ 0.2%　　　　　　　　B. 0.2% ~ 0.5%

　　C. 0.5% ~ 1%　　　　　　　　　D. 1% ~ 1.2%

　　E. 1% ~ 2%

3. 不宜大量不保留灌肠的病人是（　　　）

　　A. 便秘病人　　　　　　　　　　B. 急腹症病人

　　C. 高热病人　　　　　　　　　　D. 肠道术前准备病人

　　E. 肝性脑病病人

4. 记录病人在灌肠后大便1次的符号是（　　　）

　　A. "E"　　　　　　　　　　　　B. "※"

　　C. "H"　　　　　　　　　　　　D. "×"

　　E. "1/E"

二、简答题

请叙述"1、2、3"溶液的组成成分。

（陈颖颖）

单元三　膀胱冲洗

【教学目标】

一、认知目标

1. 能说出膀胱冲洗的定义及种类。
2. 能陈述膀胱冲洗的目的及操作注意事项。

二、能力目标

1. 能完成膀胱冲洗操作，做到动作轻巧、准确、规范，保证病人舒适。
2. 能运用基本理论知识处理冲洗过程中遇到的情况，与病人良好沟通。

三、情感态度和思政目标

1. 能养成慎独修养，谨记"三查八对"，为病人正确给药，避免差错发生。
2. 能认识膀胱冲洗的重要性。
3. 能养成爱伤观念，在护理工作中始终保护病人隐私。
4. 能对病人始终保持耐心、和蔼的态度。
5. 能养成无菌观念，避免交叉感染。

【模拟情境练习】

项目　膀胱冲洗

一、案例导入

李凡，男，70岁。因进行性排尿困难1年就诊。入院诊断为"前列腺增生"，今日在全麻下行经尿道前列腺电切术，手术顺利，术后医嘱给予膀胱冲洗。

你是该病人的责任护士，请执行膀胱冲洗医嘱。

视频 6-3-1-1　膀胱冲洗完整操作

二、操作目的

1. 保持留置导尿病人尿液引流通畅。
2. 清除膀胱内血凝块、黏液、细菌等各种异物，预防感染。
3. 治疗膀胱炎、膀胱肿瘤等膀胱疾病。

三、操作流程

```
操作前准备：自身、用物、环境、病人准备
        │
        │ 关闭门窗，屏风遮挡，温湿度适宜，光线适中
        ▼
携用物至病人床旁，核对，解释
        │
        ▼
实施操作▲
        │
        │ 排空膀胱；
        │ 插管排气，消毒后连接管道，液面距离床面约60 cm；
        │ 冲洗膀胱：60~80滴/分灌入病人膀胱200~300 ml，反复冲洗至溶液澄清。
        │ （若为输液器冲洗，消毒瓶口后连接输液器，倒挂冲洗瓶，排气；消毒后连接好导尿
        │   管、冲洗液、引流袋）
        ▼
冲洗后处理
        │
        │ 冲洗完毕，取下冲洗管，消毒导尿管接头与集尿袋接头，并将两者重新连接；
        │ 清洁外阴，固定导尿管；
        │ 协助病人取舒适卧位，整理床单位
        ▼
整理用物，洗手，记录
```

注："▲"为质量评估关键点

四、精细解析

1. 插管排气，连接管道　打开冲洗瓶铝盖，消毒瓶口。将膀胱冲洗器"Y"形管主管针头插入，冲洗瓶倒挂于输液架上，液面距离床面约60 cm，排气后关闭管道；分离并消毒导尿管接头与集尿袋接头，将两者与"Y"形管两分管连接（图 6-3-1-1）。若使用输液器代替膀胱冲洗器，可将输液器针头插入冲洗瓶口，冲洗瓶倒挂、排气后关闭管道；消毒双腔导尿管的"Y"形口下端后，再将头皮针刺入"Y"形口下端的导尿管内（图 6-3-1-2），注意严禁刺穿导尿管，以胶布固定针头。

2. 冲洗膀胱　关闭引流管，开放冲洗管，调节滴速为60 ~ 80 滴 / 分（图 6-3-1-3）。有尿意或滴入 200 ~ 300 ml 后关闭冲洗管，开放引流管。如此反复至溶液澄清。

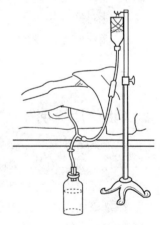

图 6-3-1-1　膀胱冲洗术

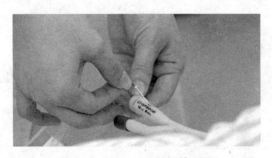

图 6-3-1-2　头皮针插管手法

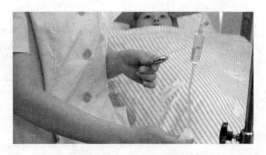

图 6-3-1-3　调节滴速

五、护士用语

1. 操作前解释

（1）核对病人信息："李爷爷，请让我看一下您的手腕带。"

（2）解释操作目的，询问病情，检查皮肤情况："李爷爷，您的手术很顺利，医生给您开了膀胱冲洗，帮助您防止感染，请您配合。您现在感觉怎么样？我先检查一下引流液的情况。现在让我看一下您会阴部皮肤情况好吗？您放心，我已经关好门窗，拉好窗帘，屏风也已经为您准备好了。请问您还有其他需要吗？"

2. 操作中指导

（1）排空膀胱："李爷爷，在操作前需要为您先排空膀胱，这样能让药液更好地发挥作用，来，请您放松，深呼吸。"

（2）再次核对："再跟我核对一下您的姓名，6床李凡，住院号123456，膀胱冲洗。"

（3）操作中人文关怀："李爷爷，滴速我已经给您调节好了，请您不要自行调节，您如果有尿意或不舒服的话请及时告诉我。"

3. 操作后嘱咐

（1）操作后核对："请再跟我核对下您的姓名，6床李凡，住院号123456，膀胱冲洗，核对无误。"

（2）健康宣教："李爷爷，膀胱冲洗结束了。请问您现在感觉怎么样？您还有什么其他需要吗？那您好好休息，平时注意多喝水，床头铃就在这里，如果有什么需要请及时按铃叫我。我也会经常过来看您的。"

六、技能考核

膀胱冲洗操作步骤及评分标准见表6-3-1-1。

表6-3-1-1　膀胱冲洗操作步骤及评分标准

项目	内容	分值	自评	互评
自身准备	穿戴整齐，衣帽整洁，修剪指甲$_1$，洗手$_2$，戴口罩$_2$	5		
用物准备	输液架，输液网套，便盆与便盆巾，治疗碗，镊子，75%乙醇棉球若干，膀胱冲洗器，血管钳，膀胱冲洗液（按医嘱准备）$_5$（少一样扣0.5分）	5		
环境准备	关好门窗，拉上床帘$_2$，调节室温$_1$	3		
病人准备	核对医嘱$_2$，评估病人全身、局部、心理各方面的情况$_3$	5		
	携用物至床旁，护士核对病人信息、床头卡、手腕带$_3$	3		
	解释目的、操作要点，取得病人配合$_2$，病人取舒适体位$_2$	4		
操作过程	打开引流管开关，排空尿液$_3$	3		
	打开冲洗瓶，消毒、插管时无污染$_4$	4		
	冲洗瓶倒挂，液面距离床面约60 cm$_2$，排气后关闭管道$_2$	4		
	分离、消毒导尿管接头与集尿袋接头（或导尿管）时无污染$_6$，正确连接"Y"形管（或导尿管与输液器）$_4$	10		
	关闭引流管，打开"Y"形管主管（或输液器调节器）$_4$，调节滴速合适$_3$	7		

项目	内容	分值	自评	互评
	冲洗方法正确₃，每次滴入量适宜₁	4		
	反复冲洗至溶液澄清₄	4		
	冲洗过程中，经常询问病人感受₂，并观察尿液的流速、颜色、混浊度₄	6		
	冲洗完毕正确分离冲洗管，消毒导尿管接头与集尿袋接头₃，连接时无污染₃。清洁外阴₁，固定好导尿管₁（或关闭输液器开关₃，正确拔出头皮针₃，清洁外阴₁）	8		
	整理床单位₁，协助病人取舒适卧位₂，询问病人需要₁	4		
操作后处理	用物整理₁，垃圾分类₂，健康宣教₂	5		
	洗手₁，记录冲洗液名称、冲洗量、引流量、引流液性质、病人的反应等₂	3		
综合评价	1. 评判性思维：相关理论知识及操作注意事项₃ 2. 操作要求：动作熟练、轻稳、正确、规范；有较强的爱伤观念₅ 3. 人文关怀：关爱病人，与病人有效沟通，具备一定的整体护理能力₃ 4. 其他要求：时间 5 min₂	13		
总分		100		

主考人：_____ 考试时间：____年____月____日

【知识链接】

一、相关理论点

（一）概念

膀胱冲洗（bladder irrigation）是利用导尿管将溶液灌入到膀胱内，再运用虹吸原理将灌入的液体引流出来的方法。

（二）膀胱冲洗液的准备

常用的膀胱冲洗溶液有 0.9％氯化钠溶液、0.02％呋喃西林溶液、氯己定溶液、0.1％新霉素溶液及 3％硼酸溶液。溶液温度通常为 35～37℃，前列腺肥大摘除术后的病人则以 4℃左右生理盐水灌洗为宜。

（三）膀胱冲洗操作注意事项

1. 严格遵守无菌原则。

2. 冲洗时应防止用力回抽，以免损伤黏膜。若引流出的液体量少于灌入的量，可能为血块或脓液堵塞管道，可增加冲洗次数或更换导尿管。

3. 保持引流通畅，"Y"形管应低于耻骨联合。

4. 操作时嘱病人放松做深呼吸，减少不适。若出现腹痛、腹胀、膀胱剧烈收缩、流出血性液体等情况应暂停冲洗，立即报告医生。

5. 若膀胱冲洗后病人血压下降，应立即通知医生，并及时准确记录冲洗液的量、颜色及性状。

6. 冲洗液瓶距离床面约 60 cm，滴速以 60～80 滴／分为宜；每天冲洗 3～4 次，每次冲洗量为 500～1 000 ml。

二、临床新进展

（一）密闭式膀胱冲洗法

即输液瓶冲洗法。将冲洗药液加入输液瓶内，悬挂于床旁输液架上，瓶高距病人骨盆1 m 左右，输液管下接三通，分别与导尿管和引流管相接，三通高度应略低于耻骨联合平面，以利于膀胱内液体排空。冲洗时先将引流管夹闭，以 60 滴 /min 速度输注冲洗液，每次注入 100 ml 后夹闭输液管开放引流管，使冲洗液从膀胱流出，如此反复，冲洗 3 ~ 4 次直至尿液澄清。

（二）开放式膀胱冲洗法

应用膀胱冲洗器或 50 ml 注射器，每次冲洗时先将留置导尿管或膀胱造瘘管的接头分开，远端引流管接头用无菌纱布包好放在一边，导尿管或膀胱造瘘导管末端消毒后用无菌纱布托住，将吸有冲洗液的冲洗器接在导管末端，缓慢注入冲洗液，然后自然流出或缓慢抽出。如此反复，直至流出液澄清为止。冲洗结束后，将远端引流管冲洗 1 次，然后接通导尿管或膀胱造瘘继续引流。

【自测反思】

一、单选题

1. 林丽，女，66 岁。昏迷，长期卧床，留置导尿管。长期留置导尿管后尿液混浊，有絮状物，医嘱给予膀胱冲洗。关于膀胱冲洗的护理，下列做法不正确的是（   ）

    A. 冲洗液常用 0.02% 呋喃西林或 0.9% 氯化钠溶液

    B. 冲洗瓶距病人骨盆 60 cm

    C. 观察引出液的颜色

    D. 膀胱出血时可在冲洗液中加止血药

    E. 冲入液量少于引出液量时应立即停止冲洗

2. 以下不属于膀胱冲洗目的的是：（   ）

    A. 治疗某些膀胱疾病   B. 清除膀胱内血块、细菌等预防感染

    C. 前列腺及膀胱术后预防血块形成   D. 使尿液引流通畅

    E. 为尿失禁病人行膀胱功能训练

3. 行膀胱冲洗时，冲洗液的流速一般为（   ）

    A. 40 ~ 50 滴 / 分   B. 60 ~ 80 滴 / 分

    C. 100 ~ 120 滴 / 分   D. 110 滴 / 分

    E. 120 滴 / 分

4. 下列不属于膀胱冲洗常用液体的是（   ）

    A. 无菌等渗盐水   B. 0.02% 呋喃西林

    C. 氯己定   D. 抗菌药物溶液

    E. 10% 氯化钠溶液

二、简答题

1. 膀胱冲洗前为什么要排空膀胱内尿液？

2. 膀胱冲洗尿管引流不畅时，护士该如何处理？

（蒋倩睿）

单元四 肛管排气

【教学目标】

一、认知目标

1. 能陈述肛管排气的目的及操作注意事项。

2. 能说出肛管排气的操作前准备。

二、能力目标

1. 能正确完成肛管排气操作，做到动作轻巧、准确、规范，保证病人舒适。

2. 能正确处理排气不畅。

三、情感态度和思政目标

1. 能养成爱伤观念，在护理工作中始终保护病人隐私。

2. 能认识到实施肛管排气的重要性。

3. 能对病人始终保持耐心、和蔼的态度。

4. 操作中能与病人良好沟通，做好人文关怀。

【模拟情境练习】

📜 项目　肛管排气

一、案例导入

李明，男，35 岁。剖腹探查术后 3 天出现腹部胀痛。体检：腹部膨隆，叩诊呈鼓音。作为责任护士，请你遵医嘱为病人行肛管排气。

📹 视频 6-4-1-1　肛管排气完整操作

二、操作目的

排出病人肠道内积气，减轻腹胀。

三、操作流程

```
操作前准备：自身、用物、环境、病人准备
          │
          ↓
携用物至病人床旁，核对，解释
          │     评估病人，左侧卧位，脱裤至膝部；
          │     将玻璃瓶系于床边，橡胶管一端置于液面以下，另一端与肛管连接；
          ↓     润滑肛管前端
插管，观察▲
                戴手套；
                分开病人臀裂，将肛管插入肛门15~18 cm，固定；
                观察液面下有无气泡逸出，如排气不畅，可适当更换体位或按摩腹部
```

```
┌──────────┐
│   拔管    │
└──────────┘
     │  肛管保留时间不超过20 min；
     ↓  拔管后擦净肛门
┌──────────────────────┐
│ 整理用物，洗手，记录    │
└──────────────────────┘
```

注："▲"为质量评估关键点

四、精细解析

1. 玻璃瓶系于床边，方法正确（图 6-4-1-1）。

2. 肛管插入深度合适，橡胶管需留出足够长度以便于病人翻身（图 6-4-1-2）。

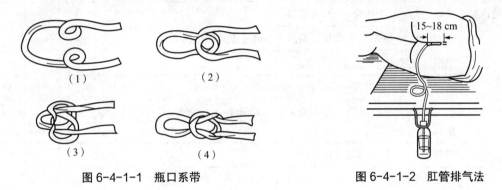

（1）　　　　　　　　　　（2）

（3）　　　　　　　　　　（4）

　　　图 6-4-1-1　瓶口系带　　　　　　　　图 6-4-1-2　肛管排气法

五、护士用语

1. 操作前解释

（1）核对病人信息："李先生，请让我看一下您的手腕带。"

（2）解释操作目的，询问病情，检查皮肤情况："李先生，您腹部胀痛，医生给您下了肛管排气的医嘱，请问您现在感觉怎么样？让我检查一下您腹部的情况好吗？请问您之前做过肛管排气吗？等会儿操作时间可能会有些长，需要我协助您先上厕所吗？您还有其他需要吗？"

2. 操作中指导

（1）评估皮肤："现在让我检查一下您肛周皮肤情况好吗？您的肛周皮肤情况是好的，那我们就开始操作了。"

（2）再次核对："再跟我核对一下您的姓名，6床，李明，住院号123456，肛管排气。"

（3）操作中人文关怀："管子已给您固定好了，为了避免您着凉，我帮您把被子盖上。"

3. 操作后嘱咐

（1）操作后核对："请再告诉我您的姓名，6床，李明，住院号123456，肛管排气，核对无误。"

（2）健康宣教："肛管排气结束了。请问您现在感觉怎么样？您还有什么其他需要吗？那您好好休息，平时请多注意保暖，床头铃就在这里，如果有什么需要请及时按铃叫我。"

六、技能考核

肛管排气操作步骤及评分标准见表 6-4-1-1。

表 6-4-1-1　肛管排气操作步骤及评分标准

项目	内容	分值	自评	互评
自身准备	穿戴整齐，衣帽整洁，修剪指甲$_1$，洗手$_2$，戴口罩$_2$	5		
用物准备	治疗盘内放弯盘，肛管（24～26 号），玻璃接管，橡胶管，小口瓶子（内盛水 3/4），润滑剂，棉签，胶布，别针，卫生纸$_5$（少一样，扣 0.5 分）	5		
环境准备	关好门窗，拉上床帘$_2$，调节室温$_1$	3		
病人准备	核对医嘱$_2$，评估病人全身、局部、心理各方面的情况$_2$	4		
	携用物至床旁，护士核对信息$_2$	2		
	解释操作要点，取得病人配合$_2$	2		
	协助病人取左侧卧位，易于肠腔内气体排出（注意保暖、保护病人隐私）$_4$	4		
	臀部移至床边，暴露肛门，垫巾$_4$	4		
操作过程	将瓶系于床边，橡胶管一端插入玻璃管液面下，另一端连接肛管$_{10}$	10		
	戴手套，润滑肛管前端$_5$	5		
	嘱病人张口呼吸，将肛管轻轻插入直肠 15～18 cm（橡胶管留出足够长度，便于病人翻身）$_6$	6		
	用胶布固定肛管于臀部，用别针固定橡胶管于床单$_{10}$	10		
	观察排气情况与病人的病情变化。如排气不畅，帮助病人转换体位或按摩腹部$_8$	8		
	肛管保留不超过 20 min$_3$	3		
	戴手套拔管，清洁肛门，脱去手套$_4$	4		
操作后处理	整理床单位$_2$，协助病人取舒适卧位$_2$，询问病人需要$_1$	5		
	用物整理，垃圾分类$_2$，健康宣教$_2$	4		
	洗手$_1$，记录$_2$	3		
综合评价	1. 评判性思维：相关理论知识及操作注意事项$_3$ 2. 操作要求：动作熟练、轻稳、正确、规范；有较强的爱伤观念$_5$ 3. 人文关怀：关爱病人，与病人有效沟通，具备一定的整体护理能力$_3$ 4. 其他要求：时间 10 min$_2$	13		
总分		100		

主考人：_____　　　　　　　　　　　　考试时间：___年___月___日

【知识链接】

一、概念

肛管排气（blind enema）是将肛管从肛门插入直肠，以排出肠腔内积气，减轻腹胀的方法。

二、肛管排气注意事项

1. 病人取左侧卧位。

2. 肛管插入直肠 15～18 cm。

3. 观察排气情况，如有气体排出，可见瓶中液体内有气泡逸出；如排气不畅，可帮助病人转换体位、按摩腹部，以助气体排出。

4. 保留肛管一般不超过 20 min，以防降低肛门括约肌的反应性，甚至导致肛门括约肌永久性松弛；再次排气，需要间隔 2～3 h。

【自测反思】

一、单选题

1. 以下肛管排气操作方法不正确的是（　　　）

   A. 肛管插入直肠 15～18 cm　　　　　B. 排气橡胶管要插入水瓶液面下

   C. 橡胶管应留出足够翻身的长度　　　D. 排气不畅时按摩腹部，以助排气

   E. 保留肛管 1 h 左右，以便充分排气

2. 李小红，女，26 岁。出现肠胀气，予肛管排气后缓解不明显，再次进行排气时应间隔（　　　）

   A. 2～3 h　　　　　　　　　　　　　B. 60 min

   C. 40 min　　　　　　　　　　　　　D. 30 min

   E. 15 min

二、多选题

肛管排气的目的是（　　　）

A. 减轻腹胀　　　　　　　　　　　　B. 排除肠腔内的积气

C. 排除便秘　　　　　　　　　　　　D. 防止腹泻

E. 术前做准备

三、简答题

1. 在为病人肛管排气时，为什么取左侧卧位？

2. 为病人进行肛管排气时，保留肛管的时间为什么不能过长？

（蒋倩睿）

第七章　其他护理技术

单元一　冷热疗法

【教学目标】

一、认知目标

1. 能说出冷热疗法的适应证和禁忌证。
2. 能陈述冷热疗法的生理效应和继发效应。
3. 能针对病人病情及部位选用合适的冷热疗法。
4. 能熟记冷热疗法的注意事项，避免发生烫伤或冻伤。
5. 能叙述影响冷热疗法效果的因素。

二、动作技能目标

1. 操作前能正确评估病人是否需要进行冷热疗法及有无禁忌证。
2. 能在正确部位实施冷热疗法，并使病人感觉舒适。
3. 能控制冷热疗法的温度和时间，并能及时评估冷热疗法的效果。

三、情感与思政目标

1. 操作中能随时观察疗效，并耐心倾听病人主诉。
2. 始终保持爱伤观念，防止病人发生烫伤或冻伤。
3. 操作中始终以病人的需求、缓解病人病痛为目标。

【模拟情境练习】

项目一　使用冰袋

一、案例导入

王力波，男，55岁。因1d前淋雨后出现畏寒、高热症状，拟"右下大叶性肺炎"收住入院。体检：急性重病面容，体温39.3℃，脉搏90次/分，呼吸22次/分，血压16/10kPa（120/75 mmHg），咽部充血，右下肺可闻及少许水泡音。医嘱予以青霉素80万U肌内注射、物理降温。

请为该病人使用冰袋进行局部降温。

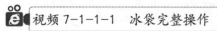
视频 7-1-1-1　冰袋完整操作

二、操作目的

降低体温，减轻出血，减轻肿胀和疼痛，控制炎症扩散。

三、操作流程

操作前准备：自身、环境准备

↓

用物准备▲

测量体温并记录；
冰块置于帆布袋中敲成碎块，冷水冲去冰块棱角；
冰块装入冰袋1/2或1/3满，排气后扎紧袋口；
倒提无漏水，擦干冰袋装入布套中

携用物至病人床旁

↓

核对，解释

↓

操作▲

将冰袋置于前额、头顶部及体表大血管经过处，如颈部、腋下、腹股沟；
扁桃体摘除术后可放置于颈前下颌下，暴露时注意保护病人隐私；
避免置于胸腹部、阴囊、足底、颈后等处

观察▲

查看局部皮肤颜色，询问感受，有变紫或感觉麻木时及时停用，防止冻伤；
用冷时间不超过30 min

撤去冰袋并评价效果▲

30 min后复测体温；
若为降温，当体温降至39℃以下时应取下冰袋；
整理病人衣物、床单位

整理用物，洗手，记录

注："▲"为质量评估关键点。

四、精细解析

1. 冰袋准备方法正确　将冰块置于帆布袋中并敲成碎块，用冷水冲去冰块棱角；冰块装入冰袋 1/2 或 1/3 满，排气后扎紧袋口；倒提无漏水，擦干冰袋装入布套中（图 7-1-1-1 至图 7-1-1-5）。注意保持布套干燥。

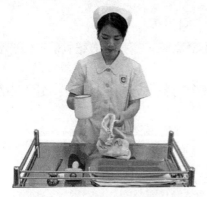

图 7-1-1-1　将冰块倒入帆布袋

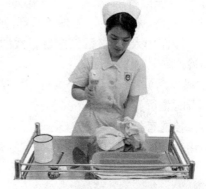

图 7-1-1-2　敲碎冰块

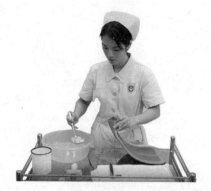

图 7-1-1-3 冲去冰块棱角

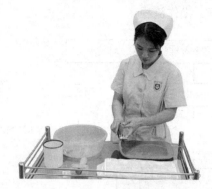

图 7-1-1-4 冰块装入冰袋

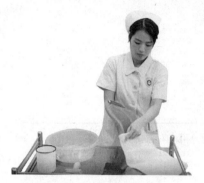

图 7-1-1-5 冰袋装入布套

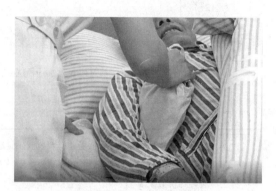

图 7-1-1-6 使用冰袋

2. 冰袋放置部位正确 将避免冰袋置于胸腹部、阴囊、足底、颈后等处。使用冰袋见图 7-1-1-6。

3. 用冷时间准确 30 min 后复测体温。若为降温，当体温降至 39 ℃ 以下时应取下冰袋，并正确评估与记录用冷效果。

五、护士用语

1. 操作前解释

（1）核对病人信息："您好，请让我看一下您的手腕带"。

（2）解释操作目的："您好，现在您体温有点高，我用冰袋给您降一下温"。

2. 操作中指导：

（1）评估冷敷部位："您的冷敷部位皮肤完整，可以进行冷敷"。

（2）操作中人文关怀："您好，敷的地方有不舒服吗？冷敷后有感觉舒服点吗？有没有觉得冷？"。

3. 操作后嘱咐 "给您冷敷好了，请您在床上好好休息，注意保暖，有什么不舒服的地方请及时告诉我"。

六、技能考核

使用冰袋操作步骤及评分标准见表 7-1-1-1。

表 7-1-1-1　使用冰袋操作步骤及评分标准

项目	内容	分值	自评	互评
自身准备	自身准备包括：衣帽整洁 $_1$，洗手 $_2$，戴口罩 $_2$	5		
环境准备	调节温湿度 $_2$，酌情关闭门窗 $_2$，避免对流风直吹病人 $_1$	5		
用物准备	治疗盘，冰袋，布套，毛巾，另备冰块，帆布袋，木槌，面盆及冷水，勺，手消液 $_{10}$	10		
病人准备	取合适体位 $_5$	5		
操作过程	1. 准备冰袋： 第一步备冰：将冰块装入帆布袋 $_1$，用木槌敲碎成小块 $_1$，放入盆内用冷水冲去棱角 $_2$	4		
	第二步装袋：将小冰块装入冰袋 $_1$，至 1/3 或 1/2 满 $_4$	5		
	第三步排气：排出冰袋内空气并夹紧袋口 $_2$	2		
	第四步检查：用毛巾擦干冰袋 $_1$，倒提 $_2$，检查 $_2$	5		
	第五步加套：将冰袋装入布套 $_2$	2		
	2. 使用冰袋： 第一步：将推车推至距床尾正中离床约 15 cm 处 $_2$	2		
	第二步：将冰袋置于合适位置：高热降温置冰袋于前额 $_2$、头顶部 $_2$ 和体表大血管流经处（颈部两侧 $_2$、腋窝 $_2$、腹股沟 $_2$ 等）；扁桃体切除术后将冰袋置于颈前下颌下 $_3$	13		
	第三步：观察病人冷敷处皮肤局部情况，以防冻伤 $_4$	4		
操作后处理	敷毕撤去治疗用物 $_2$，协助病人取舒适卧位 $_4$，并询问有无其他需求 $_2$，整理床单位 $_2$	10		
	开窗 $_2$，整理用物：将冰袋内冰水倒空，倒挂晾干 $_4$，吹入少量空气夹紧袋口备用 $_2$，布袋送洗 $_2$	10		
	洗手，记录 $_5$	5		
综合评价	1. 评判性思维：相关理论及操作注意事项 $_3$ 2. 操作要求：动作节力 $_1$、熟练 $_2$、轻稳 $_1$、正确 $_1$ 3. 与病人互动良好，具备一定的整体护理能力 $_3$ 3. 其他要求：时间 10 min$_2$	13		
总分		100		

主考人：_____　　　　　　　　　　　　考试时间：____年____月____日

项目二　使用热水袋

一、案例导入

郭铁，男，67 岁。因咳痰、气短 2 个月，腹胀 1 个月，以"双侧胸腔少量积液"急诊收住入院。入院时病人干咳、气短，端坐呼吸，伴盗汗；渐觉腹胀，伴反酸、恶心、呕吐、腹泻，双下肢轻度压凹性水肿。近 2 个月病人体重增加 6 kg。医嘱予呋塞米（速尿）20 mg iv st、给氧等处理。体检：体温 37.4 ℃，脉搏 104 次 / 分，呼吸 24 次 / 分，血压

17.0/9.0kPa（90/60 mmHg）。现病人主诉手足发冷，要求用热水袋保暖。

请为该病人放置热水袋。

视频 7-1-2-1 热水袋完整操作

二、操作目的

1. 保暖与舒适。

2. 减轻充血和疼痛。

3. 炎症早期用热，促进炎症吸收与消散。

4. 炎症后期用热，促进炎症局限。

三、操作流程

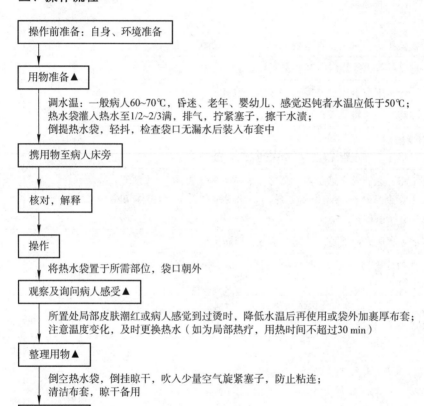

注："▲"为质量评估关键点

四、精细解析

1. 准备并放置热水袋　热水袋去塞后平放，一手持袋口边缘，另一手灌入热水至 1/2 ～2/3 满，边灌边提高热水袋口，逐渐放平热水袋，见热水平面稍低于袋口，排气，拧紧塞子，擦干袋外水渍；倒提热水袋，轻抖，检查袋口无漏水后装入布套中。

将热水袋置于所需部位，袋口朝外（图 7-1-2-1）。

2. 保存热水袋　倒空热水袋，倒挂晾干，吹入少量空气旋紧塞子（图 7-1-2-2），防止两层橡胶粘连。

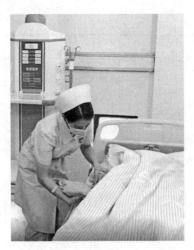

图 7-1-2-1　放入热水袋

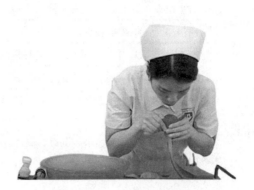

图 7-1-2-2　保存热水袋

五、护士用语

1. 操作前解释

（1）核对病人信息："您好，请让我看一下您的手腕带。"

（2）解释操作目的："您好，由于您手足发凉，我用热水袋给您保暖"。

2. 操作中指导

（1）评估热敷部位："您的热敷部位皮肤完整健康，可以进行热敷"。

（2）操作中人文关怀："您好，请问热水袋的水温可以接受吗，热敷时感觉暖和一点吗"。

3. 操作后嘱咐　"您好，我给您热敷好了，请您在床上好好休息，有任何需要请按铃叫我"。

六、技能考核

使用热水袋操作步骤及评分标准见表 7-1-2-1。

表 7-1-2-1　使用热水袋操作步骤及评分标准

项目	内容	分值	自评	互评
自身准备	自身准备：衣帽整洁，洗手，戴口罩$_5$	5		
环境准备	调节温湿度$_2$，酌情关闭门窗$_2$，避免对流风直吹病人$_1$	5		
用物准备	治疗盘内备热水袋及套、水温计、毛巾，另备盛水容器、热水、手消毒液$_7$	7		
病人准备	取舒适体位$_5$	5		
操作过程	1. 评估病人：评估病人并调节水温，成人 60～70℃$_5$，昏迷、老年人、婴幼儿、感觉迟钝、循环不良等病人水温应低于 50℃$_5$	10		
	2. 准备热水袋： 第一步灌水：放平热水袋$_1$，去塞$_1$，一手持袋口边缘$_1$，另一手灌水$_1$，灌水至 1/2～2/3 满$_2$	6		
	第二步排气：热水袋缓慢放平$_3$，排出袋内空气并拧紧塞子$_3$	6		

续表

项目	内容	分值	自评	互评
	第三步检查：用毛巾擦干热水袋$_3$，倒提$_3$，检查$_3$	9		
	第四步加套：将热水袋装入布套中$_5$	5		
	3. 核对病人信息并且向病人耐心解释目的、方法和配合要点$_5$	5		
	4. 协助病人取舒适卧位，将热水袋放置于所需部位，袋口朝外$_5$	5		
操作后处理	敷毕撤去用物$_2$，协助病人取舒适卧位$_2$，询问有无其他需求$_2$，整理床单位$_2$	8		
	开窗，整理用物：将热水袋倒空，倒挂晾干$_2$，吹入少量空气夹紧袋口备用$_2$，布袋送洗$_2$	6		
	洗手，记录$_5$	5		
综合评价	1. 批评性思维：相关理论知识及操作注意事项$_3$ 2. 操作要求：动作节力$_1$、熟练$_2$、轻稳$_1$、正确$_1$ 3. 人文关怀：关爱病人，与病人有效沟通，具备一定的整体护理能力$_3$ 4. 其他要求：时间 5 min$_2$	13		
总分		100		

考人：_____　　　　　　　　　　　　　考试时间：____年____月____日

项目三　为高热病人温水（或乙醇）擦浴

一、案例导入

何立忠，男，36 岁。因肺部感染出现反复发热，体温高达 39.5℃，医嘱予抗生素治疗、温水擦浴降温。

作为责任护士，请执行温水擦浴降温医嘱。

视频 7-1-3-1　温水擦浴完整操作

二、操作目的

降低体温。

三、操作流程

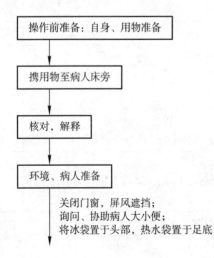

操作前准备：自身、用物准备

↓

携用物至病人床旁

↓

核对，解释

↓

环境、病人准备

关闭门窗，屏风遮挡；
询问、协助病人大小便；
将冰袋置于头部，热水袋于足底

```
┌─────────────┐
│ 擦浴方法▲    │
└─────────────┘
       │  暴露擦拭部位，下垫浴巾；
       │  小毛巾用温水浸湿拧干呈手套样缠在手上；
       │  以离心方向边擦边按摩，擦毕用浴巾擦干；
       │  腋下、掌心、腹股沟、腘窝等部位延长擦拭时间；
       │  禁忌擦拭后颈、前胸、腹部、足心；
       │  擦拭全过程不超过20 min。
       │
┌─────────────┐
│ 擦拭顺序▲    │
└─────────────┘
       │  上肢：① 颈外侧→肩→上臂外侧→前臂外侧→手背；
       │       ② 侧胸→腋窝→上臂内侧→肘窝→前臂内侧→手心；
       │       ③ 同法擦对侧上肢，每侧擦拭约3 min；
       │  背部：协助病人侧卧，自颈下→肩部→背部→臀部；
       │  下肢：① 髋部→下肢外侧→足背；
       │       ② 腹股沟→下肢内侧→内踝；
       │       ③ 臀下沟→下肢后侧→腘窝→足跟；
       │       ④ 同法擦对侧下肢，每侧擦拭约3 min。
       │  擦至腋窝、肘窝、腹股沟、腘窝等体表大血管处稍用力并延长时间，以促进散热；
       │  全过程保持在20 min内
       │
┌─────────────┐
│ 擦浴中观察▲  │
└─────────────┘
       │  皮肤：有无发红、苍白、出血点；
       │  感觉：有无寒战、面色苍白，脉搏呼吸是否异常
       │
┌─────────────┐
│ 擦浴毕       │
└─────────────┘
       │  移去热水袋，整理床单位，必要时更换衣物，病人取舒适体位
       │
┌──────────────────┐
│ 整理用物，洗手，记录 │
└──────────────────┘
       │  30 min后复测体温▲并记录于体温单上
       │
┌──────────────────────┐
│ 体温降至39℃以下，撤去冰袋 │
└──────────────────────┘
```

注："▲"为质量评估关键点

四、精细解析

1. **擦拭顺序正确**　上身由颈外侧→肩→上臂外侧→前臂外侧→手背，然后由侧胸→腋窝→上臂内侧→肘窝→前臂内侧→手心；背部由颈下→肩部→背部→臀部；下肢由髂骨擦拭至下肢外侧并至足背（对侧同）（见图7-1-3-1至图7-1-3-5）。

2. **毛巾缠手方法正确**　小毛巾用温水浸湿拧干呈手套样缠在手上（图7-1-3-6）。

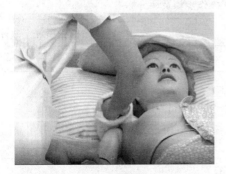

图 7-1-3-1　擦拭上臂外侧

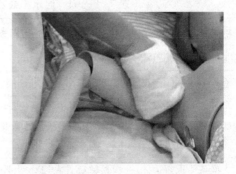

图 7-1-3-2　擦拭腋窝

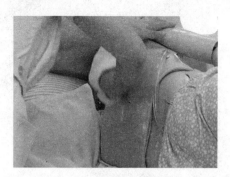

图 7-1-3-3 擦拭背部

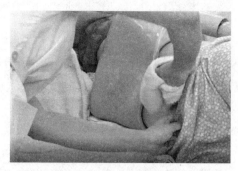

图 7-1-3-4 擦拭臀部

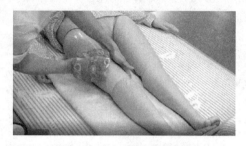

图 7-1-3-5 擦拭大腿外侧

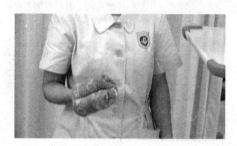

图 7-1-3-6 包毛巾手法

五、护士用语

1. 操作前解释

（1）核对病人信息："您好，请让我看一下您的手腕带。"

（2）解释操作目的："您好，由于您持续发热体温过高，现在对您进行温水擦浴降温"。

2. 操作中指导

（1）评估擦浴部位："擦浴部位皮肤完整健康，可以进行操作"。

（2）操作中人文关怀："您好，请问擦浴时有感觉高热舒缓点吗？会不会觉得冷？"

3. 操作后嘱咐 "您好，现在给您擦浴好了，请您注意保暖，在床上好好休息，有不舒服按铃叫我"。

六、技能考核

表 7-1-3-1 温水（或乙醇）擦浴操作步骤及评分标准

项目	内容	分值	自评	互评
自身准备	衣帽整洁₁，洗手₂，戴口罩₂	5		
环境准备	关闭门窗₃，必要时床帘或屏风遮挡₂，调节温湿度₂	7		
用物准备	治疗碗，32~34℃温水（或25%~35%乙醇200~300 ml，30℃）、小毛巾2条，大浴巾1条，备好热水袋及冰袋，酌情备衣物、大单、屏风、便器₅	5		
病人准备	取舒适体位₁，松解病人衣扣₂，并脱去近侧上衣₂	5		

续表

项目	内容	分值	自评	互评
操作过程	1. 仔细核对病人信息₁，向病人耐心解释擦浴目的₁、方法₁和配合要点₂	5		
	2. 整理盖被₁，冰袋置头部₂，热水袋置足底₂	5		
	3. 大毛巾垫于近侧手臂下₁，小毛巾用温水/乙醇浸湿拧干呈手套样缠在手上₂，以离心方式拭浴₂	5		
	4. 擦拭上肢：由颈外侧经肩至上臂外侧，再经前臂外侧至手背₅	5		
	遇腋窝₁、肘窝₁、手心₁需稍用力₁，并延长擦拭时间₁	5		
	由侧胸经腋窝至上臂内侧至肘窝，再经前臂内侧至手心₅	5		
	协助病人取左侧卧位₁，并将衣服塞至身下₂，在背部下方垫上大毛巾₂	5		
	5. 擦拭背部：手部包裹毛巾后₁，由颈下、肩部、背部擦至臀部₂，擦拭毕，穿好近侧上衣₂	5		
	将干净衣服塞至病人身下₁，协助病人平卧 脱去上衣₁，同法擦拭对侧上肢₂，并协助病人穿好上衣₁	5		
	6. 擦拭下半身，脱裤，由髂骨擦拭经下肢外侧至足背₅	5		
操作后处理	操作毕，取下热水袋₁，整理衣物₂，协助病人取舒适卧位并询问有无其他需求₂	5		
	整理床单位₁，开窗，拉开床帘₂，整理用物₂	5		
	洗手，记录₅	5		
综合评价	1. 批评性思维：相关理论知识及操作注意事项₃ 2. 操作要求：动作节力₁、熟练₂、轻稳₁、正确₁ 3. 人文关怀：关爱病人，与病人有效沟通，具备一定的整体护理能力₃ 4. 其他要求：时间13 min₂	13		
总分		100		

主考人：_____   考试时间：___年___月___日

【知识链接】

一、相关理论点

冷热疗法是在人体局部或全身施加冷或热的刺激，通过神经传导使皮肤和内脏器官的血管收缩或扩张，改变人体局部或全身血液循环和新陈代谢状况，达到治疗目的的一种方法。

继发效应：用冷或用热超过一段时间，产生与生理效应相反的作用，称为继发效应。

（一）冷热疗法的目的

1. 冷疗法

（1）减轻局部充血或出血：冷疗可使局部血管收缩，毛细血管通透性降低，血流减慢，血液的黏稠度增加，有利于血液凝固而控制出血。适用于局部软组织损伤初期、扁桃体切除术后、鼻出血等。

（2）减轻组织的肿胀和疼痛：冷疗可抑制细胞的活动，减慢神经冲动的传导，降低神经末梢的敏感性而减轻疼痛；同时冷使血管收缩，血管壁的通透性降低，渗出减少，减轻由于组织肿胀压迫神经末梢引起的疼痛。头部用冷疗，还可降低脑细胞的代谢，提高脑组织对缺氧的耐受性，减少脑细胞损害。适用于急性损伤初期、烫伤、牙痛等病人。

（3）控制炎症扩散：冷疗使局部血流减少，降低细胞新陈代谢和细菌活力，限制炎症的扩散。适用于炎症早期。

（4）降低体温：冷直接与皮肤接触，通过传导与蒸发作用，使体温降低，适用于高热、中暑等病人。头部使用冰帽可降低头部温度，防治脑水肿。

2. 热疗法

（1）促进炎症的消散和局限：热疗使局部血管扩张，血液循环速度加快，促进组织中毒素和废物的排出；且用热使局部血液量增多，白细胞数量增加，吞噬能力增强，新陈代谢加快。因此，炎症早期用热，可促进炎性渗出物的吸收与消散；炎症后期用热，可促进白细胞释放蛋白溶解酶，使炎症局限。适用于睑腺炎（麦粒肿）和乳腺炎等病人。

（2）减轻疼痛：热疗既可降低痛觉神经的兴奋性，又可改善血液循环，加速致病物质排出和炎性渗出物吸收，解除对神经末梢的刺激和压迫，因而减轻疼痛。同时热疗可使肌肉松弛，增强结缔组织伸展性，增加关节的活动范围，减轻因肌肉痉挛、僵硬、关节强直所致的疼痛。适用于腰肌劳损、肾绞痛、胃肠痉挛等病人。

（3）减轻深部组织的充血：热疗使皮肤血管扩张，使平时大量呈闭锁状态的动静脉吻合支开放，皮肤血流量增多，由于全身循环血量的重新分布，减轻深部组织的充血。如在足部热疗可减轻头部充血，在手部热疗可减轻肺部充血。

（4）保暖与舒适：热疗可使局部血管扩张，促进血液循环，将热带至全身，使体温升高，并使病人感到舒适。适用于年老体弱、早产儿、危重及末梢循环不良者。

（二）冷热疗法的禁忌证

1. 冷疗禁忌证

（1）血液循环障碍者。

（2）慢性炎症或深部有化脓病灶处。

（3）组织损伤、破裂，有开放性伤口处。

（4）对冷过敏、心脏病、昏迷、感觉异常、年老体弱、婴幼儿、关节疼痛、哺乳期产妇胀奶等慎用。

（5）冷疗的禁忌部位：枕后、耳郭、阴囊处用冷易引起冻伤；心前区用冷易引起反射性心率减慢、心房或心室颤动、房室传导阻滞、心律不齐；腹部用冷易引起腹痛、腹泻；足底用冷可引起反射性末梢血管收缩影响散热或一次过性冠状动脉收缩。

2. 热疗禁忌证

（1）急腹症未明确诊断前：防止掩盖病情而贻误诊断或治疗，并有引发腹膜炎的危险。

（2）面部危险三角区：该处血管丰富，面部静脉无静脉瓣，且与颅内海绵窦相通，热疗可使血管扩张、血流增多，导致细菌及毒素进入血液循环，促进炎症扩散，造成颅内感染或败血症。

（3）软组织损伤或扭伤的初期48 h内：使局部血管扩张，通透性增加，加重皮下出血和肿胀，从而加重疼痛。

（4）各种器官出血：热疗使局部血管扩张，增加器官的血流量和血管通透性，易加重出血倾向。

（5）急性炎症：如牙龈炎、中耳炎、结膜炎，用热使局部温度升高，有利于细菌繁殖和分泌物增多而加重疾病。

（6）恶性病变部位、金属移植物、睾丸处。

（7）麻痹、感觉功能障碍者、婴幼儿、老年人慎用，易造成烫伤。

（8）心、肝、肾功能不全者，皮肤湿疹，孕妇慎用。

（三）冷热疗法疗效的影响因素

1. 方法　冷热疗法均有湿法和干法，由于水的传导能力比空气强，同样温度下，湿法比干法的效果要强些。

2. 面积　应用效果与应用面积的大小成正比。

3. 时间　在一定时间内，冷、热效果随应用时间的延长而增强，但时间过长，反而会产生继发效应，从而抵消治疗效果，或造成烫伤与冻伤，因此应用时应特别注意控制时间。

4. 温度差　注意体表与用冷用热之间的温度差，冷热疗法温度与体表温度相差越大机体反应越强，所以应注意环境温差，适当调节温度，以保证效果。

5. 部位　身体不同部位的皮肤厚度不同、深度不同，各部位的血液循环情况也存在差异，因此应注意观察皮肤颜色、病人的感受。

6. 个体差异　年龄、身体状况、生活习惯、皮肤的敏感性等均存在个体差异，应特别注意老年人、婴幼儿、昏迷病人用冷热疗时的安全。

（四）冷热疗法的种类

1. 冷疗法　见表 7-1-4-1。

表 7-1-4-1　冷疗法一览表

方法		目的	注意事项
局部用冷	冰袋、冰囊	降温，减轻疼痛，止血，局部消炎，阻止发炎化脓	装入冰袋 1/2 满或 2/3 满，无漏水。置于皮薄且有大血管处
	冰槽、冰帽	防治脑水肿，降低脑细胞代谢，提高脑细胞对氧的耐受性，减轻或制止脑细胞损害	保护双耳和双眼
	冷湿敷	降温，止血，为早期扭伤、挫伤消肿	冷水（18～25℃），每 2～3 min 更换一次敷布，共敷 15～20 min
	化学致冷袋	代替冰袋降温	有漏液，嗅到氨味立即更换
全身用冷	温水擦浴	通过传导散热，用于高热病人降温	水温 32～34℃，冰袋置于头部（表皮血管收缩防止头部充血），热水袋置于脚底（减轻头部充血）
	酒精擦浴	通过蒸发散热，用于高热病人降温	25%～35% 乙醇 200 ml，温度 30℃左右，散热效果强；注意禁擦部位

续表

方法		目的	注意事项
其他	冰毯机	全身降温，广泛应用于亚低温及顽固性高温不退的病人	使用前检查冰毯是否漏水，冰毯铺于肩部到臀部，不要触及颈部，避免心动过缓，过程中保持冰毯干燥
	半导体颅脑降温仪	用于高热惊厥、脑炎、脑水肿、脑出血、脑外伤术后及颅内压增高、心肺复苏、中枢性高热等病人	保持冰帽内治疗巾及病人头部下方的中单干燥，清洁消毒仪器时，应倒净冰帽内的水，用75%乙醇擦拭消毒后，在阴凉通风处晾干备用

📹 视频 7-1-4-1　冰帽使用完整操作

2. **热疗法**　见表 7-1-4-2。

表 7-1-4-2　热疗法一览表

方法		目的	注意事项
干热	热水袋	保温，舒适，解痉，镇痛	一般水温 60~70℃，灌水 1/2~2/3 满；老年人、小儿、昏迷、知觉麻痹、麻醉未醒者水温 50℃ 以内
	化学加热袋	两种物质发生反应而产热，目的同上	温度可达 76℃，平均 56℃
	红外线灯及烤灯	消炎，解痉，镇痛，促进创面愈合	时间 20~30 min，灯距一般为 30~50 cm，注意保护眼、皮肤
	暖箱	为早产儿提供环境温度	根据新生儿体重设定温度
湿热	热湿敷	消炎，消肿，减轻疼痛促进血液循环	水温 50~60℃，每 3~5 min 更换敷布一次，热敷时间 15~20 min，疗程 3~7 天，冬季防感冒
	无菌热湿敷	急性化脓性感染伤口	严格无菌操作
	热坐浴	清洁，消炎，减轻水肿、疼痛，适用于会阴、外生殖器疾患	温开水或 1:5 000 高锰酸钾，温度 40~45℃，坐浴时间 15~20 min，室温 20~22℃
	浸泡	消炎，镇痛，清洁，消毒创口	药液或水温 40~45℃，时间 15~20 min；有创面按无菌技术操作
其他	透热法	利用高频电磁电流加热不同深度的组织	孕妇不宜

📹 视频 7-1-4-2　冷热湿敷完整操作

📹 视频 7-1-4-3　红外线灯使用完整操作

二、临床新进展

临床上用于冷疗和热疗有很多产品，具体介绍如下。

（一）冰袋

新型冰袋由防水布料材质做成，触感柔软，可反复使用，与局部皮肤的接触性更好，使用与清洗均比橡皮冰袋更方便。

（二）一次性退热贴

退热贴主要由高分子水凝胶制成。凝胶中水分的蒸发带走人体热量，功效成分透皮吸收，能起到快速降温、止痛、宁神的作用，适用于各种原因引起的发热；尤其多用于婴幼儿急性发热。该产品使用方便，揭开贴片表面透明薄膜，将凝胶面贴在目的部位即可，可使用 8 h 以上。

（三）冷热袋

用微波炉中火加热 2 min 或热水煮，使其达到 55 ℃高温；用冰箱冷冻，最低可达零下 4 ℃，温度能保持约 30 min。该产品为布料袋体，可用肥皂或清水洗涤，并可循环使用。

（四）一次性冷（热）敷袋

用手握紧冷袋或热袋，轻轻挤压，将内袋挤破，使内袋中的液体与内袋外的液体相遇，产生的化学反应能使袋温迅速达到 –4 ℃的低温（冷袋）或达到 54 ℃的高温（热袋），可保持该温度 15 ~ 40 min。

（五）神奇热袋

弯折袋内的金属片，激发袋内液体固化并释放热能，热袋可迅速达到 55 ℃，使用后用热水煮数分钟，袋内固化物质吸收热能并恢复液体状态，可反复使用 100 次左右。

（六）冰帽背心

冰帽背心有管道连接至医用控温仪，控温仪将水冷却至所需温度，流经冰帽背心内的管道，从而达到降温的作用。

（七）医用冰毯全身降温仪

冰毯全身降温仪是将水箱内蒸馏水冷却后，通过主机与冰毯内的水进行循环交换，使毯面保持所需的低温状态，促进皮肤散热，从而达到降温目的。使用时应在冰毯上覆盖中单，避免毯面与皮肤直接接触。病人需暴露背部，皮肤直接贴于中单上。冰毯机上连有肛温传感器，根据肛温变化自动切换制冷开关，以控制肛温在设定的范围。

（八）冷冻喷雾剂

常用有烷类冷冻喷雾剂。喷射式喷出的细流接触到皮肤后会迅速蒸发，同时带走皮肤上的热量。使用时应与皮肤垂直，距皮肤 30 ~ 40 cm，喷射时间视病情而定，一般 5 ~ 10 s，或皮肤上出现一层白霜即可。需较长时间治疗时，可用间歇喷射法，即喷射 5 s 后停止 20 ~ 30 s 再进行，但重复不宜超过 3 次。要观察局部皮肤情况，避免皮肤冻伤。冷疗作用比较表浅，通常在运动损伤时作为紧急临时处理的方式。

【自测反思】

一、单选题

1. 李某下楼不慎致踝关节扭伤 1 h 来院就诊，处理措施适当的是（　　　）

A. 热敷　　　　　　　　　　B. 冷敷

C. 冷、热敷交替　　　　　　D. 按摩推拿

E. 红花油揉搓

2. 病人王某，骶尾部有一 2 cm × 3 cm 破溃伤口未愈合，给予红外线灯照射创面，照射的适宜灯距和时间为（　　　）

　A. 20 ~ 25 cm　15 ~ 20 min　　　　B. 25 ~ 30 cm　20 ~ 25 min

　C. 30 ~ 40 cm　25 ~ 40 min　　　　D. 30 ~ 50 cm　20 ~ 30 min

　E. 30 ~ 40 cm　15 ~ 20 min

二、多选题

1. 热疗禁用于（　　　）

　A. 急腹症未确诊前　　　　　　　　B. 面部危险三角区感染化脓时

　C. 各种器官内出血　　　　　　　　D. 软组织挫伤前两天

　E. 昏迷、瘫痪、循环不良者保暖

2. 有关用冷的作用描述正确的是（　　　）

　A. 减轻局部充血或出血　　　　　　B. 减轻疼痛

　C. 制止炎症扩散和化脓　　　　　　D. 降低体温

　E. 解除肌肉痉挛及强直收缩

三、简答题

1. 冷热疗法是简便易行的方法，在日常生活中很多情况下都可运用该方法来缓解症状。请问在家庭中如何就地取材来实现冷热疗？

2. 遇到鼻出血、牙痛、运动扭伤者应如何正确应用冷疗法？

3. 除教材临床新进展里罗列的外，你还能列出生活中有哪些产品是运用了冷热疗法的原理吗？

（朱晓玲）

单元二　搬运病人法

【教学目标】

一、认知目标

1. 能列举各种搬运法的应用对象。

2. 能说出如何检查轮椅、平车性能。

3. 能叙述各种搬运法的注意事项。

二、能力目标

1. 能根据病人的特点选择合适的搬运方法，做到安全高效，省时节力。

2. 能正确使用轮椅、平车运送病人。

三、情感态度和思政目标

1. 在运送过程中保持细心，热情的态度。

2. 注意病人安全、舒适及护士自身的安全防护。

【模拟情境练习】

📋 项目一 轮椅运送法

一、案例导入

王建国，男，58 岁。咳嗽、咳痰、呼吸困难不能平卧。现病人遵医嘱需外出进行胸部 CT 检查。

作为责任护士，请你用轮椅将病人运送至 CT 室。

📹 视频 7-2-1-1 轮椅运送法完整操作

二、操作目的

护送不能行走但能坐起的病人入院、出院、检查、治疗或室外活动，帮助病人活动，促进血液循环及体力恢复。

三、操作流程

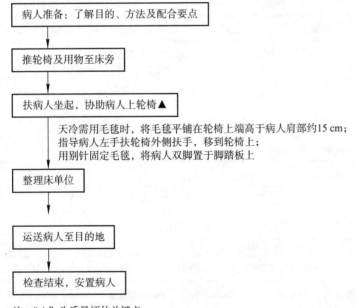

```
病人准备：了解目的、方法及配合要点
            │
            ▼
推轮椅及用物至床旁
            │
            ▼
扶病人坐起，协助病人上轮椅▲
            │   天冷需用毛毯时，将毛毯平铺在轮椅上端高于病人肩部约15 cm；
            │   指导病人左手扶轮椅外侧扶手，移到轮椅上；
            │   用别针固定毛毯，将病人双脚置于脚踏板上
            ▼
整理床单位
            │
            ▼
运送病人至目的地
            │
            ▼
检查结束，安置病人
```

注："▲"为质量评估关键点

四、精细动作解析

1. 检查轮椅性能 检查轮椅的车轮、椅座、椅背、脚踏板、制动闸等各部件性能，保证安全。

2. 放置轮椅 使椅背与床尾平齐，椅面朝向床头（图 7-2-1-1），缩短距离，便于病人坐入轮椅；扳制动闸使轮椅制动，防止轮椅滑动；翻起脚踏板，方便病人入坐。

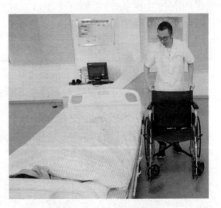

图 7-2-1-1 放置轮椅

五、护士用语

1. 操作前解释

（1）核对病人信息："您好，请让我看一下您的手腕带。"

（2）解释操作目的："为了解您肺部情况，您需要去拍胸部 CT，由于您的身体比较虚弱，我用轮椅运送您好吗？"

2. 操作中指导

（1）人文关怀："天气有点凉，给您准备毛毯。"

（2）保证病人安全："请您扶住椅子的扶手，尽量往后坐。"

（3）指导配合："走，我们坐好了，去做检查吧！"

3. 操作后嘱咐 "检查完了，您好好休息。有什么需要请按床头铃，我会经常过来看您。"

六、技能考核

轮椅运送法操作步骤及评分标准见表 7-2-1-1。

表 7-2-1-1　轮椅运送法操作步骤及评分标准

项目	内容	分值	自评	互评
自身准备	衣帽整洁$_1$，洗手$_1$，戴口罩$_1$	3		
用物准备	轮椅（性能良好），毛毯或棉被（根据需要）$_2$，仔细检查轮椅的性能$_2$	4		
环境准备	移开障碍物，保证环境宽敞$_2$	2		
病人准备	病人了解轮椅运送的方法和目的，能主动配合操作$_1$，评估意识状态$_{0.5}$、皮肤情况$_{0.5}$、自理能力$_{0.5}$、活动耐力$_{0.5}$ 及各种管路情况$_1$	4		
	核对床号$_1$、姓名$_1$，说明操作目的和配合方法$_1$，鼓励病人参与$_1$	4		
操作过程	夹闭引流管路，妥善放置$_2$	2		
	天冷时将毛毯或棉被平铺在轮椅上、上端高过病人颈部 15 cm 左右$_1$	1		
	将轮椅推至病人健侧床旁$_1$，使椅背与床尾平齐$_2$，椅面朝向床头$_2$，将闸制动$_2$，翻起脚踏板，防止轮椅滑动$_2$	9		
	扶病人坐起，嘱病人以手掌撑在床面维持坐姿$_5$，协助穿衣及鞋袜$_4$	9		
	护士站轮椅背后，两手臂压住椅背，一只脚踏住椅背下面横挡固定轮椅$_5$，协助病人下床，转身，扶着轮椅的扶手坐入轮椅$_5$，身体置于椅座中部，抬头向后靠坐稳$_5$	15		
	翻下脚踏板，协助病人双脚置于其上$_5$	5		
	天冷时将毛毯或棉被上端围在病人颈部$_2$，两侧围裹病人双臂$_2$，余下的部分围裹病人上身、下肢和双脚$_3$	7		
	整理床单位$_2$，铺暂空床$_3$，观察病人，确定无不适后，松闸$_2$，推病人至目的地$_3$	10		
操作后处理	检查结束后，送病人至床边，协助病人下轮椅$_2$。将轮椅推至床旁$_1$，制动$_2$，翻起脚踏板$_2$，协助病人上床$_3$，安置好病人$_2$	12		

续表

项目	内容	分值	自评	互评
综合评价	1. 评判性思维：相关理论知识及操作注意事项。 2. 操作要求：动作熟练、轻稳、正确、规范；有较强的爱伤观念，遵循节力原则。 3. 人文关怀：关爱病人，与病人有效沟通，具备一定的整体护理能力。 4. 其他要求：时间 15 min。	13		
总分		100		

主考人：_____　　　　　　　　　　　　　　　　考试时间：___年___月___日

项目二　平车运送法

一、案例导入

张小刚，男，58 岁，体重 75 kg。今晨起床时发现右侧肢体无力，不能运动，口角歪斜，言语不清。感头痛、头晕，无大小便失禁。2 h 后来我院急诊。

作为责任护士，请遵医嘱使用平车将病人运送至 CT 室进行头颅 CT 检查。

视频 7-2-2-1　平车运送法完整操作

二、操作目的

护送不能坐起的病人入院，做特殊检查、手术或转运。

三、操作流程

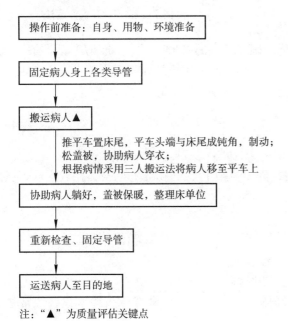

操作前准备：自身、用物、环境准备

↓

固定病人身上各类导管

↓

搬运病人▲

推平车置床尾，平车头端与床尾成钝角，制动；
松盖被，协助病人穿衣；
根据病情采用三人搬运法将病人移至平车上

↓

协助病人躺好，盖被保暖，整理床单位

↓

重新检查、固定导管

↓

运送病人至目的地

注："▲"为质量评估关键点

四、精细解析

1. 单人搬运法　嘱病人双手交叉于护士颈后，护士一只手前臂自病人腋下伸到肩部外侧，另一只前臂伸到病人大腿下，抱起病人移步转身，将病人轻放于平车上，并使病人躺卧舒适（图 7-2-2-1）。

2. 双人搬运法　护士甲一只手臂托住病人的头、颈、肩部，另一只手臂托住腰部，护士乙一手臂托住臀部，另一只手臂托住腘窝，两人合力抬起，使病人身体稍向护士侧倾斜，护士同时移步至平车旁，将病人轻放于平车上，使病人躺卧舒适（图 7-2-2-2）。

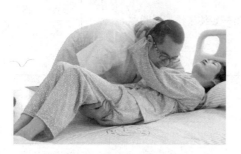

图 7-2-2-1　单人搬运法

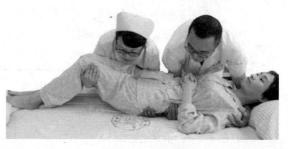

图 7-2-2-2　双人搬运法

3. 三人搬运法　搬运者甲、乙、丙站在同侧床边，将病人双手交叉于胸腹前，移至床边；靠床头的护士甲一手臂托住病人的头、颈、肩部，一手臂托住胸背部，中间的护士乙分别托住腰部和臀部，靠床尾的护士丙手臂托住膝部和小腿处，三人同时用力抬起病人，移步至平车，把病人轻放于平车上，使病人躺卧舒适（图 7-2-2-3）。

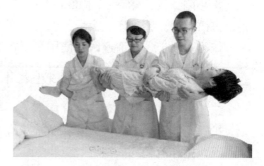

图 7-2-2-3　三人搬运法

4. 运送病人　运送过程中要注意始终保持病人躺卧在平车中间，严密观察病人情况，确保病人的安全、舒适。推车速度适宜，病人头部应卧于大轮端，以减少颠簸引起的不适；推车时护士应站在病人头侧，以便于观察病情。推病人上下坡时，病人头部应在高处一端，以免引起不适。

五、护士用语

1. 操作前解释

（1）核对病人信息："您好，请让我看一下您的手腕带。"

（2）解释操作目的："根据您的病情，需要去拍个 CT，由于您的身体比较虚弱，我用平车运送您去 CT 室好吗？"

2. 操作中指导

（1）操作中人文关怀："您好，我们慢一点，不着急。让我来看一下您手上的输液管有没有被压。""好了，我们现在就去做检查了。"

（2）指导病人配合："来，请您向平车中间移，慢一点。"

3. 操作后嘱咐　"检查完了，您好好休息。有什么需要请按床头铃，我会经常过来看您。"

六、技能考核

平车运送病人法操作步骤及评分标准见表 7-2-2-1。

表 7-2-2-1　平车运送病人法操作步骤及评分标准

项目	内容	分值	自评	互评
自身准备	衣帽整洁$_1$，洗手$_1$，戴口罩$_1$	3		
用物准备	平车（检查是否完好）$_1$，毛毯（或盖被）$_{0.5}$，枕头$_{0.5}$	2		
环境准备	移开障碍物，保证环境宽敞$_2$	2		
病人准备	核对床号$_1$、姓名$_1$，说明操作目的和配合方法，鼓励病人参与$_1$，病人能主动配合$_1$。评估意识状态$_{0.5}$、皮肤情况$_{0.5}$、自理能力$_{0.5}$、活动耐力$_{0.5}$及管路情况$_1$	7		
操作过程	夹闭引流管路，妥善放置$_1$	1		
	将毛毯或盖被平铺于平车上$_1$，平车头端与床尾成钝角$_2$。提起对侧护栏$_1$，固定平车$_2$	6		
	松开盖被，协助病人穿好衣裤$_2$	2		
	1. 单人搬运法：嘱病人双手交叉于护士颈后$_2$，护士一只前臂自病人腋下伸到肩部外侧$_2$，另一只前臂伸到病人大腿下$_2$，抱起病人移步转身轻放平车上$_5$，病人躺卧舒适$_1$	12		
	2. 双人搬运法：护士甲手臂托住病人头颈肩部和腰部$_5$，护士乙手臂托住臀部和腘窝$_5$，合力抬起，病人身体向护士侧倾斜，两人同时移步至平车轻放$_4$，病人躺卧舒适$_1$	15		
	3. 三人搬运法：护士甲手臂托住病人头颈肩部，一只手臂托住胸背部$_3$，乙托住腰部和臀部$_3$，丙托住膝部和小腿$_3$，三人同时用力抬起病人至平车轻放$_5$，病人躺卧舒适$_1$	15		
	盖好毛毯，先盖脚端$_1$，再盖两侧$_1$，把近头端毛毯的两角向外翻折，露出头部$_1$	3		
	运送病人：病人躺卧平车中间$_2$，严密观察，确保病人的安全、舒适$_2$。推车速度适宜，病人头部应卧于大轮端$_3$；推车时护士应站在病人头侧$_3$。推病人上下坡时，病人头部应在高处端$_5$	15		
操作后	送病人至床边，搬运病人至床上$_2$；安置好病人$_2$	4		
综合评价	1. 评判性思维：相关理论知识及操作注意事项$_3$ 2. 操作要求：动作熟练、轻稳、正确、规范；有较强的爱伤观念，遵循节力原则$_5$ 3. 人文关怀：关爱病人，与病人有效沟通，具备一定的整体护理能力$_3$ 4. 其他要求：时间 15 min$_2$	13		
总分		100		

主考人：_____　　　　　　　　　　　　　考试时间：___年___月___日

【知识链接】

一、相关理论点

（一）人体力学的应用

1. 常用的力学原理　人体力学是运用力学原理研究维持和掌握身体平衡，以及人体从一种姿势变为另一种姿势时身体如何有效协调的一门科学。护士在工作中正确运用人体力学原理可增进病人的舒适感，促进康复，同时可避免自身肌肉过度紧张，提高工作效率。在护理工作中，常用的力学原理包括杠杆作用（如平衡杠杆、省力杠杆及速度杠杆）、摩擦力（如静摩擦力、滑动摩擦力及滚动摩擦力）及平衡与稳定。

2. 运用人体力学的原则

（1）正确的站立姿势。

（2）维持较大的支撑面：人体的支撑面为两脚之间的距离，支撑面越大，稳定性越大。所以，护士在进行护理操作时，应两脚前后或左右分开，以扩大支撑面，利于保持身体的平衡。

（3）维持较低的重心：重心越低，稳定性越大。所以对于工作平面较低的技术操作，如护士铺床时，应两脚前后或左右分开，屈髋屈膝，降低重心，增加稳定性。

（4）尽可能让重力线通过支撑面，减少身体重力线的偏移。护士在做翻身、擦浴、注射等护理操作时，应尽量将病人的身体靠近护士，同时用下蹲代替弯腰，减少重力线偏移，有助于增加护士的稳定，减少腰部肌肉做功。

（5）利用杠杆作用。

（6）尽量使用大肌肉或多肌群。

（7）用最小的肌力做功。

（二）各种搬运法比较

各种搬运法比较详见表 7-2-3-1。

表 7-2-3-1　各种搬运法一览表

搬运法	适用对象	操作要点
挪动法	病情允许，能自行移动者	平车紧靠床边，大轮端靠床头；制动；病人上半身→臀部→下肢依次挪动；移回床上方向相反
一人搬运法	病情较轻，不能自行活动但体重较轻者	平车大轮端与床尾成钝角；制动；一侧臂自病人腋下伸至对侧肩外侧，另一侧臂伸入病人股下至对侧；病人双臂交叉依附于搬运者颈后
二人搬运法	病情较轻，不能自行活动但体重较重者	平车大轮端与床尾成钝角；制动；病人双手交叉于胸腹前；甲托住头颈肩和腰部；乙托住臀部和膝部，两人同时抬起病人
三人搬运法	不能自行活动但体重较重者	甲托住病人头、颈、肩部和胸背部，乙托住腰部和臀部，丙托住膝部和小腿，三人同时抬起病人
四人搬运法	颈椎、腰椎骨折或病情较重者	同挪动法准备；病人臀下铺帆布中单；甲站床头托住头颈肩部；乙站床尾托住两腿；丙、丁站两侧；四人紧抓中单四角同时用力抬起

（三）搬运法注意事项

1. 操作前检查搬运用具的性能是否完好，保证安全。

2. 二人或三人搬运时，搬运者按高矮排序，高者站在病人头侧，使病人头部位于高处，以减轻不适。

3. 搬运时动作轻稳，协调一致，确保病人安全、舒适。

4. 推车途中注意

（1）病人头部卧于平车的大轮端。

（2）护士站在病人头侧，随时观察病情变化。

（3）上下坡时病人头部应位于高处。

（4）注意保暖，车速适宜，病人身上有管道者要固定妥当并保持通畅。

（5）操作中应用节力原则。

二、临床新进展

（一）担架运送法

1. 特点　在急救过程中，担架是运送病人最基本、最常用的工具。运送病人舒适平稳，对体位影响较小，乘各种交通工具时上下方便，且不受地形、道路等条件限制。

2. 注意事项

（1）搬运时应动作轻稳，协调一致，确保病人安全、舒适。

（2）胸、腰椎损伤病人使用硬板担架。

（3）上下交通工具或上下楼时，保持病人的头部始终处于高位。

（4）平地运送时，病人的头部在后，便于观察病情。

（二）过床器

过床器又称过床易，是目前应用于临床、辅助过床的器具。它是采用轻型材料作载体，并利用特殊的光滑材料作外罩，利用两者之间的平滑移动帮助病人平稳、安全地达到过床或移位的目的。过床器既可避免在搬运病人过程中造成不必要的损伤，又可提高护理质量，极大地降低了护理人员的劳动强度。

1. 使用方法

（1）首先，把推车的高度升降到和病床、手术台一样的高度，推车紧靠病床，在推车、床两侧各站一人。

（2）将病人从床上过床到推车上时，站在病床一侧的护士两手各扶持病人的肩部和臀部，轻轻将病人侧搬超过 30° 左右，推车侧的护士将过床器滑入病人身体下方 1/3 或 1/4 处，病床侧护士托住病人肩部和臀部向上 45° 左右用力慢慢往下推，另一侧护士也要托住病人的肩部和臀部，防止滑得太快，发生意外。当病人完全过床到推车上时，推车侧人员要侧搬病人 30°，另一人将过床器取出，实现安全、平稳、省力地过床。

（3）如果床和推车之间有落差（不能超过 15 cm），过床时可利用病人身体下方的中单，操作和之前的步骤大致一样。侧搬病人时，拉起中单的两角，放入过床器。过床时，两人同时拉起中床单的四角，一侧向前推，另一侧轻拉。当病人完全过床到推车上时，同前法取出过床器。

2. 注意事项

（1）护理人员要熟练掌握过床器的使用方法，才能发挥过床器的功效。

（2）床和推车之间不能有缝隙，其距离和落差均不能超过 15 cm。

（3）过床时要把推车的四轮锁住，以免过床时发生推车移位。

（4）操作时不能用太大力向前或大力提中单，以免发生意外。

【自测反思】

一、单选题

1. 护士在帮助病人坐轮椅时不正确的操作是（　　　）
   - A. 下坡时要减慢速度，注意观察病情
   - B. 护士站在轮椅后面固定轮椅防止滑动
   - C. 病人坐好后，翻起脚踏板
   - D. 身体不能平衡者应系安全带
   - E. 嘱病人尽量靠后坐
2. 护士在用平车运送病人的过程中，下列不正确的是（　　　）
   - A. 保持车速平稳
   - B. 病人头部要卧于大轮端
   - C. 骨折病人车上要垫木板，并将骨折部位固定好
   - D. 保持引流管及输液管通畅
   - E. 护士要站在病人足端，以利于观察病情
3. 两名护士搬运病人的方法正确的是（　　　）
   - A. 甲托背部，乙托臀部
   - B. 甲托头、颈、肩、腰部，乙托臀、膝部
   - C. 甲托头、背部，乙托臀、膝部
   - D. 甲托头部，乙托臀部
   - E. 甲托头、肩部，乙托臀、小腿部

二、简答题

1. 用平车运送病人时应注意什么？
2. 护士在协助病人上轮椅时，如何保证病人的安全？

（张小曼）

单元三　身　体　约　束

【教学目标】

一、认知目标

1. 能叙述使用约束带的适应证。
2. 能列举约束带使用不当的并发症和意外情况。

二、能力目标

1. 能正确完成约束带操作，松紧合适，肢体处于功能位，约束效果好。
2. 能掌握保护具应用的适应证，做好使用记录。

三、情感态度和思政目标

1. 能养成关爱病人的职业情感和职业态度。
2. 能确保病人使用约束带安全、舒适。
3. 在使用约束带前取得病人或家属的知情同意，维护病人自尊。

【模拟情境练习】

项目 身体约束

一、案例导入

张琳，女，35 岁。自今年 3 月初，无端猜疑其丈夫要害死她，因而不敢吃饭、睡觉，随时听到丈夫在辱骂她，时常对空指骂。10 月下旬后，情绪消沉，曾欲跳楼自杀未遂一次。今因在家对儿子打骂，并用菜刀砍伤路人而被送入我院心理卫生中心治疗，医嘱给予抗焦虑治疗，住院期间由其丈夫李庆照顾，今病人将输液针拔出，无法进行下一步治疗。

因病人出现拔针和自伤行为，遵医嘱请你为该病人使用保护具。

二、操作目的

限制病人身体某部位的活动，维护病人安全与治疗效果。

三、操作流程

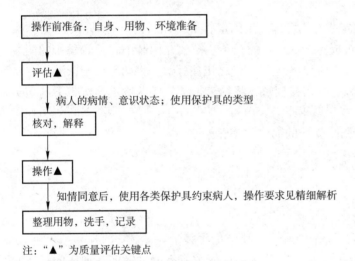

注："▲"为质量评估关键点

四、精细解析

1. 约束带使用指征

（1）因意识改变或烦躁不安影响病人治疗的安全性和有效性。

（2）病人有自我伤害的可能。

（3）医护操作困难，为确保病人安全并及时执行治疗、护理措施而需将病人临时制动。

2. 各类保护具的使用方法

（1）床档：将床沿两边床档拉起固定。

（2）宽绷带约束：先用棉垫包裹手腕或踝部，再用宽绷带打成双套结（图 7-3-1-1），套在棉垫外，稍拉紧，使之不脱出，松紧度以不影响血液循环为宜，然后将绷带系于床沿。

（3）肩部约束带：大单固定或专用肩部约束固定。

1）大单固定：枕头横立于床头，将大单斜折成长条放在病人肩背部下，将带的两端由腋下经肩前绕至肩后，从横在肩下的单子上穿出，再将两端系于床档上。

2）肩部约束带固定：病人两侧肩部套上袖筒，腋窝衬棉垫（图 7-3-1-2），两袖筒上的细带在胸前打结固定，将两条长带子系于床头。

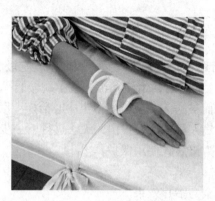 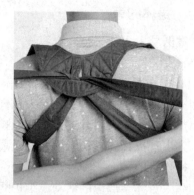

图 7-3-1-1　腕部约束带　　　　　　　图 7-3-1-2　肩部约束带

（4）膝部约束带：大单固定或专用膝部约束固定。

1）大单固定：将大单斜折成宽约 30 cm 的长条，横放在两膝下，拉着宽带的两端向内侧压盖在膝上，并穿过膝下的横带，拉向外侧使之压住膝部，将两端系于床沿。

2）膝部约束带固定：两膝、腘窝衬棉垫，将约束带横放于两膝上，宽带下的两头系带各固定一侧膝关节，然后将宽带系于床沿。

（5）支被架：将架子罩于防止受压的部位，盖好盖被。

🎬 视频 7-3-1-1　保护具的应用完整操作

五、护士用语

1. 操作前解释

（1）核对病人信息："张大姐，请让我看一下您的手腕带。"

（2）解释操作目的，征得家属同意："李大哥，张大姐有躁动倾向，现在要将她的四肢约束起来，防止她拔针和自伤行为，请您不用担心，这项约束对她没有影响，知情同意书您已签署是吗？那我现在给张大姐用上保护具，请您理解和配合。"

2. 操作中指导

（1）评估约束部位："我看一下皮肤情况。张大姐，您手腕部皮肤完整，没有血运障碍，等会儿约束带就绑在这里。"

（2）操作中人文关怀："张大姐，您感觉怎么样？紧吗？"

3. 操作后嘱咐

（1）操作后核对："请再跟我核对下您的基本信息。"

（2）健康宣教："约束带已经给大姐您绑好了，拉起床档也是为了保护大姐。现在是11 点钟，每两个小时我将松开约束带一次，请您注意约束部位的血液循环和皮肤状况，如有任何问题请及时按铃通知我，床头铃就在这里。请先休息，我过会儿再来看她。"

六、技能考核

身体约束操作步骤及评分标准见表 7-3-1-1。

表 7-3-1-1　身体约束操作步骤及评分标准

项目	内容	分值	自评	互评
自身准备	衣帽整洁$_1$，洗手$_2$，戴口罩$_2$	5		
环境准备	环境宽敞$_1$、明亮$_1$、安全$_1$、安静$_1$	4		
用物准备	床单元$_1$，棉垫数块$_1$，约束带$_1$，洗手液$_1$，知情同意书$_1$	5		
核对，解释	核对床号$_1$、姓名$_1$、住院号$_1$，解释操作目的、过程及配合方法$_2$	5		
病人准备	携用物至床旁$_1$，知情同意$_1$，安置病人卧位$_2$，将床沿两边床档拉起固定$_2$	6		
操作过程	1. 宽绷带：先用小棉垫包裹住手腕和踝部$_2$，再将宽绷带打成双套结$_2$，套在棉垫外稍拉紧$_2$，将两端固定于床沿$_2$	8		
	2. 肩部约束带：两侧腋窝垫上棉垫$_2$，肩部套上袖筒$_2$，两袖筒上细带在胸前打结固定$_2$，两条较宽的长带尾端系于床头$_2$，打结固定$_1$，必要时将枕头横立于床头$_2$	11		
	3. 膝部约束带：先将两膝、腘窝垫上棉垫$_2$，将约束带横放于两膝上$_2$，宽带下的两头带分别固定一侧膝关节$_4$，然后将宽带两端系于床沿固定$_2$	10		
	4. 尼龙搭扣约束带：在被约束部位垫上棉垫$_2$，将约束带置于关节处$_2$，对合约束带上的尼龙搭扣$_2$，调整好松紧度$_2$，然后将带子固定于床沿$_2$	10		
	5. 约束手套法：使用时对准病人五手指戴上$_3$，将系带系于床边$_2$	5		
	将支被架罩于防止受压的部位$_3$，盖好盖被$_2$	5		
操作后处理	妥善安置病人$_1$，询问病人感觉$_1$，注意观察病人肢体远端的血液循环状况$_3$	5		
	整理床单位$_1$，洗手$_1$，记录使用约束带的原因$_1$、时间$_1$、每次观察结果$_2$、相应的护理措施$_1$、解除约束的时间$_1$	8		
综合评价	1. 评判性思维：相关理论知识及操作注意事项$_3$ 2. 操作要求：动作节力$_1$、熟练$_2$、轻稳$_1$、正确$_1$ 3. 人文关怀：关爱病人$_1$，与病人有效沟通，具备整体护理能力$_3$ 4. 操作时间：10 min$_2$	13		
总分		100		

主考人：_____　　　　　　　　　　　　考试时间：____年____月____日

【知识链接】

一、相关理论点

（一）概念

1. 保护具　是用来限制病人身体或身体某部位的活动，以达到维护病人安全与治疗护理效果的各种器具，包括床档、约束带、支被架等。

2. 约束带　是用于保护躁动的病人，限制身体或约束失控肢体活动，防止病人自伤或坠床的布类器具。

（二）约束带种类

根据不同使用部位，约束带可分为肩部约束带、肘部约束带、膝部约束带、保护器、约束手套、约束衣等。

（三）使用保护具的注意事项

1. 严格掌握保护具应用的适应证，维护病人自尊，不能以约束来对病人进行威胁或处罚。

2. 保护具只能短期使用，使用时肢体应处于功能位置，并协助病人翻身，保证病人安全、舒适。

3. 使用约束带时，约带下应垫衬垫，固定须松紧适宜，松紧度以能伸入 1 ~ 2 指为宜。注意每 15 ~ 30 min 观察受约束部位的血液循环，包括皮肤的颜色、温度、活动及感觉等；每 2 h 定时松解一次，并改变病人的姿势，以及适当运动受约束的肢体，必要时进行局部按摩，促进血液循环。

4. 记录使用保护具的原因、时间、每次观察的结果、执行相应的护理措施、解除约束的时间。

5. 注意由于约束带而引起的活动不便，可将呼叫器置于病人手边，加强巡视，及时满足病人合理的身心需求。

二、临床新进展

现临床上推出几款磁控约束带（图 7-3-2-1，图 7-3-2-2），该约束带利用磁控感应的方法，必须通过磁控钥匙与磁扣锁头相感应才能使磁扣锁头与锁钉松开开锁，其防护安全性强，使用更加简单，方便快捷。

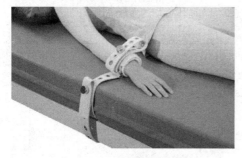

图 7-3-2-1　腕部磁控约束带

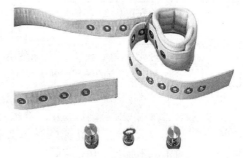

图 7-3-2-2　磁控约束带

【自测反思】

一、单选题

1. 使用约束带时，病人肢体应保持（　　　）

    A. 功能位置　　　　　　　　　　B. 病人喜欢的位置

    C. 常易变换的位置　　　　　　　D. 治疗的强迫位置

    E. 生理运动位置

2. 患儿 5 岁，右上肢烫伤，因疼痛大声哭闹，评估后需使用保护具，不正确的方法是（　　　）

A. 使用前向病人及家属解释　　　　B. 属于保护性制动措施，只能短时间使用

C. 约束带下垫衬垫，松紧适宜　　　　D. 将左上肢外展固定于身体左侧

E. 定时观察约束部位皮肤的颜色和温度

二、简答题

1. 简述保护具的种类。

2. 请写出使用保护具的注意事项。

3. 请写出使用保护具时应准确记录的要点。

（傅　静）

单元四　洗　胃　法

【教学目标】

一、认知目标

1. 能陈述洗胃的目的及注意事项。

2. 能选择各种药物中毒的灌洗溶液。

二、能力目标

1. 能正确识别病人的中毒情况。

2. 能正确评估病人的意识状态、瞳孔及生命体征的变化。

3. 能正确完成各种洗胃操作。

三、情感态度和思政目标

1. 对服毒自杀拒绝洗胃者能给予耐心劝导、安慰、关心和鼓励。

2. 工作中始终保持耐心、和蔼的态度。

【模拟情境练习】

项目　全自动洗胃机洗胃法

一、案例导入

陈晓梅，女，23 岁，农民。病人 5 h 前自服奥沙西泮片（每片 15 mg）约 50 片急诊入院。来院时精神差，面色苍白，对答切题，自述感乏力，无头痛及恶心、呕吐。体检：体温 36.2℃，脉搏 96 次 / 分，呼吸 21 次 / 分，血压 126/77 mmHg。因病人拒绝口服催吐，医嘱予洗胃机洗胃 st。

作为急诊科护士，请你应用全自动洗胃机立即为该病人进行洗胃。

二、操作目的

1. 解毒。

2. 减轻幽门梗阻病人的胃黏膜水肿。

3. 为某些手术或检查做准备，如胃肠道手术前。

三、操作流程

操作前准备：自身、用物准备

↓

携用物至病人床旁

↓

核对，解释

→ 向病人和家属解释操作目的

病人准备▲

协助病人取合适卧位，围好围裙或铺好治疗巾，放弯盘于口角旁，污物桶置床旁；
接通电源，检查全自动洗胃机功能完好，并连接好管道；
润滑胃管前端、插管，双人证实胃管在胃内后固定；▲
↓ 将配好的洗胃液倒入水桶，连接胃管，调节药量流速

洗胃▲

按"手吸"键，吸出胃内容物并送检；
再按"自动"键，机器开始进行自动冲洗；
如有管路不畅，交替按"手冲"和"手吸"键反复冲吸，通畅后按"手吸"键吸出胃内残留
液体，按"自动"键，恢复自动洗胃，直至洗出液澄清无味为止；
洗胃过程中，应注意观察有无洗胃并发症的发生

↓

洗胃完毕，反折胃管，拔出

↓

整理用物，洗手，记录

注："▲"为质量评估关键点

四、精细解析

1. 插胃管法

（1）洗手，戴口罩，确认病人身份，解释取得配合。

（2）安置合适的体位，拉床帘。

（3）测量插入长度：前额发际到剑突的距离，润滑胃管前1/3。

（4）放置开口器，由开口器孔内插入胃管55
~60 cm，通过三种检测方法双人确定胃管在胃
内。

（5）妥善固定胃管（图7-4-1-1）。

2. 全自动洗胃机的使用　先按"手吸"键，
吸出胃内容物并送检；再按"自动"键，机器开
始进行自动冲洗。

如有管路不畅，交替按"手冲"和"手吸"
键反复冲吸，通畅后按"手吸"键吸出胃内残留
液体，然后按"自动"键，恢复自动洗胃，直至
洗出液澄清无味为止。

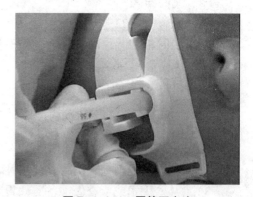

图7-4-1-1　胃管固定法

五、护士用语

1. 操作前解释

（1）核对病人信息："陈晓梅，请让我看一下您的手腕带。"

（2）解释操作目的："陈晓梅，您服了过量药物，不愿口服催吐，现医生给您开了医嘱需要洗胃，等会插胃管会有一些不舒服，需要您的配合，我叫您吞的时候您就像吞面条一样往里吞。"

2. 操作中指导

（1）指导配合："好，吞，吞，非常好，您有些恶心，我们先深呼吸几次，再继续，吞，吞，好的，管子插到所需长度了。"

（2）人文关怀："管子有些粗，会有些不舒服，您稍微忍耐一下，等会儿我们洗胃结束了就拔管，我先给您接上洗胃机，过程中如有不适可以举手示意我，我都会在您身边陪着您的。""好了，现在洗胃结束了，可以把胃管拔了。"

3. 操作后嘱咐　"您现在感觉好点了吗？如果有不适，请及时按铃叫我，您先休息，我过会儿再来看您。"

六、技能考核

洗胃操作步骤及评分标准见表 7-4-1-1。

表 7-4-1-1　洗胃操作步骤及评分标准

项目	内容	分值	自评	互评
自身准备	衣着整齐$_1$，洗手$_1$，戴口罩$_1$，戴手套$_2$	5		
用物准备	无菌洗胃包（内有胃管，纱布，镊子），塑料围裙或橡胶单，治疗巾，棉签，弯盘，水温计，胶布，液状石蜡，量杯，必要时备无菌压舌板、牙垫、张口器、舌钳（放于治疗碗内）、检验标本容器或试管、毛巾；全自动洗胃机$_5$	5		
病人准备	评估病人情况$_5$	5		
	推治疗车至床尾$_1$，核对，解释$_2$，围上床帘$_2$	5		
	取合适体位$_2$，有义齿取下$_2$	4		
	橡胶围裙围于病人胸前$_4$	4		
操作过程	检查胃管$_2$，润滑胃管前端$_2$	4		
	指导病人配合$_2$，插管方法正确$_8$，胃管插入 55 ~ 60 cm，同时观察有无恶心、呼吸困难等，及时处理	10		
	证实胃管在胃内的三种方法正确$_6$	6		
	吸尽胃内容物，灌洗方法正确$_3$，灌洗彻底$_3$	8		
	观察病情与洗出液的性质$_2$、量$_2$、色$_2$、气味$_2$	8		
	反折胃管迅速拔出，拔管方法正确$_5$	5		
	漱口$_2$，擦脸$_2$，整理床单位$_2$	6		
操作后处理	处理用物$_2$，洗手$_2$，脱口罩$_2$，脱手套$_2$	8		
	记录执行时间$_2$及护理效果$_2$	4		

续表

项目	内容	分值	自评	互评
综合评价	1. 评判性思维：相关理论知识及操作注意事项$_3$ 2. 操作要求：动作节力$_1$、熟练$_2$、轻稳$_1$、正确$_1$ 3. 人文关怀：关爱病人，与病人有效沟通，具备整体护理能力$_3$ 4. 操作时间：15 min$_2$	13		
总分		100		

主考人：_____   考试时间：____年____月____日

【知识链接】

一、相关理论点

（一）概念

洗胃（gastric lavage）是将胃管插入病人胃内，反复注入和吸出一定量的溶液，以冲洗并排除胃内容物，达到减轻或避免吸收中毒目的的胃灌洗方法。

（二）洗胃前评估

1. 病人中毒情况。如中毒时间、途径，摄入毒物的种类、剂型、浓度、量等，来院前的处理措施，是否曾经呕吐，以及洗胃的禁忌等。

非腐蚀性毒物中毒的病人可以进行洗胃，如催眠药、有机磷、重金属类与生物碱等食物或药物中毒的病人。

洗胃禁忌证：强腐蚀性毒物（如强酸、强碱）中毒、胸主动脉瘤、肝硬化伴食管静脉曲张、近期内有上消化道大出血及胃穿孔病人。上消化道溃疡、癌症病人不宜洗胃。

2. 病人的生命体征，意识状态及瞳孔的变化，口腔黏膜的情况，口中异味等。

3. 病人的心理状态、合作程度及对洗胃的耐受力。

（三）口服催吐洗胃法

口服催吐洗胃法操作步骤及要点见表 7-4-2-1。

表 7-4-2-1　口服催吐洗胃法操作步骤及要点

操作步骤	要点说明
1. 洗手，戴口罩，备齐用物携至床旁	
2. 核对，解释，取得合作	
3. 协助病人取合适卧位，铺好橡胶单及治疗巾，弯盘放于口角旁，污物桶放置座位前或床旁	
4. 嘱咐病人自饮大量洗胃液，然后吐出，必要时可用压舌板压舌根催吐	一次饮液量约为 500 ml
5. 反复多次进行，直到吐出的液体澄清无味时为止	表示毒物已经干净 催吐过程中，应随时观察吐出物的性状和病人的情况
6. 协助病人漱口，擦净脸部	
7. 记录	记录洗胃液的名称、吐出物的性状、病人的反应

（四）漏斗洗胃法

漏斗洗胃法操作步骤及要点见表 7-4-2-2。

表 7-4-2-2 漏斗洗胃法操作步骤及要点

操作步骤	要点说明
1. 洗手，戴口罩，备齐用物携至床旁	
2. 核对，解释	
3. 协助病人取合适卧位，铺好橡胶单及治疗巾，置弯盘于口角旁，污物桶放座位前或床旁	
4. 液状石蜡润滑胃管前段，由口腔插入 55 ~ 60 cm，通过三种检测方法双人证实胃管在胃内后，胶布固定	插入长度为前额发际至剑突的距离 插管动作应轻、稳、准，尽量减少对病人的刺激
5. 置漏斗低于胃部水平位置，挤压橡胶球，抽尽胃内容物	利用挤压橡胶球所形成的负压作用，抽出胃内容物 一次灌入量以 300 ~ 500 ml 为宜
6. 举漏斗高过头部 30 ~ 50 cm，每次将洗胃液倒入 300 ~ 500 ml，当漏斗内尚余少量溶液时，迅速将漏斗倒向污水桶内	每次入量和出量应基本相等，否则易导致胃潴留 应随时观察病人情况和洗出液的性状 防止管内液体误入气管
7. 如此反复灌洗直至洗出液澄清无味为止	
8. 洗胃完毕，反折胃管拔出	
9. 协助病人漱口、洗脸，必要时更衣，嘱咐病人卧床休息	记录灌入液的名称、洗出液的性状、病人的反应
10. 记录	

（五）电动吸引器洗胃法

电动吸引器洗胃法操作步骤及要点见表 7-4-2-3。

表 7-4-2-3 电动吸引器洗胃法操作步骤及要点

操作步骤	要点说明
1. 洗手，戴口罩，备齐用物携至床旁	
2. 核对，解释	
3. 协助病人取合适卧位，铺好橡胶单及治疗巾，置弯盘于口角旁，污物桶放座位前或床旁	
4. 接通电源，检查吸引器功能	吸引器负压宜保持在 13.3 kPa 左右，过高易损伤胃黏膜
5. 安装灌洗装置，将灌洗液倒入输液瓶内，挂于输液架上	
6. 润滑胃管前段，插管，通过三种检测方法证实胃管在胃内后用胶布固定	
7. 开动吸引器，吸出胃内容物	

续表

操作步骤	要点说明
8. 关闭吸引器，夹紧贮液瓶上的引流管，开放输液管，每次溶液流入胃内 300 ~ 500 ml；夹紧输液管，开放贮液瓶上的引流管，开动吸引器，吸出灌入的液体	
9. 反复多次灌洗直至洗出液澄清无味为止	
10. 洗胃完毕，反折胃管拔出	
11. 协助病人漱口、洗脸，必要时更衣，嘱病人卧床休息	
12. 记录	

（六）洗胃法的注意事项

1. 中毒物质不明时，先抽吸胃内容物送检，以确定毒物性质，然后用生理盐水或温开水洗胃，待毒物性质检查明确后，再用对抗剂洗胃。

2. 中毒较轻者取坐位或半坐卧位，较重者取左侧卧位，昏迷病人则取平卧位，头偏向一侧。

3. 每次灌入胃液量为 300 ~ 500 ml。如灌入量过多易引起急性胃扩张，胃内压增加会加速毒物吸收；也可引起液体反流导致呛咳，误吸。灌入量过少则会延长洗胃时间，不利于抢救的进行。

4. 洗胃液温度为 25 ~ 38℃，洗出液应到澄清无味为止。

5. 洗胃过程中，应注意观察有无洗胃并发症的发生，如出现病人有腹痛、洗出血性液体、急性胃扩张、胃穿孔、水中毒、水电解质紊乱、酸碱平衡失调、误吸等现象，应立即停止洗胃，并采取相应的急救措施。

6. 幽门梗阻病人宜饭后 4 ~ 6 h 或空腹时洗胃。

7. 全自动洗胃机的药管管口必须始终浸没在洗胃液的液面以下。

二、临床新进展

（一）各类洗胃机

📍 图 7-4-2-1 全自动洗胃机一

📍 图 7-4-2-2 全自动洗胃机二

（二）全自动洗胃与优质护理结合

目前临床上开展将全自动洗胃结合优质护理的护理模式。

1. 体位管理 洗胃时护士站在病人的头侧，有利于插管，病人保持去枕左侧卧位，且头低足高位，利于顺利排出胃内容物。

2. 置管护理 置管前将一次性硅胶胃管浸泡直至软化，指导病人服用液状石蜡以利于插管。另外，较敏感的病人插管前用2%利多卡因喷咽喉部，可减轻病人插管时的痛苦。置管前，予心理疏导，令其身心放松，再将胃管缓慢置入，置管达到测量的长度后停止，并用三种方法检查胃管是否在胃内。连接胃管，按"手吸"键，再按"自动"键，多次洗胃，直至达到标准。洗胃时，严密观察病人血压、心率、呼吸等生命体征情况，观察冲洗胃液性质情况。

3. 洗胃后护理 洗胃后主动多与病人交流，了解其中毒原因，予以关心，待病人情绪稳定后，交代注意事项，介绍成功案例。洗胃后需做好口腔护理，以淡盐水漱口，每4~6 h漱口一次；如病人意识未完全恢复，可用淡盐水擦拭口腔黏膜、牙齿。饮食方面，轻中度病人，禁食24 h；重度病人，需禁食24~48 h，之后从流食开始，逐渐过渡到半流食、普食，注意禁食碳水化合物，可选择维生素、蛋白质含量高的食物，适当补充氨基酸，油脂类食物需10天后食用。

【自测反思】

一、单选题

1. 病人在洗胃过程中感觉腹痛，有血性液体流出应（　　）

    A. 立即停止洗胃　　　　　　　　B. 边观察边洗胃

    C. 继续缓慢洗胃　　　　　　　　D. 休息片刻，继续洗胃

    E. 快速洗胃

2. 禁止洗胃的病人是（　　）

    A. 昏迷　　　　　　　　　　　　B. 胃潴留

    C. 腹主动脉瘤　　　　　　　　　D. 有机磷农药中毒

    E. 近期内有上消化道大出血

二、简答题

1. 病人，女，28岁，误服敌百虫（美曲膦酯），该病人应选用哪种洗胃溶液？禁用何种洗胃溶液？为什么？

2. 为幽门梗阻病人洗胃应注意哪些问题？

3. 简述洗胃的适应证和禁忌证。

（周　英）

单元五　尸体护理

【教学目标】

一、认知目标

1. 能说出尸体护理的目的和内容。

2. 能解释尸体护理的意义。

二、能力目标

1. 能正确为逝者进行尸体护理。

2. 能按消毒隔离原则正确为传染病病人进行尸体护理。

3. 能对逝者家属进行恰当安慰。

三、情感态度和思政目标

1. 能认识尸体护理的意义。

2. 能以严肃认真的态度、尽心尽责地做好尸体护理工作。

3. 能体现对生命的尊重。

4. 能具备自我防护的意识。

【模拟情境练习】

📜 项目 尸体护理

一、案例导入

万加鑫，男，25 岁。因家中起火，从高处跳下逃生，高处坠落致头部冲击伤及重要器官破裂，随即送入医院急诊进行抢救，因病人病情过于严重，抢救无效死亡。

医生已开具死亡医嘱，请为该病人实施尸体护理。

二、操作目的

1. 使尸体清洁，易于辨认。

2. 维护尸体良好的外观，安慰家属，减少哀痛。

3. 体现对生命的尊重。

三、操作流程

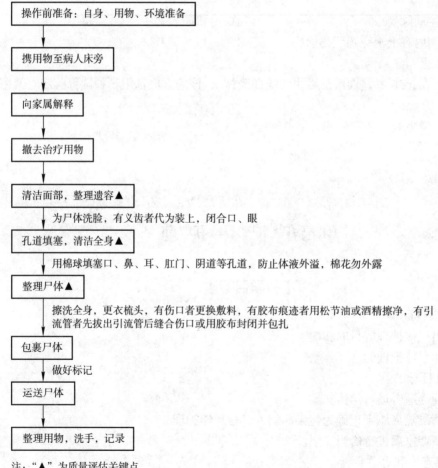

注："▲"为质量评估关键点

四、精细解析

1. 保持死者良好外观的技巧

（1）头下垫软枕，防止面部淤血变色。

（2）装上义齿，闭上眼睑和嘴，避免面部变形。

（3）孔道填塞（图7-5-1-1）的棉花勿外露，防止体液外流。

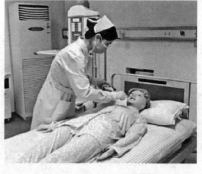

图7-5-1-1 孔道填塞

（4）有伤口者更换敷料，有胶布痕迹者用松节油或酒精擦净，有引流管者应先拔出引流管后缝合伤口或用胶布封闭并包扎。

（5）运送尸体至冷藏室，防止尸体腐败。

2. 传染病病人的尸体护理 传染病病人的尸体先用消毒液擦洗身体，再用消毒液浸泡的棉球填塞孔道，尸体包裹后装入不透水的袋中，贴上传染标志。

五、护士用语

1. 操作前解释

（1）核对病人信息："您好，请问您是万加鑫的家属吗？现在将核对您家属的基本信息。很遗憾地告诉你，通过医生全力抢救病人还是离开了，在这里给您说一声抱歉，我们尽力了。"

（2）解释操作目的："为了让病人体面地走完最后一程，我们需要对病人进行尸体护理，家属可以参与。"

2. 操作后嘱咐

（1）操作后核对："请您再跟我核对一下万加鑫的基本信息。"

（2）健康宣教："尸体护理已完成，这是您家属的遗物，请清点一下，人已去，请您节哀。"

【知识链接】

一、相关理论点

（一）脑死亡诊断标准

脑死亡诊断标准包括以下4点。

1. 不可逆的深昏迷，对各种内、外刺激均无反应。

2. 自发呼吸停止。

3. 脑干反射消失。

4. 脑电波消失。

并要求以上4条标准在24 h内反复测试结果无变化，同时排除体温过低（低于32℃）及中枢神经抑制剂的影响。

（二）尸体护理注意事项

1. 操作必须在医生开出死亡通知、家属许可后尽快进行，防止尸体僵硬。

2. 护士应以高尚的职业道德和情感，尊重死者和死者家属，严肃、认真地做好尸体护理工作，表现出对死者的同情、对家属的安慰。

3. 用物准备齐全，避免多次进出病房而引起家属不安。

4. 在进行尸体护理时，尸体的头下应垫枕，防止面部淤血变色；协助病人闭合眼睑，为其装上义齿，使病人脸型丰满，仪容整洁。

5. 传染病病人的尸体护理应按终末消毒及消毒隔离原则处理。

二、临床新进展

（一）临床常用尸体护理用物

临床常见尸体护理用物详见图 7-5-2-1 至图 7-5-2-3。

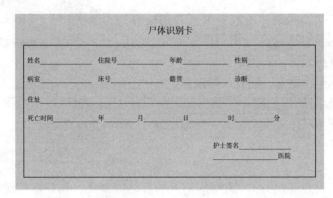

图 7-5-2-1　尸体识别卡

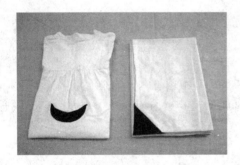

图 7-5-2-2　尸袍和尸单

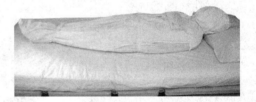

图 7-5-2-3　尸体包裹法

（二）临终病人家属的心理支持方法

1. 适当为家属提供与临终病人独处的时间，营造安详和谐的环境，让病人和家属倾诉衷肠。

2. 安排家属同主管医生会谈，帮助家属正确了解病人的病情进展及预后。

3. 同家属共同谈论病人的身心状况变化，制订相应的护理计划，积极争取家属对护理活动的支持与参与。

4. 为家属提供有关护理知识与方法，使他们了解临终病人的身心变化特点，减少疑虑，并指导他们为病人进行适当的护理，使其在照料亲人的过程中获得心理慰藉。

5. 积极与家属沟通，鼓励和倾听家属诉说自己内心的种种感受，指导他们在病人面前控制悲伤情绪。

6. 鼓励病人家属与亲友通过电话、邮件等方式联系，并调动病人的社会关系为家属分忧，维持家庭生活的完整性。

7. 关心体贴家属，帮助其安排好陪护期间的生活，尽量解决其实际困难。

【自测反思】

一、单选题

1. 在医院病故的传染病病人，护士用消毒液清洁尸体后，填塞孔道的棉球应浸有（　　）

    A. 1% 氯铵溶液　　　　　　　　B. 2% 过氧化氢溶液

    C. 生理盐水　　　　　　　　　　D. 75% 乙醇

    E. 2% 碘酊

2. 张山峰，男，50 岁，尿毒症。目前神志模糊，肌张力消失，心音低钝，脉搏细弱，血压下降，呼吸呈间歇呼吸，该病人处于（　　　）

    A. 濒死期　　　　　　　　　　　B. 临床死亡期

    C. 躯体死亡期　　　　　　　　　D. 生物学死亡期

    E. 脑死亡期

二、简答题

1. 脑死亡的诊断标准是什么？

2. 对传染病病人进行尸体护理时应注意哪些问题？

3. 帮助丧亲者减轻悲伤的心理支持方法有哪些？

（傅　静）

参考文献

［1］王家丽，高莉.基础护理学实训指导［M］.长沙：中南大学出版社，2021.

［2］李亮.头皮静脉采血法在新生儿疾病筛查中的应用效果［J］.当代医药论丛，2021，19（5）：192-193.

［3］张小来.情境式护理基本技术实训指导［M］.安徽：安徽科学技术出版社，2012.

［4］金婕，钟美容，银星凤，等.中段尿培养标本收集装置的研制［J］.护理学报，2020，27（7）：77-78.

［5］陶艳玲，管玉梅.40项常用护理技术实训指导［M］.太原：山西科学技术出版社，2020.

［6］杨巧菊，陈丽.基础护理学［M］.3版.北京：人民卫生出版社，2020.

［7］于淑梅，周芳.基础护理学实验指导［M］.南京：东南大学出版社，2019.

［8］蒋红，顾妙娟，赵琦.临床实用护理技术操作规范［M］.上海：上海科学技术出版社，2019.

［9］中华医学会呼吸病学分会呼吸危重症医学学组，中国医师协会呼吸医师分会危重症医学工作委员会.成人经鼻高流量湿化氧疗临床规范应用专家共识［J］.中华结核和呼吸杂志，2019，42（2）：9.

［10］张连辉，邓翠珍.基础护理学［M］.4版.北京：人民卫生出版社，2019.

［11］李小寒，尚少梅.基础护理学［M］.6版.北京：人民卫生出版社，2017.

［12］王胜昱，李亚军.实用临床呼吸治疗手册［M］.西安：世界图书出版西安有限公司，2017.

［13］张素.呼吸科护士规范操作指南［M］.北京：中国医药科技出版社，2017.

［14］胡雪慧，靳雁，张敏.临床护理技术操作规范［M］.西安：第四军医大学出版社，2017.

［15］吴永琴.任务导向的基础护理实验教程［M］.杭州：浙江大学出版社，2011.